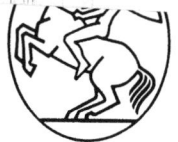

Praktische Neuroorthopädie

Herausgegeben von

Univ.-Doz. Dr. med. Meinhard Berger
Abteilung für Neuroorthopädie
der Universitätsklinik für Neurologie
Innsbruck, Österreich

Univ.-Prof. Dr. med. Franz Gerstenbrand
Universitätsklinik für Neurologie
Innsbruck, Österreich

Univ.-Doz. Dr. med. Karel Lewit
Zentralinstitut des Bahnärztlichen Dienstes
Prag, ČSSR

MR Dr. med. Jochen Sachse
Institut für Physiotherapie des Bereiches
Ambulante Medizinische Betreuung Berlin-Friedrichshain
Berlin, DDR

Springer-Verlag Wien New York

Gelenkfunktionsstörungen und ihre Therapie	1
Grundlagen und Besonderheiten der Manuellen Therapie der Wirbelsäule	2
Untersuchungsprinzipien für die funktionsgestörte Wirbelsäule	3
Technische Regeln bei der Untersuchung und Behandlung von Funktionsstörungen der Wirbelsäule	4
Übersichtsuntersuchung des Körperstammes	5
Untersuchung und Behandlung des Beckens und der Lendenwirbelsäule	6
Untersuchung und Behandlung des Thorax und der Brustwirbelsäule	7
Untersuchung und Behandlung der Halswirbelsäule und der Kopfgelenke	8
Untersuchung und Behandlung des Kiefergelenkes und seiner Muskeln	9
Reflektorische Krankheitszeichen in Beziehung zu Wirbelsäulenfunktionsstörungen	10
Indikationen für die mobilisierende Wirbelsäulenbehandlung	11
Sachwortverzeichnis	12

Jochen Sachse
Karla Schildt

Manuelle Untersuchung und Mobilisationsbehandlung der Wirbelsäule

Springer-Verlag Wien New York

MR Dr. med. *Jochen Sachse*
Facharzt für Neurologie und Psychiatrie, Facharzt für Physiotherapie
Institut für Physiotherapie des Bereiches
Ambulante Medizinische Betreuung Berlin-Friedrichshain

Dr. med. *Karla Schildt*
Fachärztin für Physiotherapie
Städtisches Krankenhaus Berlin-Weißensee

Das Werk erscheint als Gemeinschaftspublikation im
Springer-Verlag Wien – New York und im
VEB Verlag Volk und Gesundheit Berlin
und ist urheberrechtlich geschützt.
Die dadurch begründeten Rechte, insbesondere die der Übersetzung,
des Nachdrucks, der Entnahme von Abbildungen, der Funksendung,
der Wiedergabe auf photomechanischem und ähnlichem Wege und
der Speicherung in Datenverarbeitungsanlagen, bleiben, auch bei nur
auszugsweiser Verwertung, vorbehalten.

Vertriebsrechte für alle Staaten mit Ausnahme der
sozialistischen Länder:
Springer-Verlag Wien – New York

Vertriebsrechte für die sozialistischen Länder:
VEB Verlag Volk und Gesundheit Berlin

Mit 183 Abbildungen
Fotograf: Wolfgang Gebhardt

CIP-Titelaufnahme der Deutschen Bibliothek

Sachse, Jochen:
Manuelle Untersuchung und Mobilisationsbehandlung der
Wirbelsäule / Jochen Sachse ; Karla Schildt.
Fotogr.: Wolfgang Gebhardt. – Wien ; New York : Springer,
1989
    (Praktische Neuroorthopädie)
    ISBN-13: 978-3-7091-8969-6   e-ISBN-13: 978-3-7091-8968-9
    DOI: 10.1007/ 978-3-7091-8968-9
NE: Schildt, Karla:

© 1989 by VEB Verlag Volk und Gesundheit Berlin
Softcover reprint of the hardcover 1st edition 1989
Gesamtherstellung: Gutenberg Buchdruckerei und Verlagsanstalt
Weimar, Betrieb der VOB Aufwärts
Gesamtgestaltung: Wolfgang Gebhardt, Berlin

ISSN 0933-3649

Geleitwort

Der Bewegungsapparat unterliegt sowohl mechanischen als auch neurophysiologischen Gesetzmäßigkeiten. Funktion und Funktionsstörung des Bewegungsapparates müssen daher unter diesen Aspekten differenziert werden. Die Bezeichnung Neuroorthopädie trägt diesen Anforderungen Rechnung. Der Schmerz im Bewegungsapparat ist in den meisten Fällen durch Funktionsstörungen bedingt, für die weder die klassische Neurologie noch Orthopädie oder Rheumatologie zuständig ist. Die Neuroorthopädie als Spezialgebiet soll diese Lücke füllen.

Innsbruck · Prag · Berlin   *Die Herausgeber*

Vorwort

*Unserem Lehrer und Freund,
Dr. sc. med. Karel Lewit, Prag,
als Dank gewidmet*

Lehrgänge für Fachschulphysiotherapeuten über die Befunderhebung und aktive Mobilisationsbehandlung bei Wirbelsäulenfunktionsstörungen werden in der DDR seit 1972 durchgeführt. Sehr bald zeigte sich die Notwendigkeit einer detaillierten Darstellung aller geeigneten Techniken. In Diskussionen mit dem Ausbilderkollegium der Sektion Manuelle Therapie in der Gesellschaft für Physiotherapie der DDR entstand zunächst eine Vereinheitlichung bewährter Methoden für die Vermittlung an Ärzte und Physiotherapeuten. Das Hauptgewicht lag auf den schonenden und überwiegend aktiven Behandlungsmethoden und auf den segmentgezielten Untersuchungsmöglichkeiten. Diese Entwicklung vollzog sich in enger Anlehnung an die »Prager Schule« und unter zielstrebiger und freundschaftlicher Hilfe K. Lewits. Sein Lehrbuch der Manuellen Medizin ist die Basis unseres Ausbildungsprogrammes. Es ist auch die Grundlage dieser Zusammenstellung.

Die Methoden der Manuellen Therapie können nur in Kursen mit praktischer Übungsanleitung erlernt werden. Dieses Buch soll dem Lernenden helfen, die Lehrgänge begleiten und dann in der täglichen Arbeit ein Nachschlagen ermöglichen. Der Lehrbuchcharakter wurde bewußt vermieden.

Die Behandlung und Rehabilitation von Patienten mit schmerzhaften Funktionsstörungen des Bewegungssystems werden um so wirksamer, je enger Arzt und Krankengymnastin zusammenwirken. Die Zusammenarbeit wird erleichtert, wenn die Untersuchungs- und Behandlungsmethoden bis ins einzelne gegenseitig bekannt sind. Deshalb wenden wir uns gleichzeitig an beide Gruppen, allerdings mit unterschiedlichem Gewicht: an den Arzt vorwiegend mit den diagnostischen Fragen und Methoden, an die Physiotherapeutin mit der therapeutischen Technik und den Fragen der Befunderhebung. Es soll aber nicht Aufgabe des Buches sein, die Rollenverteilung von Arzt und Physiotherapeutin festzulegen. Dieser Leitfaden ist gewissermaßen als 2. Teil der »Manuellen Untersuchung und Mobilisationsbehandlung der Extremitätengelenke« konzipiert. Das Grundwissen über die Gelenkfunktionsstörungen können wir voraussetzen, weil die Extremitätengelenke vor der Wirbelsäule im Unterricht besprochen werden.

Abschließend möchten wir Herrn Wolfgang Gebhardt und seinem Modell für das einfühlsame Umsetzen unserer fachlichen Forderungen in die fotografische Darstellung besonders danken.

Berlin *Karla Schildt, Jochen Sachse*

1. Gelenkfunktionsstörungen und ihre Therapie

Die Pathologie des Bewegungssystems beschäftigt mehrere medizinische Fachgebiete. Die Neurologie und Orthopädie befassen sich mit Krankheiten der Steuerung und der konstruktiven Seite des Systems, die Rheumatologie, Traumatologie und Sportmedizin mit speziellen Problemen des pathologischen Potentials.
Die erfolgreichen Rehabilitationsverfahren der Schwester Kenny bei den poliomyelitischen Paresen weckten das Interesse der Medizin und waren die Grundlage für die Beschäftigung mit den Funktionsstörungen der Muskulatur [15, 17, 34]. Die Entdeckung des Bandscheibenprolapses lenkte die Aufmerksamkeit auf die Wirbelsäule und auf den mechanischen Faktor in der Pathogenese des Schmerzes [3, 30]. Die Behandlung der schmerzhaften Gelenkfunktionsstörungen blieb bis nach dem 2. Weltkrieg überwiegend in Händen von Laienbehandlern verschiedener Schulen. Der Kontakt zwischen deutschen Ärzten und Laienbehandlern (Chiropraktoren) in den vierziger Jahren verstärkte das medizinische Interesse an den mechanischen Behandlungsverfahren bei schmerzhaften Wirbelsäulenstörungen [1, 4, 33]. Danach begann die systematische Beschäftigung mit den Gelenkfunktionsstörungen innerhalb der Medizin [13, 22, 37, 40]. Verbindungen zu anderen Behandlergruppen, vor allem den Schulen der Osteopathie, erwiesen sich in bezug auf Untersuchungs- und Behandlungstechnik, aber auch für die theoretischen Vorstellungen als äußerst fruchtbar [2, 7, 10–12, 14, 20, 27–29, 36].
Bei der Beschäftigung mit den Gelenkfunktionsstörungen verfolgten die Ärzte nun 2 Fragenkomplexe:
– Die *theoretischen Fragen* widmeten sich dem Substrat der mechanischen Behandlungsverfahren am Gelenk, dem Wesen und den Folgen der Funktionsstörungen und ihren Beziehungen zum Schmerz.
– Die *klinischen Fragen* richteten sich auf die relevanten Befunde, die Untersuchungsmethodik zur Erfassung der mechanischen Gelenkfunktionsstörung in der praktischen Medizin, auf ihre diagnostische und differentialdiagnostische Zuverlässigkeit, auf die Indikationsstellung für die mechanischen Behandlungsmethoden bei Gelenkfunktionsstörungen, auf die Pathogenese und den ätiologischen Hintergrund der Wirbelsäulenstörungen. Zahlreiche Untersucher lieferten die Bausteine unserer heutigen Vorstellungen [18, 24, 25]. Das Wissen hat aber noch in vielen Richtungen offene Fragen.

Als Ergebnis vieler Untersuchungen mußten überkommene Vorstellungen verlassen werden: Unhaltbar war die Meinung, der Behandlungsgriff bringe einen Bandscheibenprolaps in seine Ausgangslage zurück. Die pathogenetische Bedeutung des Prolapses konnte den schweren Krankheitsbildern der lumbalen Radikulärsyndrome und den ihnen unmittelbar vorausgehenden Symptomen zugeordnet werden. Die Funktionsstörungen und ihre klinischen Erscheinungen ließen sich davon abtrennen [25]. Auch die Vorstellung einer Gelenkfehlstellung (Subluxation, Dislokation) erwies sich als nicht relevant für den Behandlungserfolg und die Diagnostik. Die röntgenologischen Stellungsauffälligkeiten behielten nur Hinweischarakter. Die Korrektur einer Fehlstellung, das Repositionsphänomen, erwies sich sogar als prognostisch ungünstiges Zeichen bei Hypermobilität [23].

Tragfähig war die Vorstellung, daß die gestörte Bewegungsfunktion (restricted movement) Grundlage der vertebragenen Schmerzsyndrome ist [12, 25, 36].

Für die behinderte Beweglichkeit werden Störungen der Gleitvorgänge der Gelenkfacetten verantwortlich gemacht. Die eigentliche Gelenkbewegung, die *Funktionsbewegung*, geht mit einer Winkeländerung in mindestens einer Raumebene einher. Dabei kommt es im Gelenk in geringem Maße zu rollenden, vorwiegend zu gleitenden Bewegungen der Partnerflächen aufeinander. Die Art der Gleitvorgänge hängt vom Gelenkbau und der Bewegungsrichtung ab. Die Gleitbewegungen lassen sich durch millimeterkleine Verschiebebewegungen nachahmen. Sie werden als *Gelenkspiel* (joint play) bezeichnet [28].

Zur exakten Durchführung des Gelenkspiels müssen die Gelenkpartner gelenkspaltnah gefaßt und ohne Winkelbewegung parallel verschoben werden. Muskelkräfte haben wenig Einfluß auf diese Gleitvorgänge, die sich mit geringstem Kraftaufwand durchführen lassen. Eingeschränkte und erschwerte Verschieblichkeit im Gelenkspiel weist die pathologische Funktion aus. Wiederholung der Verschiebebewegung ist therapeutisch wirksam. Dabei verbessert sich langsam zunehmend das Gleiten als Voraussetzung für die Funktionsbewegungen (passiv repetitive Mobilisation im Gelenkspiel). Das Gelenkspiel ist oft noch schmerzlos möglich, wenn die Funktionsbewegungen selbst schmerzhaft sind. Sie können deshalb auch therapeutisch genutzt werden, wenn passive Funktionsbewegungen kontraindiziert sind.

An der Halswirbelsäule sind gelenkspielähnliche Bewegungen möglich, weil sie für die Hände einen Zugang von 3 Seiten erlaubt. Thorakolumbal können die Wirbel nur von dorsal an bestimmten Kontaktpunkten gehalten werden. Der Bewegungsimpuls für eine Verschiebebewegung kann hier nicht direkt auf den Partnerwirbel übertragen werden. Die Bewegung muß indirekt über eine Funktionsbewegung an das Segment geführt werden. Dadurch entsteht immer eine Winkelbewegung zwischen den Partnerwirbeln und keine eigentliche Gelenkspielbewegung.

Die Störung der Gleitvorgänge zwischen den Gelenkflächen wird als Grundlage der reversiblen Bewegungsfunktionsstörung angesehen, die wir mit Zukschwerdt und Mitarbeitern als *Blockierung* bezeichnen [40]. Das Substrat dieser Störung muß im Gelenk liegen, da sie auch unter völliger Relaxation der Muskulatur durch Curarisierung erhalten bleibt [25]. Für die Störung der Gleitvorgänge werden Einklemmungen der meniscoiden Gelenkkapselanhänge verantwortlich gemacht [8, 21, 32]. Der Nachweis plastischer Verformbarkeit des Gelenkknorpels [38] hat diese Vorstellung erleichtert. Der derbe Rand des Meniskoids drückt sich in die Gelenkflächen ein, wenn er dazwischen gerät. Sein Zurückschlüpfen wird durch Öffnen des Gelenkspaltes (Traktion) oder durch langsam repetitives oder lagerndes Bewegen in die gestörte Richtung ermöglicht [21].

Bei der Untersuchung einer Gelenkfunktionsstörung finden sich immer *Muskelverspannungen* in der dem Wirbelsegment zugeordneten Muskulatur. Sie sind reflektorisch algetische Krankheitszeichen und stehen manchmal im Vordergrund. Ihre Intensität geht mit der Schmerzhaftigkeit der Funktionsstörung parallel [2]. Nach Behandlung der Gelenkfunktionsstörung normalisiert sich die reflektorische segmentale Muskelspannung. Die Behandlung hat damit neben der mechanischen auch eine reflextherapeutische Komponente [39]. Manche Autoren stellen die Muskelverspannung ursächlich in den Vordergrund der schmerzhaften Bewegungsstörungen, vor allem unter dem Eindruck der muskelrelaxierenden Behandlungsverfahren [2]. Sie lassen offen, woher dieser „Spasmus" kommt. Nach dem Verständnis reflektorischer Vorgänge muß die Muskelverspannung eine Ursache haben, die wir im nozizeptiven Reiz beispielsweise der Gelenkdysfunktion sehen [16, 25, 39]. Die Wahrscheinlichkeit, daß sich vertebragene Schmerzsyndrome im Laufe des Lebens entwickeln, scheint enge Beziehungen zur Qualität der motorischen Steuerung zu haben [15, 26]. Die Motorik wird damit zu einem wesentlichen Bestandteil der Diagnostik, Ursachensuche und Prävention in der manualtherapeutischen Praxis [5, 6, 16, 17, 25, 26, 31, 35].

Literatur

[1] Biedermann F (1953) Grundsätzliches zur Chiropraktik vom ärztlichen Standpunkt aus. 3. Beiheft zur Zeitschrift Erfahrungsheilkunde. Haug, Ulm
[2] Bourdillon JF (1970) Spinal Manipulation. William Heinemann Medical Books, London. Appleton-Century-Crofts, New York
[3] Brocher JEW (1938) Der Kreuzschmerz in seiner Beziehung zur Wirbelsäule. Thieme, Leipzig
[4] Buch H-J (1967) Über die Entwicklung und heutige Bedeutung der Chiropraktik. Z ärztl Fortbild 61:1001-1005
[5] Buchmann J (1980) Motorische Entwicklung und Wirbelsäulenfunktionsstörungen. Manuel Med 18:37-39
[6] Buchmann J, Bülow B (1983) Funktionelle Kopfgelenkstörungen bei Neugeborenen im Zusammenhang mit Lagereaktionsverhalten und Tonusasymmetrie. Manuel Med 21:59-62
[7] Cyriax J (1962) Text Book of Orthopaedic Medicine. 4th edn, vol I. Diagnosis of Soft Tissue Lesions. Cassell, London
[8] Emminger E (1967) Die Anatomie und Pathologie des blockierten Wirbelgelenkes. In: Gross D (Hrsg) Therapie über das Nervensystem, Bd VII (Chirotherapie – Manuelle Therapie). Hippokrates, Stuttgart, S 117 bis 140
[9] Gaymans F (1973) Neue Mobilisations-Prinzipien und -Techniken an der WS. Manuel Med 11:35-39
[10] Greenmann PE (1979) Manuelle Therapie am Brustkorb. Manuel Med 17:17-24
[11] Greenmann PE (1984) Wirbelbewegung. Manuel Med 22:13-15
[12] Greenmann PE (1984) Eingeschränkte Wirbelbewegung. Manuel Med 22:15 bis 18
[13] Gutmann G (1960) Die Wirbelblokkierung und ihr röntgenologischer Nachweis. In: Junghanns H (Hrsg) Die Wirbelsäule in Forschung und Praxis, Bd XV. Hippokrates, Stuttgart, S 83-102
[14] Gutmann G (1975) Die pathogenetische Aktualitätsdiagnostik. Ein Versuch zur Analyse der diagnostischen Leitlinien in der Manuellen Medizin. In: Lewit K, Gutmann G (Hrsg) Funktionelle Pathologie des Bewegungssystems. Rehabilitacia 8 (Suppl 10/11), Obzor, Bratislava, S 15-24
[15] Janda V (1967) Die Motorik als reflektorisches Geschehen und ihre Bedeutung in der Pathogenese vertebragener Störungen. Manuel Med 5:1-5
[16] Janda V (1975) Muscle and joint correlations. In: Lewit K, Gutmann G (eds) Functional pathology of the motor system. Rehabilitacia 8 (suppl 10/11). Obzor, Bratislava, p 154-158
[17] Janda V (1986) Muskelfunktionsdiagnostik. Muskeltest, Untersuchung verkürzter Muskeln, Untersuchung der Hypermobilität, 2. Aufl. Volk und Gesundheit, Berlin
[18] Janda V, Lewit K (1980) Trends und Perspektiven der Manuellen Medizin. Manuel Med 18:1-6
[19] Kaltenborn FM (1965/66) Frigjøring av Ryggraden, Fysiotherapeuten, Heft 1-4
[20] Kimberly PE (1980) Bewegung, Be-

wegungseinschränkung und Anschlag. Manuel Med 18:53-56

[21] Kos J, Wolf J (1972) Die »Menisci« der Zwischenwirbelgelenke und ihre mögliche Rolle bei Wirbelblockierung. Manuel Med 10:105-114

[22] Lewit K (1955) Trakčni test. Čas Lék Česk 94:60-66

[23] Lewit K (1971) Der »Repositionseffekt« – ein prognostisch ungünstiges Zeichen. Manuel Med 9:2-8

[24] Lewit K (1971) Bericht über die Ausbildung in manueller Medizin in der ČSSR und DDR. Manuel Med 9:83-84

[25] Lewit K (1987) Manuelle Medizin im Rahmen der medizinischen Rehabilitation. 5. Aufl. Barth, Leipzig (umfangreiche Literatur!)

[26] Lewit K, Janda V (1964) Die Entwicklung von Gefügestörungen der Wirbelsäule im Kindesalter und die Grundlagen einer Prävention vertebragener Beschwerden. In: Müller D (Hrsg) Neurologie der Wirbelsäule und des Rückenmarkes im Kindesalter. 2. Inernationales Symposium der Kinderneurolog. Abteilung an der Univ.-Nervenklinik (Charité) Berlin. Fischer, Jena S 371–289

[27] Maigne R (1970) Wirbelsäulenbedingte Schmerzen und ihre Behandlungen durch Manipulation. In: Junghans H (Hrsg) Die Wirbelsäule in Forschung und Praxis, Bd VI. Hippokrates, Stuttgart

[28] Mennell J McM (1964) Joint Pain, Diagnosis and Treatment. Using Manipulative Techniques. Little, Brown and Co, Boston

[29] Mitchell F Jr, Moran PS, Pruzzo NA (1979) An evaluation of osteopathic muscle energy procedures. Pruzzo, Valley Park

[30] Morsier G de (1957) Les discopathies intervertebrales. Histoire, semiologie, pathogénie, medicine social. Psychiatr Neurol (Basel) 153 I:178-195, II:244-279

[31] Müller D (Hrsg) (1964) Neurologie der Wirbelsäule und des Rückenmarkes im Kindesalter. 2. Internationales Symposium der Kinderneurolog. Abteilung an der Univ.-Nervenklinik (Charité) Berlin. Fischer, Jena

[32] Penning L, Töndury G (1963) Entstehung, Bau und Funktion der meniskoiden Strukturen in den Halswirbelgelenken. Z Orthop. 98:1-14

[33] Peper W (1953) Technik der Chiropraktik. Haug, Ulm

[34] Pohl FF, Kenny E (1949) The Kenny concept of infantile Paralysis. Bruce Publ, Minneapolis

[35] Schildt K (1975) Untersuchungen zum Entwicklungsstand der Motorik bei Kindergartenkindern. In: Lewit K, Gutmann G (Hrsg) Funktionelle Pathologie des Bewegungssystems. Rehabilitacia 8 (Suppl 10/11). Obzor, Bratislava, S 166–170

[36] Stoddard A (1961) Lehrbuch der osteopathischen Technik an Wirbelsäule und Becken. In: Die Wirbelsäule in Forschung und Praxis, Bd IXX. Hippokrates, Stuttgart

[37] Terrier JC (1958) Manipulativmassage im Rahmen der physikalischen Therapie. Hippokrates, Stuttgart

[38] Wolf J (1975) The reversible deformation of the joint cartilage surface and its possible role in joint blockage. In: Lewit K, Gutmann G (Hrsg) Funktionelle Pathologie des Bewegungssystems. Rehabilitacia 8 (Suppl 10/11). Obzor, Bratislava, S 30–35

[39] Zeller H-J, Klawunde G (1974) Zur Objektivierung der Manualtherapie als Reflextherapie und ihre Beziehungen zu vegetativen und zentralnervösen Regulationsstörungen. Z Physiother 26:333-339

[40] Zukschwerdt L, Biedermann F, Emminger E, Zettel H (1960) Wirbelgelenk und Bandscheibe, 2. Aufl. Hippokrates, Stuttgart

2. Grundlagen und Besonderheiten der Manuellen Therapie der Wirbelsäule

Die Wirbelsäule ist Teil des Bewegungssystems. Durch ihre zentrale Lage im Körper hat sie eine Reihe anatomischer, physiologischer und pathophysiologischer Besonderheiten, die im folgenden beschrieben werden sollen.

2.1. Stellung der Wirbelsäule im Bewegungssystem

Im Bewegungssystem besteht eine Funktionseinheit des steuernden Nervensystems mit der aktiv Kraft entfaltenden und bewegenden Muskulatur und den durch sie passiv bewegten Gelenken [11, 14]. Die Funktionseinheit eines Gelenkes mit seinen Muskeln und seiner nervösen Steuerung wird als *Arthron* bezeichnet [25]. Der Begriff stellt das Gelenk in den Mittelpunkt. Für das Bewegungssegment [17] der Wirbelsäule heißt der analoge Begriff *Vertebron* [7]. Er wird selten benutzt.
Das *Bewegungssegment* vertritt an der Wirbelsäule die Stelle des Gelenkes. Es besteht aus allen Weichteilen, die 2 Nachbarwirbel miteinander verbinden: Bandscheibe, Gelenke, Bänder (s. Bild 2–5).
Die *Bandscheibe* liegt als distanzierendes Polster zwischen den Wirbelkörpern. Sie trägt den darüberliegenden Wirbelsäulenabschnitt, weil die *Tragefunktion* der Wirbelsäule von der Wirbelkörperreihe wahrgenommen wird. Durch die Bandscheiben erhält der Gliederstab der Wirbelkörper eine allgemeine, nicht gerichtete *Beweglichkeit*. Im einzelnen Segment ist diese Beweglichkeit um so größer, je höher das Bandscheibenpolster ist [19].
Das symmetrische Gelenkpaar der *Wirbelgelenke* (auch Wirbelbogengelenke oder kleine Wirbelgelenke genannt) schient die Bewegung des Bewegungssegmentes, wodurch Vorzugsrichtungen der Bewegung und in anderen Richtungen Beschränkungen entstehen. Daraus ergibt sich die typische Beweglichkeit der einzelnen Abschnitte. Die beiden ersten Bewegungssegmente der Wirbelsäule haben keine Bandscheiben. Die tragenden Strukturen sind hier die seitlich liegenden Wirbelgelenke. Bei Hyperlordosen können die Wirbelgelenkflächen der unteren Halswirbelsäule und der unteren Lendenwirbelsäule durch die Kippung des Bewegungssegmentes nach vorn ebenfalls zur Tragefunktion gezwungen sein. Die Folge ist eine Knochenverdickung der Gelenkfacetten, die im Röntgenbild als Sklerosierung erscheint [25].
Trage- und Bewegungsfunktion des Bewegungssegmentes sind in mancher Beziehung Gegensätze: Ein stark beweglicher Wirbelsäulenabschnitt braucht für statische Trageleistungen eine besonders gut koordinierte Muskulatur. Dagegen ermöglicht eine wenig bewegliche Wirbelsäule leichter die im heutigen Alltag überwiegend geforderte Halteleistung.
Als dritter Bestandteil des Bewegungssegmentes spannen sich zwischen den Wirbelbögen *Bänder* aus, die die Vorbeugebewegung hemmen. Zusammen mit den Wirbelbögen nehmen sie eine *Schutzfunktion* für den Inhalt des Wirbelkanals wahr. Zwischen den Bogenwurzeln der Nachbarwirbel liegt das Foramen inter-

vertebrale für den Durchtritt des Spinalnerven und der Versorgungsgefäße.
Auch die Muskulatur begrenzt die aktiven und passiven Bewegungen der Bewegungssegmente. Deren weiches Bewegungsende beruht in den meisten Bewegungsrichtungen auf physiologischer Spannungszunahme der Muskulatur.
Bei aktiven Bewegungen sind die Bewegungssegmente der Wirbelsäule nicht isoliert beweglich. An intendierten und automatisierten Bewegungen beteiligen sich alle Segmente des betreffenden Wirbelsäulenabschnittes je nach ihrer Beweglichkeit. Die meisten motorischen Leistungen beziehen sogar die Bewegungssegmente der ganzen Wirbelsäule mehr oder weniger in ihre Bewegung ein. Oft geht eine Funktionsänderung an einem Wirbelsäulenende mit Funktionsanpassungen am anderen Ende einher und bezieht die ganze Rumpfmuskulatur ein [13, 38].
Die anatomisch unterscheidbaren Wirbelsäulenabschnitte sind jeweils auch durch Besonderheiten ihrer Funktion ausgezeichnet. Sie werden jeweils vor dem entsprechenden Abschnitt besprochen. Das Funktionsverhalten benachbarter Abschnitte kann ganz abrupt von einem Segment zum anderen wechseln wie im thorakolumbalen Übergang. Es kann aber auch weit überlappend in den anatomischen Nachbarabschnitt hineinreichen, wie im zervikothorakalen Übergang: Die Kopfdrehung setzt sich bei aufgerichteter Wirbelsäule mehrere Segmente weit in die BWS hinein fort.
Die Wirbelsäulenregionen haben nicht nur ihre Eigenheiten in der normalen Funktion, sondern auch in der funktionellen Pathologie. Sie fordern ihre spezifischen Untersuchungsverfahren. Deshalb wurde der methodische Teil nach der Funktionszusammengehörigkeit gegliedert. Die Iliosakralgelenke und die Kiefergelenke sind in ihrer Symptomatologie so eng mit der Wirbelsäule verflochten, daß sie ebenfalls besprochen werden sollen. Die einzelnen Störungsmuster und deren Verkettung mit anderen Funktionsstörungen und anderen Regionen verdienen bei jedem Patienten Beachtung. Ihre Kenntnis erleichtert die klinische Arbeit [25].

2.2. Wirbelsäulenbewegungsuntersuchung und Gelenkspiel

Die Begriffe *Funktionsbewegung* und *Gelenkspiel* wurden bei der Untersuchung der Extremitätengelenke bereits erklärt [25, 30, 33]. Ihre diagnostischen Besonderheiten können hier als bekannt vorausgesetzt werden. So klare funktionsdiagnostische Verhältnisse wie an den Extremitätengelenken sind an der Wirbelsäule durch die beschriebenen anatomischen und physiologischen Verhältnisse nicht zu erwarten. Das gilt sowohl für aktive als auch für passive Bewegungen.
An jeder Bewegung eines Wirbelsäulenabschnittes sind immer alle Bewegungssegmente in einem bestimmten Verhältnis beteiligt. Der zentrale Bewegungsentwurf [9, 11, 12, 22 27, 28] strebt immer das Bewegungsergebnis an. Segmentale Bewegungsdefekte werden daher in der Nachbarschaft durch Hypermobilität kompensiert [15, 32]. Die Untersuchung von Bewegungsfunktionsstörungen der Wirbelsäule ist dadurch von vornherein umfangreicher und von individuellen Gegebenheiten stärker abhängig als an den Extremitätengelenken. Sie beginnt immer mit der *orientierenden Untersuchung* des Bewegungssystems und der Wirbelsäule mit aktiven und passiven Bewegungen. Erst deren Ergebnis führt zum gestörten Abschnitt und zur segmentalen Untersuchung, die dann die Klärung der Störung bringt.
Die Gelenkpartner eines Bewegungssegmentes, zwei einzelne Wirbel, lassen sich nicht isoliert festhalten. Sie können deshalb nicht isoliert passiv bewegt werden. Es bedarf gewisser Tricks der Bewegungsführung, damit eine Funktionsbewegung vorwiegend in einem bestimm-

ten Segment abläuft und dann dessen Funktionszustand ertasten läßt.
Gelenkspielähnliche Verschiebebewegungen sind nur an Segmenten der Halswirbelsäule zu tasten. In der unteren Lendenwirbelsäule kann man die Dorsalverschiebung nur entfernt diesem Begriff zuordnen. Da die Partnerwirbel nirgends völlig umgriffen werden können, müssen die beteiligten Wirbel an bestimmten Punkten schmerzlos weich, aber in unverschieblichem Kontakt von den Behandlerhänden getastet werden. Nach Wegdrükken der Weichteile ist eine zarte Vorspannung erreicht, und dann werden die beiden Wirbel einmal gegeneinander verschoben. Sie gleiten nach Loslassen in die Ausgangsstellung. Wird eine Wiederholung gewünscht, muß der Kontakt neu aufgesucht, die Vorspannung eingestellt und die Bewegung noch einmal ausgeführt werden. Die Bewegung läßt sich nur als weiches oder im Gegenteil als geringes Nachgeben fühlen. Jede Verschieberichtung bedarf einer anderen Handanlage und Bewegungsausführung von der Ausgangsstellung her.

Von diesen Möglichkeiten der Parallelverschiebung abgesehen, benutzt die segmentale Funktionsuntersuchung Funktionsbewegungen mit den Hauptrichtungen Retroflexion und Rotation, seltener Anteflexion und Lateroflexion. Dabei wird die Bewegungsgröße abgeschätzt und mit den Nachbarsegmenten verglichen. Am Ende der Bewegung entsteht Gewebsspannung, weich zunehmend oder im pathologischen Fall abrupt. Die Unterschiede müssen tastend erkannt werden und lassen sich dann diagnostisch bewerten.

Die Bewegungsuntersuchung bedarf jeweils einer spezifischen *Ausgangsstellung* des Patienten. Überwiegend werden Sitz und Seitlage benutzt, seltener Bauch- oder Rückenlage. Einen prinzipiellen Nachteil des Sitzens stellt die posturale Muskelspannung dar. Im Liegen ist die Ruhespannung der Muskulatur immer geringer. Dadurch wird der Bewegungsausschlag im Liegen weicher und oft meßbar größer als im Sitzen. Das darf nicht als Angst, Abwehr oder gar Agravation des Patienten interpretiert werden. Leider ist die Ausführung einiger Funktionsbewegungen im Liegen erschwert. Deshalb gibt es für manche Untersuchungs- und Behandlungsrichtungen Empfehlungen sowohl im Sitzen als auch im Liegen.

2.3. Funktionsgestörte Wirbelsäule, Blockierung

Die Funktionsstörung des Gelenkes – der passiven Strukturen des Bewegungssystems – wird im deutschen Sprachraum meistens als *Blockierung* bezeichnet. Vergleichbar sind Begriffe wie „restricted movement" oder „somatic lesion" (früher: osteopathic lesion). Letzterer schließt allerdings auch die myofaziale Funktionsstörung ein [2]. Für die Extremitätengelenke wird die Störung des Gelenkspiels (joint play) als gut faßbares Kriterium der Gelenkfunktionsstörung von den meisten Autoren in den Mittelpunkt der Definition und der klinischen *Untersuchung* gestellt. Auch für die Wirbelsäulengelenke müssen wir prinzipiell die gleichen Verhältnisse annehmen. Leider läßt sich aus den vorher im Kapitel 2.2. genannten Gründen die Funktionsstörung der Wirbelsäule, d. h. des Bewegungssegmentes, klinisch *nur in Sonderfällen mit Hilfe des gestörten Gelenkspiels* erkennen.

An der Wirbelsäule führen verschiedene *Kriterien* den Untersucher zur Diagnose der Funktionsstörung:

Am häufigsten wird die am *Ende der Segmentbewegungen* (Funktionsbewegungen) an den Strukturen des Segmentes tastbar auftretende *Spannung* gewertet. Sie entsteht bei einer Blockierung auf einer kürzeren Bewegungsstrecke als im Nachbarsegment, oft abrupt. Diese Spannung weist auf die segmentale Muskulatur als Verursacher hin. In manchen Segmenten oder Richtungen wird normalerweise nur eine *federungsähnliche* Bewegung getastet (iliosakral, Dorsalverschiebung L5/S1). Im Störungsfall wird die Federung härter, oder sie kommt gar nicht mehr zustande. Eine 3. Möglichkeit zur Blockierungsdiagnose ist der *Bewegungsumfang* des Segmentes, der Ausschlag seiner Funktionsbewegungen und deren Einschränkung im Vergleich mit der Gegenseite und mit den beiden Nachbarsegmenten. Aus der Kenntnis der normalen Beweglichkeitsverteilung der Wirbelsäule und aus der Einschätzung des patienteneigenen Bewegungstypes haben wir vorher bereits eine Normerwartung.

Die Einschränkung der aktiven und passiven Beweglichkeit des *Wirbelsäulenabschnittes* hat Hinweischarakter, ist aber für die Blockierungsdiagnose selbst nicht beweiskräftig. Sie spricht primär für eine Muskelverspannung. Diese reicht von der Verspannung eines Muskelfaserbündels bis hin zur Zwangshaltung, die nicht einmal mehr die Neutralhaltung des Wirbelsäulenabschnittes erlaubt. Erhöhte Muskelspannung kann reflektorische Blockierungsfolge sein, aber auch durch Verkürzung ohne Blockierungsbefund bedingt sein.

Im Gegensatz dazu muß auch ein symmetrisch und normal beweglicher Wirbelsäulenabschnitt nicht in jedem Fall ungestörte Beweglichkeit aller seiner Bewegungssegmente bedeuten. Schmerzlose Blockierungen haben wenig oder keine Muskelverspannung und lassen sich manchmal nicht durch die orientierenden Prüfungen fassen. Deshalb gilt es als Regel, daß Wirbelsäulenabschnitte, die in der Vorgeschichte schmerzhaft waren, auch dann segmental untersucht werden sollen, wenn die orientierende Untersuchung unauffällig ist. Bei der Untersuchung wird das *Bewegungssegment als Ganzes* geprüft und als normal oder gestört beweglich erkannt, ohne dabei das rechte oder linke Gelenk differenzieren zu können. Allein in der Lendenwirbelsäule haben wir die Möglichkeit, durch Vergleich der gestörten Seitneige und der gestörten sagittalen Bewegung indirekt das rechte oder linke Gelenk als gestörtes zu erfassen. In allen anderen Segmenten ist das nicht möglich. Seitenangaben können sich lediglich auf die gestörte *Richtung* beziehen. Bei der Dokumentation eines Blockierungsbefundes kann deshalb nur das Bewegungssegment, z. B. C2/3 oder L5/S1 (L5), genannt werden. Die *Zählung der Bewegungssegmente* der Brust- und Lendenwirbelsäule richtet sich nach der hier austretenden Nervenwurzel, und diese wird nach dem darüberliegenden Wirbel gezählt. Das Segment und die Wurzel L5 liegen also zwischen den Wirbeln L5 und S1. In der Halswirbelsäule ist die Beziehung zwischen Nervenwurzel und gleichnamigem Wirbel verwirrend anders: Es gibt 7 Halswirbel, aber 8 zervikale Spinalnerven.

Die Wurzeln treten hier oberhalb des gleichnamigen Wirbels aus, und die Wurzel C8 liegt zwischen den Wirbeln C7 und Th1. Deshalb ist es zu empfehlen, in der HWS grundsätzlich das Segment durch beide Nachbarwirbel zu kennzeichnen: C7/Th1, C2/3 und das erste Segment als Occ/C1 oder einfacher als C0/1.

Die Methoden der Manualtherapie zeigen als einzige regelmäßig nachweisbare Wirkung die Wiederherstellung vorher beschränkter Beweglichkeit [16, 23, 24, 26]. Deshalb sehen wir in der Bewegungsfunktionsstörung (Blockierung) des Gelenkes und des Wirbelsäulensegmentes das *Substrat für die mobilisierende* Behandlung.

Bei gleichen oder ähnlichen Behandlungsverfahren gibt es für das Substrat dieser Behandlungen bei verschiedenen ärztlichen und nichtärztlichen Behandler„schulen" unterschiedliche Auffassungen vom Wesen der Störung und unterschiedliche Bezeichnungen. Die Osteopathieschulen bezeichnen die Störung heute als „somatic dysfunction" und definieren sie sehr weitgefaßt als Dysfunktion aller Teile des Bewegungssystems. Sie untersuchen überwiegend die Beweglichkeit [2, 4, 5, 18, 20, 31, 35]. Dagegen drücken Bezeichnungen wie „Subluxation", „Dislokation" und „Fehlstellung" die Vorstellung einer veränderten, fixierten Neutralstellung aus. Die Untersuchung benutzt dann die Stellungspalpation und röntgenologische Stellungsuntersuchung. Die Behandlung, die auf diesen Vorstellungen aufgebaut wurde, wird deshalb als „Reposition", „Redressieren", „Einrenken", „Adjustieren" bezeichnet. Diesen Vorstellungen folgen wir ebensowenig wie der Methode von Maigne [29], das gestörte Segment im wesentlichen durch paraspinale Palpation und Schmerzprovokationen zu ermitteln. Die Diskussion der Einzelheiten ist Aufgabe der Lehrbücher.

2.4. Ursachen der Blockierungen an der Wirbelsäule

Als Blockierungsursachen werden allgemein das Gelenktrauma, Fehlbelastungen, reflektorische Vorgänge und strukturelle Veränderungen der Gelenke genannt [25].

Das *Wirbelsäulentrauma* mit Gewebsläsionen am Knochen und an Weichteilen hat in der Regel Funktionsstörungen zur Folge. Sie können erst in der Rehabilitationsphase erkannt und behandelt werden. Das gilt besonders für die HWS bei Schleudertraumen und Schädeltraumen.

Weichteilschädigungen der Wirbelsäule lassen sich nur selten röntgenologisch nachweisen. Deshalb müssen klinische Untersuchungen indirekt durch Schmerzprovokationen nach solchen Läsionen fahnden. Werden sie nachgewiesen, sind Funktionsstörungen von untergeordneter Bedeutung. Die Erfahrungen, daß geringfügige Traumakräfte, z. B. bei sportlicher Betätigung, zu nachfolgenden Funktionsstörungen ohne röntgenologisch oder klinisch faßbare Gewebsläsion führen können, stützen die Vermutung, daß es direkt traumatisch entstandene reine Gelenkfunktionsstörungen gibt. Von derartigen Störungen muß man erwarten, daß sie nach einmaliger Behandlung rezidivfrei bleiben.

Die Anamnese eines aktuellen Traumas an der Wirbelsäule erfordert besonders sorgfältige Untersuchung und auch bei fehlenden Zeichen einer Gewebsläsion schonendste Behandlungstechniken.

Rezidivierende Blockierungen (ohne Trauma) zeigen immer einen weiterwirkenden Ursachenfaktor an. Sie bedürfen einer Klärung der pathogenetischen Kette. An erster Stelle in der Kette stehen *Muskelfunktionsstörungen*: Die Belastung des Bewegungssegmentes ist von der Koordination der Rumpfmuskulatur abhängig. Die Bewegungen des Rumpfes werden als überwiegend automatisierte Bewegungen und Haltungen zentral programmiert. Anhand der einlaufenden Afferenzen wird das Bewegungsprogramm vorgefertigt und während der Ausführung kontrolliert. Diese Programme für Bewegung und Haltung sind ausgeprägt individuell und werden als motorisch-dynamische Stereotype in Anlehnung an Pawlow aufgefaßt [10]. Eine andere Bezeichnung ist „Bewegungsmuster" (motor pattern). Ideal ausgearbeitete Stereotype ermöglichen eine ökonomische Belastung des Bewegungssystems. Abweichungen vom Ideal führen zu unökonomisch-inkoordiniertem Kraftaufwand mit ungünstiger Neutralhaltung und *Gelenkfehlbelastungen*. Hyperlordosen der HWS und LWS und verstärkte Kyphosen der BWS weisen schon beim Betrachten auf ungünstige Muskelkräfte hin.

Skoliotische Krümmungen der Wirbelsäule, gleichgültig welcher Pathogenese, sind ebenfalls als Fehlbelastung oft Ursache von Blockierungsrezidiven. Besonderes Interesse sollte dabei den statisch entstandenen Skoliosen gewidmet werden. Die Funktionsstörungen liegen bevorzugt in den Übergangsregionen: Kopfgelenke, thorakolumbaler Übergang, unterste LWS [36].

Die *reflektorische Beeinflussung* der Wirbelsäule durch innere Organerkrankungen ist lange bekannt (s. Kap. 10.3.). Hansen und Schliack [81] haben die reflektorischen Befunde und Segmentbeziehungen ausführlich beschrieben. Die vom kranken inneren Organ ausgehenden Reflexe bringen in den zugeordneten Segmenten die Muskulatur der Wirbelsäule in Verspannung, hemmen so die Beweglichkeit und hinterlassen nach einiger Dauer (chronischer Verlauf) als Regel Blockierungen dieser Segmente. Die Brust- und Bauchorgane haben überwiegend Beziehungen zu BWS-Segmenten, die bevorzugt von dieser Entstehungsursache betroffen werden.

Die mechanisch verursachten *strukturellen Veränderungen* der Wirbelsäule finden sich im Bandscheibenbereich (Chondrosis und Osteochondrosis intervertebralis) oder am Gelenk (Spondylarthrosis). Beide Veränderungen können zusätzlich mit reversiblen Bewegungsstörungen kombiniert sein. Sie beeinträchtigen bei starker Ausprägung die Segmentbeweglichkeit erheblich.

2.5. Auswirkungen der Blockierung an der Wirbelsäule

2.5.1. *Mechanische Wirkungen.* Die Blockierung eines Bewegungssegmentes wird bei segmentaler Untersuchung als Bewegungsbehinderung erkannt. Aktive Bewegungen und die orientierende Untersuchung des betroffenen Wirbelsäulenabschnittes können normale Bewegungsausschläge haben. Das beruht auf mechanischer Kompensation des Bewegungsdefizits durch eine „kompensatorische Hypermobilität" in der nächsten Nachbarschaft des Bewegungsdefizits [15, 32, 34].

Der Bandscheibenraum des hypermobilen Segmentes verbreitert sich und unterliegt verstärkter mechanischer Gewebsbelastung. Das ist die Voraussetzung für die Entwicklung der Gewebszermürbung im Zwischenwirbelraum und damit „ein ganz geläufiges Glied in der Pathogenese der deformierenden Spondylose" [15]. An der Entstehung der kompensatorischen Hypermobilität ist neben dem mechanischen Faktor auch ein reflektorischer Faktor wirksam: In bestimmten Fällen kann die kompensatorische Hypermobilität unmittelbar nach Normalisierung der ursächlichen Blockierung verschwinden [1].

2.5.2. *Klinische Symptomatik.* Das *Leitsymptom* für die Funktionsstörungen des Bewegungssystems ist der *Schmerz*. Er entsteht durch *Gewebsspannung* mit Rezeptorenreiz. Der nozizeptive Reiz auf Rezeptoren des Nervensystems führt bei genügender Intensität zu reflektorischen Spannungsänderungen in der segmental zugeordneten motorischen und *vegetativen Efferenz* und damit zu tastbaren Gewebsveränderungen (s. Kap. 10.1).

An bestimmten Punkten der Körperdecke, der Muskulatur und der Knochenoberfläche entstehen empfindliche Zonen. Druck löst dort lokalen oder ausstrahlenden Schmerz aus, der bis in entfernte Regionen übertragen werden kann. Der Schmerz kann auch spontan an diesen „Maximalpunkten" oder „trigger points" empfunden werden. Manche Autoren versuchen zwischen Ausstrahlungsschmerz (Irradiation) und Übertragungsschmerz (referred pain) zu unterscheiden. Das ist aber eher didaktisch als sachlich zu begründen.

Der Ort des ursächlichen Schädigungsreizes bei einem segmentalen Schmerz ist klinisch nur dann mit Wahrscheinlichkeit zu erkennen, wenn gleichzeitig segmental neurologische *Ausfälle* (Eigenreflex, Paresen, Hypalgesie usw.) dieses Segmentes nachweisbar sind: Dann ist eine Schädigung der Spinalwurzel, meistens durch Kompression, anzunehmen. Die Bezeichnung *Wurzelsyndrom* (Radikulärsyndrom) ist dann und nur dann berechtigt. Wenn neurologische Ausfälle fehlen, kann selbst ein exakt segmentaler Schmerz nicht auf die Wurzel bezogen werden. Bezeichnungen wie „Wurzelreizsyndrom" sind sachlich falsch. Sie lenken von der notwendigen Ursachensuche ab und sollten vermieden werden. Wegen des gleichen Schmerzcharakters scheint uns der von Brügger [3] geprägte Begriff „Pseudoradikulärsyndrom" trotz seiner sprachlichen Nachteile noch am besten zum Sachverhalt zu passen. Die Ausprägung der reflektorisch algetischen Krankheitszeichen erlaubt Rückschlüsse auf die Intensität der Schmerzempfindung. Hier liegt ein weiterer Vorteil der Untersuchung reflektorisch algetischer Krankheitszeichen. Durch Vergleich zwischen reflektorischen Zeichen und Ausprägung der Funktionsstörung an der Wirbelsäule läßt sich auf die Reagibilität des Nervensystems schließen: Bei starker Reagibilität des Nervensystems, auch als „vegetative Labilität" bezeichnet, ist die Blockierung oft leichter als erwartet, bei geringer nervöser Reagibilität finden sich dagegen harte Blockierungen bei nur geringen reflektorischen Gewebsbefunden (s. Tab. 1, Kap. 10.4.).

Die Wirbelsäulenfunktionsstörung kann sekundär zusammen mit den reflektorisch algetischen Krankheitszeichen entstehen, wenn die Verursachung des Pseudoradikulärsyndroms beispielsweise von einem schmerzhaft erkrankten inneren Organ ausgeht. Deshalb können sich die Schmerzsymptome einer inneren Erkrankung und die der Funktionsstörungen in den zugeordneten thorakalen Segmenten so sehr ähneln. Nach chronischem Verlauf der inneren Erkrankung bleiben diese Funktionsstörungen der Wirbelsäule als Regel bestehen. Sie unterhalten das pseudoradikuläre Schmerzsyndrom weiterhin und setzen die dem Bewegungssystem eigenen Folgeerscheinungen in Gang.

Vor allem über muskuläre Triggerpunkte lassen sich Schmerzübertragungen beobachten, die der segmentalen Vermittlung offenbar nicht folgen. Bourdillon betont diese Übertragung besonders [2].

2.5.3. Fernwirkungen im Bewegungssystem. Funktionsstörungen des Bewegungssystems bleiben nie lokalisiert. Vor allem die Segmente der Wirbelsäule beeinflussen sich gegenseitig, wahrscheinlich über veränderte Muskelspannung (Statik!). Wenn eine Blockierung der Wirbelsäule klinische Erscheinungen hervorruft und den Patienten zum Arzt führt, kann man mit großer Wahrscheinlichkeit auch klinisch manifeste oder latente Funktionsstörungen in anderen Regionen erwarten. Die gegenseitige Beeinflussung ist nicht willkürlich. Bestimmte Regionen treffen wir dabei bevorzugt an. Es handelt sich in erster Linie um die *Kopfgelenke* und den *lumbopelvinen Übergang* und an zweiter Stelle um den *zervikothorakalen* und *thorakolumbalen Übergang*.

- Diese Regionen reagieren auf Funktionsstörungen in anderen Regionen der Wirbelsäule mit eigenen Funktionsstörungen und oft sehr bald mit Schmerz.
- Diese Regionen stören ihrerseits, wenn sie funktionsgestört sind, die übrige Wirbelsäule.
- Klinisch manifeste Krankheitssymptome sind hier besonders häufig und intensiv.

Diese Verhältnisse wurden in klinischen Untersuchungen [25] und durch elektromyographische Studien [6, 21, 37] überprüft.

Sowohl für die Klärung des einzelnen Krankheitsfalles als auch für das Verständnis der normalen und pathologischen Funktionsbezeichnungen im Bewegungssystem spielen diese Regionen eine Schlüsselrolle. Sie werden deshalb als *Schlüsselregionen* bezeichnet.

Literatur

[1] Berger M (1984) Neuroorthopädische Diagnostik und Therapieeffekte bei cervicalen Rotationsstörungen. In: Berger M, Gerstenbrand F, Lewit K (Hrsg) Schmerz und Bewegungssystem. Fischer, Stuttgart New York, S 163–172
[2] Bourdillon JF (1970) Spinal Manipulation. William Heinemann Medical Books, London. Appleton-Century-Crofts, New York
[3] Brügger A (1962) Über vertebrale, radikuläre und pseudoradikuläre Syndrome, Teil II. Pseudoradikuläre Syndrome. Acta Rheumatol 19. Geigy, Basel
[4] Greenmann PhE (1984) Wirbelbewegung. Manuel Med 22:13-15
[5] Greenmann PhE (1984) Eingeschränkte Wirbelbewegung. Manuel Med 22:15-18
[6] Gutmann G, Véle F (1978) Das aufrechte Stehen. Westdeutscher Verlag, Opladen
[7] Gutzeit K (1956) Der vertebrale Faktor im Krankheitsgeschehen. In: Junghanns H (Hrsg) Die Wirbelsäule in Forschung und Praxis, Bd I. Hippokrates, Stuttgart, S 11 bis 21 (Nachdruck in Manuel Med (1981) 19: 66-73)
[8] Hansen K, Schliack H (1962) Segmentale Innervation. Thieme, Stuttgart
[9] Haschke W (1986) Grundzüge der Neurophysiologie. Fischer, Jena
[10] Janda V (1967) Die Motorik als reflektorisches Geschehen und ihre Bedeutung in der Pathogenese vertebragener Störungen. Manuel Med 5:2-6
[11] Janda V (1978) Muscles, Central Nervous Regulation and Back Problems. In: Korr, IM (ed) The Neurobiologic Mechanisms in Manipulative Therapy. Plenum Press, New York London
[12] Janda V (1979) Der Prozeß des motorischen Lernens als Basis einer Behandlung unvollkommen ausgebildeter oder gestörter Bewegungsfertigkeiten. Z Physiother 32: 317-323
[13] Janda V (1984) Gestörte Bewegungsabläufe und Rückenschmerzen. Manuel Med 22:74-78
[14] Janda V (1985) Pain in the locomotor system – A broad approach. In: Glasgow (ed) Progreß in Manual Therapy. Churchill, Livingstone Edinburgh, p 148–151

[15] Jirout J (1966) Neuroradiologie. Volk und Gesundheit, Berlin, S 703, 711
[16] Jirout J (1972) The Effect of Mobilisation of the Segmental Blocade on the Sagittal Component of the Reaction on Lateroflexion of the Cervical Spine. Neuroradiology 3:210-215
[17] Junghanns H (1974) Die Bedeutung der Insufficientia intervertebralis für die Wirbelsäulentherapie. Manuel Med 12:93 bis 102
[18] Kaltenborn F (1965/66) Frigjøring av Ryggraden (Sonderdruck aus Fysioterapeuten, Heft 1–4)
[19] Kapandji IA (1974) The Physiology of the Joints, vol III. Churchill, Livingstone Edinburgh London New York
[20] Kimberly PE (1980) Bewegung – Bewegungseinschränkung und Anschlag. Manuel Med 18:53-56
[21] Klawunde G, Zeller H-J (1975) Elektromyographische Untersuchungen zum Hartspann des M. iliacus (sagittale Blockierungen im lumboiliosakralen Bereich). Beitr. Orthop Traumatol 22:420-424
[22] Küchler G (1983) Motorik. Thieme, Leipzig
[23] Lewit K (1968) Beitrag zur reversiblen Gelenksblockierung. Z Orthop 105:150 bis 158
[24] Lewit K (1970) Blockierung von Atlas-Axis und Atlas-Okziput in Röntgenbild und Klinik. Z Orthop 108:43-50
[25] Lewit K (1987) Manuelle Medizin im Rahmen der medizinischen Rehabilitation, 5. Aufl. Barth, Leipzig (umfangreiche Literatur!)
[26] Lewit K (1984) The muscular and articular factor in movement restriction. Manual Medicine 1:83-85
[27] Lullies H, Trincker D (1970) Taschenbuch der Physiologie, Bd II: Allgemeine Nerven- und Muskelphysiologie. Fischer, Jena
[28] Lullies H, Trincker D (1974) Taschenbuch der Physiologie, Bd III/1: Sensomotorik. Fischer, Jena
[29] Maigne R (1974/75) Die klinischen Zeichen der geringfügigen intervertebralen Störung. Manuel Med 12:115-118, 13:13 bis 18

[30] Mennell J McM (1964) Joint pain. Little Brown Co, Boston

[31] Mitchell F jr, Moran PS, Pruzzo NA (1979) An evaluation of osteopathic muscle energy procedures. Pruzzo, Valey Park

[32] Müller D (1964) Das Problem der Funktion und der Form des Achsenorgans. In: Müller D (Hrsg) Neurologie der Wirbelsäule und des Rückenmarkes im Kindesalter. Fischer, Jena, S 57–113

[33] Sachse J (1986) Manuelle Untersuchung und Mobilisationsbehandlung der Extremitätengelenke, 4. Aufl. Volk und Gesundheit, Berlin

[34] Sachse J (1986) Untersuchung der Überbeweglichkeit (Hypermobilität). Dia-Reihe ÄF/D-R31 mit Beiheft. Akademie für Ärztliche Fortbildung der DDR, Berlin

[35] Stoddard A (1961) Lehrbuch der osteopathischen Technik an Wirbelsäule und Becken. Hippokrates, Stuttgart

[36] Tomaschewski R (1986) Manuelle Therapie im Rahmen konservativer Skoliosebehandlung. Manuel Med 22:74-78

[37] Zeller H-J, Klawunde G (1974) Zur Objektivierung der Manualtherapie als Reflextherapie und ihre Beziehungen zu vegetativen und zentralnervösen Regulationsvorgängen. Z Physiother 26:333-339

[38] Zeller H-J, Klawunde G (1979) Beitrag zum Einfluß der Manuellen Therapie auf die Neuromuskuläre Balance (Eine neuroelektrophysiologische Studie). Z Physiother 31:263-267

3. Untersuchungsprinzipien für die funktionsgestörte Wirbelsäule

Das Vorgehen bei der Untersuchung der Wirbelsäule muß stärker an den Einzelfall angepaßt werden als bei den Störungen der Extremitätengelenke. Die Untersuchung erfordert eine größere Zahl zu erhebender Befunde, bevor eine diagnostische Einschätzung möglich wird. Außerdem verflicht sich die funktionelle Pathologie der Wirbelsäule viel stärker mit anderen Fachgebieten, deren spezifische Untersuchungsmöglichkeiten häufig zur Beurteilung eines Beschwerdebildes herangezogen werden müssen: Neurologie, Innere Medizin, Traumatologie, Gynäkologie, Hals-Nasen-Ohren-Heilkunde und andere.
Hier wird nur die Befunderhebung an der Wirbelsäule dargestellt, auf der die Funktionsdiagnose beruht.

3.1. Inspektion des stehenden Patienten

Die Inspektion des stehenden Patienten gibt eine Fülle von Informationen, die die nachfolgende Bewegungsuntersuchung schon in bestimmte Richtungen lenken können.
Wir betrachten vor allem:

– die Gewichtsverteilung auf der Doppelwaage,
– das Lotverhalten der einzelnen Wirbelsäulenabschnitte in der sagittalen und frontalen Ebene,
– die Symmetrieverhältnisse der einzelnen Abschnitte,
– das Körperrelief, das über den Funktionszustand wichtiger Muskelgruppen Aufschluß gibt.

3.2. Palpation

Die Palpation begleitet die ganze Untersuchung und die Behandlung. Sie prüft 2 Phänomene:

– die pathophysiologisch bedingte Spannungs- und Konsistenzauffälligkeit des Gewebes als Teil der reflektorisch-algetischen Krankheitszeichen und
– die Spannungsänderung der Gewebe am Bewegungssegment während der Bewegungsprüfung und auch während der mobilisierenden Behandlung.

Die Palpation beginnt sofort nach der Inspektion am stehenden Patienten mit der seitenvergleichenden orientierenden Prüfung des Unterhautgewebes. Nacken – Schulter – Oberarm werden nacheinander beiderseits mit den Händen überstrichen, und das Spannungsverhalten der Haut wird als Eindruck wahrgenommen. Die zweite Tastung verläuft von der hinteren Achselfalte über den lateralen Skapularand, die Skapulaspitze, Taille und den Beckenkamm zum Sakrum. Darauf folgt die gezielte Palpationsuntersuchung der schmerzhaften Gewebe. Unterhaut, Muskeln, Knochen- und Gelenkoberflächen werden mit der jeweils spezifischen Technik getastet, Schicht für Schicht in die Tiefe vordringend. Die Gewebsverände-

rungen und Schmerzmaximalpunkte sind Teil des dokumentierten Befundes.
Während der Bewegungsuntersuchung und mobilisierenden Behandlung hat immer eine Hand palpierende Funktion. Für das diagnostische Urteil bei der Bewegungsuntersuchung ist die palpierende Hand unserer Erfahrung nach die entscheidende. Von der Schulung des Tastsinnes hängt darum auch für die Blockierungsdiagnose sehr viel ab.

3.3. Orientierende aktive Bewegungsuntersuchung der Wirbelsäulenabschnitte

Die Beobachtung der aktiven Kopf- und Rumpfbewegungen in den drei Ebenen des Raumes gibt viele Aufschlüsse über Funktionsstörungen der Muskulatur und der Wirbelsäule. Die *Symmetrie* und der *Ablauf* der Bewegungen und die dabei entstehenden Wirbelsäulenkrümmungen werden bewertet. Der Patient steht oder sitzt dabei. Will man das Konstitutionsmerkmal Hypermobilität oder Steifheit eines Patienten und damit seine Muskulatur abschätzen, kann auch das Messen von Bewegungswinkeln bei aktiver Bewegung sinnvoll sein.
Für das Iliosakralgelenk gibt es keine aktive Bewegungsuntersuchung. Dagegen ist für die Prüfung von Kiefergelenkfunktionsstörungen die aktive Bewegung wertvoller als die passive, weil hier immer eine Dysfunktion der Muskulatur mitspielt, die den Bewegungsablauf verändert.

3.4. Isometrische Anspannung gegen Widerstand

Bei dieser Untersuchung legt der Behandler die Hände mit einem mäßigen Widerstandsdruck gegen die zu prüfende Richtung an und fordert den Patienten auf, dagegen zu drücken, ohne den Widerstand zu überwinden. Es wird nur mäßige Kraft entfaltet, und es darf keine Bewegung auftreten. Der Behandler darf mit seiner – ebenfalls isometrischen Spannung – erst aufhören, wenn der Patient entspannt hat. Sonst käme es am Schluß noch zu einer Wackelbewegung. Wenn es gelingt, den Muskel zu aktivieren, ohne Gelenke zu bewegen, kann eine Schmerzprovokation auf Muskel, Sehne oder Muskelansatz (Wirbelfortsatzfrakturen!) bezogen werden. Hier liegt der Wert der Untersuchung. Sie darf nach Unfällen nie vergessen werden, auch wenn diese länger zurückliegen. Eine andere Indikation sind grobe Auffälligkeiten bei aktiven Bewegungen. Sie lassen sich schon beim Entkleiden, Hinlegen und Drehen im Liegen, beim Kopfheben aus Rückenlage und anderen Spontanbewegungen beobachten. Die Ursachensuche gilt vor allem entzündlichen und destruktiven Wirbel- und Weichteilerkrankungen. Manchmal sind mehrere oder sogar alle Richtungen bei der Prüfung schmerzhaft. Dann kann der Schmerz auch aus einer lädierten Bandscheibe stammen. Durch die Muskelanspannung wird das Bewegungssegment mit der Bandscheibe unter Druck gesetzt und äußert das durch Schmerz.
An der Halswirbelsäule ist diese Untersuchung besonders häufig erforderlich. Nach jedem Trauma, unabhängig von Ablauf und scheinbarer Schwere (Schleudertrauma!) gehört sie zur Sorgfaltspflicht.
In allen Fällen eines isometrischen Spannungsschmerzes, natürlich besonders nach Trauma, muß bis zum Beweis des Gegenteils eine strukturelle Weichteilläsion diagnostiziert werden, auch wenn sie traumatologisch bisher nicht faßbar war. Das bedeutet Verzicht auf Bewegungsdiagnostik und mobilisierende Behandlung. Statt dessen sind Ruhigstellung und lokale Schmerzbehandlung notwendig.

3.5. Orientierende passive Bewegungsuntersuchung der Wirbelsäulenabschnitte

Passiv geführte Bewegungen bis zum Bewegungsende werden benutzt, um

- die Wirbelsäulenbeweglichkeit oder
- die Dehnbarkeit der entgegengesetzt wirkenden Muskulatur

zu prüfen. Die Bewegung ist beendet, wenn Widerstand auftritt oder wenn der Patient Unbehagen äußert. Selbst bei geringen Beschwerden würde die Abwehrspannung der Mukulatur die weiterführende Bewegung verfälschen. Außerdem kann die Abwehr Zeichen einer destruktiven Erkrankung sein. Schmerz ist daher immer zu respektieren. Er warnt den Untersucher wie den Behandler.
Für die Diagnosefindung interessiert uns, ob

- die Bewegung schmerzhaft oder schmerzfrei beendet wird,
- bei schmerzlosem Bewegungsende der Endwiderstand langsam (weich) oder abrupt (hart) auftritt,
- der Bewegungsausschlag bis zum gleichgroßen Endwiderstand symmetrisch ist.

In manchen Fällen interessiert der Bewegungsausschlag von der Neutralstellung bis zum Bewegungsende (gemessen oder geschätzt).
Die bei der orientierenden Untersuchung erkannten Abweichungen von der Normerwartung sind vieldeutig. In gezielten Untersuchungen müssen anschließend oft mehrere Gelenke (Segmente) oder Muskeln untersucht werden. Jeweils am Ende der orientierenden Untersuchung haben wir die wichtigsten Befunde genannt, mit Hinweis auf die diagnostischen Möglichkeiten.

3.6. Gezielte passive Bewegungsuntersuchung der Bewegungssegmente

Jeder Abschnitt und jede Bewegungsrichtung erfordern spezifische Untersuchungstechniken, die mit größter Präzision erlernt werden müssen. Selbst wenn schwere Körperteile zu diesem Zweck bewegt werden, muß die Bewegung am Segment zart und ohne Krafteinwirkung ankommen. Das Erlernen geht immer in 2 Stufen vor sich: Zuerst müssen die exakte Bewegungsführung und der exakte Gegenhalt am nicht mitbewegten Partnerwirbel erlernt werden. Dann erst kommt der Lernende in die Lage, unter dem zart palpierenden Finger die Spannungsänderungen der segmentalen Weichteile (Bänder und Muskeln) während der Bewegung zu beurteilen. In jedem Fall muß ein Partnerwirbel bewegt werden. Am anderen Partnerwirbel wird der Beginn der Mitbewegung palpatorisch wahrgenommen und dann die Untersuchungsbewegung beendet oder die Mitbewegung durch Fixation verhindert. Zu diesem Zweck faßt die gegenhaltende Hand einen Partnerwirbel um den ganzen Wirbelbogen von einem Gelenkfortsatz zum anderen, über den Dorn hinweg, oder sie tastet haltend am Dornfortsatz oder am Querfortsatz. Der zu bewegende Körperabschnitt wird so weit in die gewünschte Richtung bewegt, bis die Bewegung im untersuchten Bewegungssegment ankommt und das Segment schließlich voll in Spannung versetzt. Dieser Augenblick ist das Ende der Untersuchungsbewegung, weil der gehaltene Partnerwirbel von der weiteren Bewegung mitgenommen würde und die Bewegung in das nächste Segment überginge. Die haltende Hand muß deshalb in der Regel gleichzeitig palpieren und die Bewegung steuern.

4. Technische Regeln bei der Untersuchung und Behandlung von Funktionsstörungen der Wirbelsäule

4.1. Ausgangsstellung des Patienten und des Behandlers

Bei der Untersuchung der Wirbelsäule ist im allgemeinen eine viel größere Körpermasse zu bewegen, als bei den Extremitätengelenken. Außerdem ist die Palpation feiner Spannungsänderungen von größerer Bedeutung. Um beides gleichzeitig zu ermöglichen, muß die Ausgangsstellung dem Patienten völlige Entspannung und dem Behandler kräftesparende Führung der Bewegung ermöglichen. Daß der Behandler dazu eine bequeme Stellung braucht, die den Bewegungsablauf vorausberechnet, ergibt sich von selbst. Bei liegenden Patienten haben viele Behandler Probleme mit der vorgebeugten Oberkörperhaltung. Sie kann durch Aufstützen eines Beines auf der Bank erleichtert werden. Wie an den Extremitätengelenken sollte die fixierende Hand irgendwie abgestützt sein: an der Bank, am eigenen Körper, notfalls am Patienten.

4.2. Einstellung des Bewegungssegmentes

Nur an der Halswirbelsäule ist es möglich, die beiden Partnerwirbel direkt zu fassen und gegeneinander zu bewegen. In allen übrigen Wirbelsäulenabschnitten wird die Untersuchungs- und Mobilisationsbewegung indirekt von langen Hebeln des Schulter- oder Beckengürtels durch die angrenzenden Wirbelsäulenabschnitte hindurch an das Segment herangeführt. Um die als Überträger wirkenden Abschnitte nicht zu überlasten, müssen sie durch *Verriegelung* zu einem festen Stab gemacht werden, der die Bewegung ohne Verlust überträgt. Jeder Wirbelsäulenabschnitt hat Synkinesen von Rotation und Seitneige. Beispielsweise sind in der Halswirbelsäule Seitneige und Rotation in gleicher Richtung miteinander verbunden, d. h., bei Rechtsneigung weichen die Wirbel in Rechtsrotation aus. Die Verriegelung verhindert dieses Ausweichen durch Drehung des Kopfes nach links bei Rechtsneigung. Sie wirkt also der Synkinese entgegen.
Selbstverständlich kann eine solche Verriegelung nicht vor roher Kraft schützen. Schon aus diesem Grund fordert die Untersuchung und Behandlung der Wirbelsäule zarte und von der Afferenz der tastenden Finger gesteuerte Bewegungskräfte. Je zarter die Bewegung geführt wird, um so weniger ist Verriegelung nötig.
Nur der Direktkontakt an der Halswirbelsäule ermöglicht Bewegungen auch in Richtungen, die dem *Gelenkspiel (Parallelverschiebung)* entsprechen. Bei Einstellungen über lange Hebelarme entstehen passive *Funktionsbewegungen*.

4.3. Kontakt am Bewegungssegment

Der Kontakt am Bewegungssegment ist am Dornfortsatz, am Gelenkfortsatz und an der Dorsalfläche des Querfortsatzes möglich. Man kann in der Halswirbelsäule sogar einen Wirbel um den ganzen Bogen von einem Querfortsatz zum anderen greifen. An der Brustwirbelsäule kann auch der Kontakt am Angulus costae brauchbar sein.

Der Kontakt an einem oder beiden Partnerwirbeln des Bewegungssegmentes hat das *Ziel*:

- die Spannungsänderungen und Bewegungen am Segment zu palpieren,
- dadurch die Bewegungsführung zu steuern,
- gestörte Beweglichkeit zu erkennen und manchmal auch
- die Bewegung eines Partners zu verhindern, d. h. ihn zu fixieren (Gegenhalt).

An den zervikalen Bewegungssegmenten können durch unmittelbaren Kontakt die Nachbarwirbel gegeneinander nach lateral oder dorsal verschoben werden. Allein hierbei ist eine gelenknahe Bewegungsführung wie an Extremitätengelenken möglich.

4.4. Bewegungsführung bei der Untersuchung

Durch die langen Hebel und die Masse der zu bewegenden Rumpfabschnitte bedingt, werden passive Bewegungen nicht aus der Hand, sondern aus den Schultern oder sogar aus dem Körper des Behandlers geführt. Das ist am ausgeprägtesten bei der Rotation der BWS, bei der der Behandler den Patienten am eigenen Körper sicher abstützt und die Bewegung mit dem ganzen Körper gewissermaßen aus den Füßen heraus um die Rotationsachse der Patientenwirbelsäule herum durchführt. Erst durch das praktische Üben wird im Laufe der Zeit ein Bewegungsablauf erlernt, der mit Minimalkräften auskommt. Davor müssen alle *Möglichkeiten* zur Erleichterung der Bewegung erkannt und beherrscht werden:

- Gutes Abstützen mit voller Entspannung des Patienten.
- Sichere Führung des bewegten Körperabschnittes mit einem Arm, manchmal mit dem Bein.
- Der Bewegungsablauf wird unmittelbar von der gut geschulten Palpation der anderen Hand gesteuert, da sie die am untersuchten oder behandelten Segment resultierende Bewegung verfolgt.
- Vermeiden jeder Schmerzprovokation.
- Vermeiden abrupter und hastiger Bewegungen.

Der Ablauf der Bewegung läßt sich didaktisch in 3 *Phasen* gliedern:

1. Während der *vorbereitenden Bewegung* werden die Weichteile weggedrückt, der benachbarte Wirbelsäulenabschnitt wird in der gewünschten Richtung eingestellt bis zum Bewegungsbeginn eines Partnerwirbels. In diese Phase fällt Stoddards [14] »taking up the slack«.
2. Dann folgt die Bewegung des Segmentes, bei der sich *ein Partnerwirbel gegen den anderen bewegt*, bis im Segment selbst Spannung entsteht. Bei Gelenkspielbewegungen ist diese Phase kaum mehr als ein weiches Federn auf kleiner Strecke.
3. Das *Bewegungsende* im Segment ist die diagnostisch und therapeutisch *entscheidende Phase*. Das Ende der aktiven Bewegung hat Kimberly [3] »physiologische Barriere« genannt. Als »anatomische Barriere« bezeichnet er die Zerreißgrenze des Bandapparates. Solange die Muskulatur funktionsfähig ist, kann die anatomische Barriere nur durch sehr schnelle oder sehr grobe, traumatisierende Kräfte erreicht werden. Bei langsamer passiver Bewegung nimmt die im Segment tastbare Spannung der Muskulatur jenseits des aktiven Bewegungsraumes, also nach Überschreiten der »physiologischen Barriere«, mehr oder weniger schnell zu und zieht schließlich den anderen Partnerwirbel mit.

Wenn normale Verhältnisse vorliegen, ist

diese Spannungssteigerung weich und über einen gewissen Bewegungsraum zunehmend tastbar. Bei funktionsgestörten Bewegungsrichtungen entsteht die Spannung dagegen abrupt, läßt das Nachgeben vermissen und wird als »hart« empfunden.
Die diagnostische Phase des Bewegungsendes ist beendet, wenn durch die Spannung der andere Partnerwirbel der Bewegung folgt. Die Bewegung ist dann bereits in das Nachbarsegment gewandert.

Ist der Befund nach Durchlaufen dieser Bewegungsphasen noch unklar, wird die Bewegung wiederholt. Ungeeignet für die Untersuchung ist ein Hin- und Herwackeln um die Endstellung. Bei der Untersuchung wird die durch die tastbare Spannung gegebene Bewegungsgrenze respektiert. Der Untersucher respektiert sie auch dann, wenn sie durch eine Funktionsstörung eingeengt ist.
Zum Zweck der *mobilisierenden Behandlung* kann das Mitlaufen des anderen Partnerwirbels durch *manuelle Fixation* mit der palpierenden Hand verzögert werden. Die Bewegung wandert dann erst bei höherer Spannung im betroffenen Segment in das Nachbarsegment weiter. (Die Fixationstechnik wird in den Kapiteln beschrieben, wo sie erforderlich ist.)
Zum Üben der Palpationssicherheit für diese Bewegungsphasen empfehlen wir die Rotationseinstellung der unteren BWS und oberen LWS in Seitlage als geeignetes Modell. Sie wird zur Spannungseinstellung der LWS benötigt.

4.4.1. Palpationsübung der segmentalen Spannungsänderung in der Brustwirbelsäule und Lendenwirbelsäule bei Rotationseinstellung von kranial her (Bild 4-1). Der Patient legt sich auf die Seite, ein Polster unter dem Kopf, beide Beine aufeinanderliegend gebeugt. Der Behandler steht vor ihm. Eine Hand greift von vorn auf die Schulter, um sie zu führen. Die andere Hand soll tasten. Dazu liegt sie auf der mittleren BWS. Der Zeigefinger legt sich quer über einen Dorn, etwa Th8, die Kante am nächsthöheren Interspinalraum, die Fingerspitze auf der unten liegenden Seite des Dornfortsatzes. Während die führende Hand gleichmäßig langsam die Schulter zurückführt und dadurch die BWS rotiert, konzentriert sich die Aufmerksamkeit auf den Interspinalraum unter dem tastenden Finger. Hier wird sehr bald der Beginn einer Bewegung fühlbar. Der nächsthöhere Dorn weicht zur unten liegenden Seite hin aus. Dabei wird im umliegenden Gewebe und interspinal eine zunehmende Spannung tastbar. Nur die Veränderung ist erkennbar. Die Spannungszunahme wird schließlich langsamer und erreicht ein Maximum. Gleichzeitig hört die Bewegung im getesteten Segment auf und beginnt im nächsttieferen. Der Dorn unter dem Finger beginnt sich zu bewegen. Diese Phase ist die für die Übung *entscheidende*. Deshalb soll sie mehrfach wiederholt werden. Der Übende führt die Schulter mehrmals langsam nach vorn und wieder zurück unter Palpation am Bewegungssegment.
Der tastende Finger rückt dann einen Dorn weiter nach kaudal und nimmt hier den gleichen Bewegungs- und Spannungsverlauf wahr. Die Ausschläge werden bis Th12 allmählich größer, erkennbar an der Wegstrecke, die die führende Hand mit der Schulter für ein Segment zurücklegt. Beim Übergang in die LWS ist dann abrupt nur noch ein minimaler Bewegungsausschlag je Segment erkennbar. Eigentlich nimmt der Untersucher nur eine schnelle Spannungszunahme, ein Endfedern wahr, das sich sofort von einem Segment zum nächsten überträgt. Die gleiche Bewegungsstrecke, wie sie die Schulter zur Spannungseinstellung des letzten Thorakalsegmentes durchläuft, reicht aus, um die ganze LWS bis L5 hinunter in Spannung zu bringen. In leichter Anteflexion (bei angebeugten Beinen) ist die Federung weicher und für den Lernenden besser zu tasten.

Bild 4-1 Bewegungseinstellung der thorakalen und lumbalen Bewegungssegmente von der Schulter her zur Palpationsübung für die dabei ablaufenden Spannungsänderungen

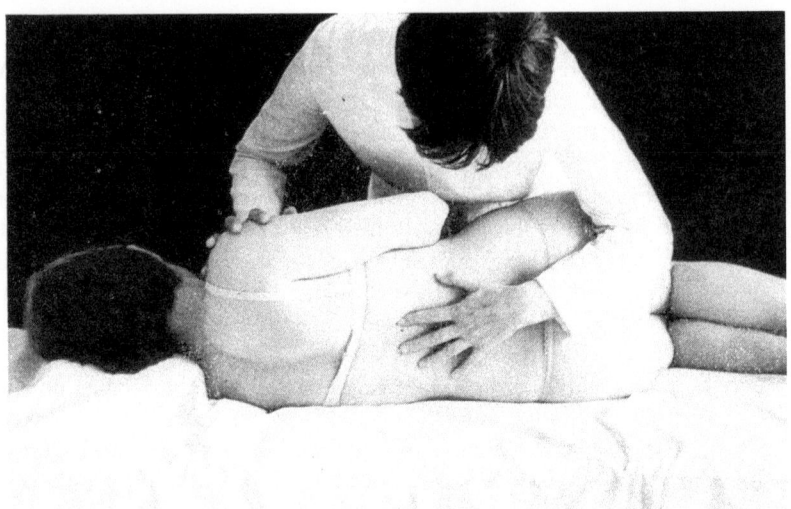

Anschließend legt sich der Patient auf die andere Seite, und die Tastübung wird mit vertauschter Handfunktion geübt.

4.4.2. Palpationsübung der segmentalen Spannungsänderung in der Lendenwirbelsäule und untersten Brustwirbelsäule von kaudal her (Bild 4-2). Der Patient liegt auf der Seite, ein Polster unter dem Kopf. Die Beine liegen leicht gebeugt aufeinander. Der Behandler führt das obenliegende Bein in rechtwinklige Hüftbeugung, der Fuß bleibt auf dem unteren Bein liegen. Das Knie wird mit der Hand von vorn unten her gestützt und der Oberschenkel horizontal gehalten. Die andere Hand liegt auf der unteren LWS, der Zeigefinger quer über dem Dornfortsatz L5, mit seiner Spitze auf dem untenliegenden Gelenk und seiner Kante über dem Interspinalraum L5/S1. Die Hand am Knie senkt nun den Oberschenkel in Adduktion. Das bisher exakt seitlich liegende Becken folgt nach vorn unten. Sofort mit Beginn der Beckenbewegung entsteht Spannung in der LWS. Durch minimale Bewegung läuft sie von Segment zu Segment und erreicht schnell den thorakolumbalen Übergang. Bei frei hängendem Bein ist die LWS immer schon in Vorspannung. Die Bewegungsführung muß daher besonders vorsichtig erfolgen. Palpation und Bewegungsführung sind bei der Einstellung vom Oberschenkel her viel schwieriger und müssen sorgfältig geübt werden. Nach Umlagerung zur Gegenseite wird die Übung mit vertauschter Handfunktion durchgeführt.

4.5. Mobilisierende Gelenkbehandlung

Zur Wiederherstellung der Funktion eines reversibel bewegungsgestörten (blockierten) Bewegungssegmentes stehen 2 qualitativ unterschiedliche *Möglichkeiten* zur Verfügung:

– die Mobilisation und
– die Manipulation (Stoßmanipulation, high velocity manipulation, manipulation by thrust).

Die *Mobilisation* benutzt Bewegungen und Lagerungen, die langsam an die Spannung des Bewegungsendes herangeführt werden. Sie überschreiten diese Bewegungsgrenze nie, sondern weiten sie langsam mit fortschreitender Mobilisations-

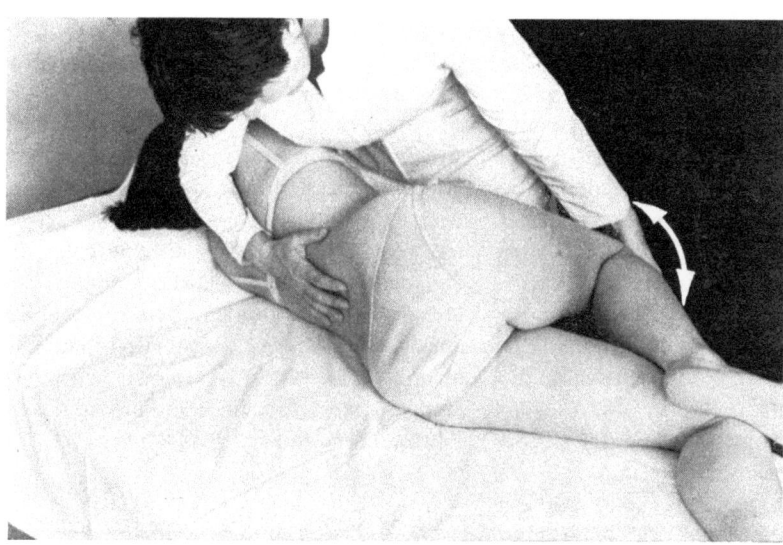

Bild 4-2 Bewegungseinstellung der lumbalen Bewegungssegmente vom Bein her zur Palpationsübung für die dabei ablaufenden Spannungsänderungen

wirkung aus. Dabei werden entweder rein passive Bewegungen benutzt (s. Kap. 4.5.1.), oder die Wirksamkeit wird durch vorbereitende Maßnahmen (s. Kap. 4.5.2.) und durch Fazilitation der Mobilisation selbst (s. Kap. 4.5.3.) verbessert. Allen Mobilisationen ist die vorwiegende mechanische Wirkung am Gelenk gemeinsam. Reflektorische Fernwirkungen auf das Segment sind dagegen bei Mobilisation gering. Bei kunstgerechter Ausführung gibt es nur selten »Katerreaktionen« nach der Behandlung. Derartige Reaktionen sind bei *Manipulationen* (s. Kap. 4.5.4.) dagegen häufig. Die Manipulation überwindet den Widerstand am Bewegungsende der funktionsgestörten Richtung mit einem schnellen Stoß und befreit dabei die Gelenkbeweglichkeit. Die schützende Muskelspannung wird durch hohe Geschwindigkeit gewissermaßen überrumpelt. Die Manipulation ist deshalb an eine Reihe von Voraussetzungen gebunden und dem spezialisierten Arzt vorbehalten. In den methodischen Kapiteln dieses Leitfadens kommen nur die *schonenden Mobilisationsmethoden* zu Wort.

4.5.1. *Passiv repetitive Mobilisation.* Die im Kapitel 4.4. beschriebenen 3 Phasen der Untersuchungsbewegung werden auch für die Behandlung bewußt genutzt. Schon die wiederholte Untersuchung wirkt mobilisierend. Die Wirkung wird durch gegenhaltende Fixation eines Partnerwirbels verstärkt. Die *Funktionsbewegungen* sind bis an die Endphase zu führen. Bei guter Fixation des nicht bewegten Partnerwirbels wird dann wiederholt die Spannung im Segment langsam gesteigert und wieder nachgelassen, ohne Abwehrspannung zu provozieren. Die Aufmerksamkeit des Behandlers richtet sich auf die exakte Fixation und die dadurch ermöglichte stärkere Spannung. Nach und nach wird der Spannungswiderstand weicher und der Bewegungsraum größer. Bei Gelenkspielverschiebungen ist der kleine Verschieberaum jedesmal bis zum Ende zu durchlaufen. Wenn zur passiv repetitiven Mobilisation *Funktionsbewegungen* benutzt werden, gelingt es in der Regel nicht, die Funktionsstörung völlig zu beseitigen. Unter Benutzung der *gelenkspielähnlichen Verschiebebewegungen* nach lateral oder dorsal an der HWS läßt sich die Normalisierung der Beweglichkeit erreichen. Die Muskelspannung hat auf die Gleitbewegungen weniger Einfluß. Die passive Gelenkspielbewegung provoziert weniger Abwehrspannung als die Funktionsbewegung.

4.5.2. Vorbereitung durch Muskelrelaxation.

Eine Bewegungseinschränkung hat meistens 2 Komponenten: eine artikuläre und eine muskuläre. Manchmal hemmt allein der Muskel die Bewegung. In diesem Leitfaden interessiert vor allem die Funktionsstörung des Gelenkes, d. h. des *Wirbelsäulenbewegungssegmentes*. Dabei sind die segmentalen Muskeln immer verspannt. Sie behindern die Bewegung zusätzlich in der Richtung, die auch artikulär gestört ist. Das betrifft die Muskeln, die bei aktiver Anspannung in die Gegenrichtung bewegen und während der gestörten Bewegung verlängert werden.

Die reaktive Verspannung kann auf ein Segment beschränkt sein, sie kann aber auch überschießend den ganzen Abschnitt ruhigstellen, fixieren. Es kommt vor, daß solche Verspannungen ohne primäre Störung des Bewegungssystems reflektorisch auftreten.

Bei einer Blockierung empfindet der Patient um so mehr Schmerz, je ausgeprägter die Muskelspannung ist. Die Relaxation der Muskelspannung führt sowohl zur Schmerzlinderung als auch zur Zunahme der Beweglichkeit. Die Bewegung wird erleichtert und das Haupthindernis für die mobilisierende Bewegung kleiner.

Die methodischen Wege zur Relaxation sind vielfältig, fast verwirrend verschieden. Möglicherweise ist der gemeinsame Nenner aller Techniken der *Wechsel von aktiver Anspannung und nachfolgender Entspannung*.

4.5.2.1. Aktive Maximalkraftanspannung.

Sie ist zur Mobilisationsvorbereitung wenig geeignet. In der krankengymnastischen Behandlung echter Muskelverkürzung (tightness) wird sie als Vorbereitung für die passive Dehnung verwendet.

4.5.2.2. Postisometrische Relaxation.

Die postisometrische Relaxation (PIR) als Teil der »muscle energy« [9, 10] ist zur Mobilisationsvorbereitung vorteilhafter: Der Patient spannt den zu relaxierenden Muskel bewußt mit *minimaler Kraft* isometrisch gegen den Halt des Behandlers an und hält die Spannung über mindestens 10–30 s. Dazu drückt der Patient in der Richtung, die der gestörten entgegengesetzt ist. Nach der Anspannung folgt die Aufforderung zu bewußter Entspannung über mehrere Sekunden. Es ist nachteilig, daß der Patient erst über Richtung und Minimalkraft unterwiesen werden muß. Das erfordert für manche Patienten großen Zeitaufwand.

4.5.2.3. Antigravitationsrelaxation.

Viel einfacher dosierbar ist die Anspannung gegen die Schwerkaft. Diese Möglichkeit wird bei den Antigravitationsrelaxationen (AGR) therapeutisch genutzt [14]. Sie ermöglichen Selbstbehandlungen. Nach einer Einübungsphase wird der Behandler entbehrlich.

4.5.2.4. Blickfolgebewegungen.

Für manche Behandlungsrichtungen können Blickfolgebewegungen ausgenutzt werden, um die Anspannung gegen den Behandlerwiderstand zu automatisieren: Jeder Blickbewegung folgen automatisch der Kopf und der Rumpf nach [12], falls der Patient diesen Reflex nicht bewußt unterdrückt. Wenn die Folgebewegung von Kopf und Rumpf vom Behandler durch Gegenhalten verhindert wird, entsteht eine automatische, gleichmäßige, gut dosierbare isometrische Anspannung. Über 10–30 s gehalten, entspricht das der Anspannungsphase bei postisometrischer Muskelrelaxation. Die Entspannung entsteht nach Zurückführung des Blickes in die Gegenrichtung [6, 9, 11].

Beispielsweise lehnt sich der Patient mit einer Blockierung der Halswirbelsäule entspannt mit dem Kopf gegen die Hand des Behandlers und schaut bei einer Rotationsstörung zur entgegengesetzten Seite, bei

Anteflexionsstörungen zur Stirn. Diese Blickrichtung wird 10–30 s gehalten. Die Muskulatur ist dabei gleichmäßig gespannt. Das ist ein Vorzug der automatischen Spannung, die nicht durch Willküranspannung des Patienten gestört werden darf.

4.5.2.5. *Atemphasen.* Die Muskelspannung bei entspannter Lagerung schwankt mit den Atemphasen. Stärke und Ablauf des Spannungswechsels sind sehr individuell. Wenn man die einzelnen Bewegungssegmente der Hals- und Brustwirbelsäule in *Seitneigungseinstellung palpiert*, zeigt sich ein unterschiedliches Verhalten der Muskelspannung bei den 2 Atemphasen: Meistens wird die Spannung deutlicher in der Einatmung und läßt während der Ausatmung nach. Diese Segmente bezeichnet man als Ein-Aus-Segmente [8]. Einzelne Segmente lassen ein gegensätzliches Verhalten erkennen. Die Spannung steigt am Ende der Ausatmung und läßt während lockerer Einatmung wieder nach. Der Spannungswechsel dieser Aus-Ein-Segmente ist häufig viel weniger deutlich, manchmal kaum oder nur bei verlängerter Ausatmung erkennbar. Wenn der erfahrene Untersucher in ruhiger Atmung keinen Wechsel tasten kann, darf er das Segment therapeutisch mit genügender Zuverlässigkeit den Aus-Ein-Segmenten zuordnen. Er erhält die Bestätigung oder Korrektur bei dem Behandlungsversuch.
Durch Verlängerung derjenigen Atemphase, in der die Spannung erhöht ist, kann der Übungsablauf, für den Patienten unmerklich, ebenfalls automatisiert werden. Vorteil dieses atmungsabhängigen Verhaltens ist die gleichmäßige Muskelspannung. Es muß nur bei einer ruhigen Atemführung bleiben ohne Pressen und Atemanhalten. Blickwendung und Atemphasen lassen sich gut kombinieren.
Die muskelrelaxierenden Techniken wirken auch auf isoliert verspannte Muskeln [4, 5]. Anschließend ist die Dehnung des Muskels möglich, wenn es sich nicht um eine echte, substantielle Verkürzung handelt.

4.5.3. *Erleichterung der Mobilisationsphase.* Nach der beschriebenen Vorbereitung folgt bewußte Entspannung des Patienten über etwa 3 s. Die mobilisierende Bewegung gegen den reduzierten Muskelwiderstand kommt dann mit *geringsten passiven Kräften* aus. Langsam, wie eine Lagerung, wird die Bewegung bis an die gerade tastbare Endspannung herangeführt. Dann wartet der Behandler ab. Läßt die Spannung von selbst weiter nach, wird nochmals an die Endspannung gelagert. Ändert sich die Spannung innerhalb einiger Sekunden nicht mehr, folgt eine neue Relaxation. Mobilisationsbewegung und Relaxation werden mehrfach wiederholt, je nach Härte der Blockierung 3- bis 5mal. Nach relaxierender Vorbereitung sind auch *passiv repetitive* Mobilisationsformen leichter durchführbar.
Die mobilisierende Bewegung kann weiter erleichtert werden, wenn die Muskelspannung nicht nur vor, sondern auch noch während der eigentlichen Mobilisationsbewegung vermindert wird. Bei Ein-Aus-Segmenten ist das in der Exspirationsphase der Fall. Die Beachtung der Atemphasen oder sogar deren bewußte Steuerung ist deshalb sehr hilfreich. Die mobilisierende Bewegung erfolgt immer in der Atemphase, in der vorher an dem betreffenden Segment ein Nachlassen der Spannung getastet wurde. Zuvor war die Atemphase mit der höheren Segmentspannung vom Patienten bewußt verlängert worden. Für bestimmte Richtungen und Segmente können *aktive Bewegungen* zur Mobilisation benutzt werden, wenn sie mit Relaxation der Muskulatur verbunden werden können. Sie sind immer schonender als passive Bewegungen. Unter den Möglichkeiten aktiver Mobilisation erweisen sich die *aktiv intendierten Bewegungen* als am wenigsten geeignet. Der Patient führt sie

oft zu grob oder zu ungeschickt aus. Sie lassen sich meistens durch wirksamere Methoden ersetzen.

In manchen Fällen zieht ein *Muskel selbst* durch Anspannung gegen Widerstand einen Gelenkpartner direkt in die mobilisierende Bewegungsrichtung. Auf diesem Wege wirkt offenbar die Anspannung der Mm. scaleni bei Störungen der 1. Rippe.

Eine besonders häufig benutzte Mobilisationserleichterung (Fazilitationstechnik) ist die *Automatisierung der aktiven Mobilisationsbewegung durch Blickwendung.* Blickwendungsmobilisationen sind in der Sagittalbewegung Anteflexion – Retroflexion) und in der Rotationsrichtung möglich. Diese Bewegungen werden von den Augen über den Kopf zum Rumpf geführt. Bei einer Rechtsrotationsblockierung der HWS leitet der Blick nach rechts die mobilisierende Kopfbewegung ein. Der Patient folgt dem Finger des Behandlers so weit mit den Augen, bis am Segment die aufkommende Endspannung erkennbar wird. Diese entfaltet die mobilisierende Wirkung. Vorteil der Blickwendungstechniken ist die Ausnutzung des gleichen Prinzips zur Relaxation und zur Mobilisation. Bei der genannten Rechtsrotationsblockierung führt der Blick nach links zu einer isometrischen aktiven Muskelanspannung, wenn der Behandler die Kopfbewegung verhindert. Dabei werden die Muskeln aktiviert, deren Verspannung die Rechtsrotation behindert, die also gewissermaßen Antagonisten der Rechtsrotation sind. Wenn unmittelbar danach die mobilisierende Rechtsrotation durch Blickwendung nach rechts bis an die Spannung im gestörten Segment herangeführt wird, fällt das in die Phase der Relaxation dieser Antagonisten. Die Mobilisationswirkung wird dadurch erleichtert (fazilitiert).

Die Seitneigungsrichtung läßt sich nicht zuverlässig durch eine Blickrichtung automatisieren. Für die Kopfgelenke können diagonale Blickrichtungen die Neigung erleichtern. Die reflektorische Kopfeinstellung durch diagonale Blickwendung ist aber sehr individuell ausgeprägt und fehlt oft.

Sehr vorteilhaft ist die Kombination der Blickwendung mit jeweils derjenigen Atemphase, die das gleiche Spannungsverhalten erzeugt (s. Kap. 4.5.2.5.). Dadurch ergänzen sich Spannungs- und Entspannungswirkungen. Außerdem besteht eine Kopplung der Blickrichtung nach oben (stirnwärts) mit der Einatmung sowie der Blickrichtung fußwärts mit der Ausatmung [1, 9]. Retroflexionsmobilisationen lassen sich daher in der mobilisierenden Phase nicht gut mit der Blickwendung zur Stirn kombinieren. Dabei können unerwünschte Spannungen oder Störungen der ruhigen Atmung entstehen.

4.5.4. Manipulation. Die Indikationsstellung für die Manipulation wurde durch die wirksamen weichen Mobilisationen sehr eingegrenzt und gewandelt. In manchen Fällen läßt sich ihre starke reflektorische Wirkung zur Normalisierung eines Blockierungsrestes nach guter Mobilisationsvorbehandlung einsetzen.

Die Manipulationsbehandlung läuft in ihrer 1. Phase genauso ab wie die Mobilisation: In der gestörten Richtung wird die Spannung aufgesucht und als »Vorspannung« gehalten. In der 2. Phase muß der Patient zur Entspannung gebracht werden. Deshalb wartet der Behandler in leichter Vorspannung des Segmentes mehrere Atemzüge ab. Ist die Entspannung erreicht, wird in der 3. Phase während einer Ausatmung durch einen sehr schnellen, aber auf eine sehr kurze Strecke bemessenen Stoß in der Vorspannungsrichtung die Muskelspannung durch Überraschung überwunden. Die Gelenkfacetten werden dabei zum Klaffen gebracht oder in der entsprechenden Richtung verschoben. Das auffälligste Ergebnis ist sofort nach der Behandlung tastbar: eine sofortige Hypotonie der segmentalen Muskulatur. Die Gelenkbeweglichkeit ist nach gelungener Manipulation in dieser Richtung frei.

Wir müssen davon ausgehen, daß der Manipulationsstoß immer einen kräftigen Reiz auf die Gelenkrezeptoren ausübt. In aller Regel lassen sich danach deutliche reflektorische Wirkungen beobachten, zu denen die segmentale Muskelhypotonie gehört. Sie hält einige Minuten nach der Manipulation tastbar an. Deshalb sollte der Patient nach einer Manipulation noch einige Zeit ruhen.

Wegen dieser Reflexwirkungen kann eine Manipulation muskuläre Spannungen und Schmerzpunkte auch dann beeinflussen, wenn deren Ursache nicht im Bewegungssystem liegt. Das ist bei einer nicht erkannten inneren Erkrankung möglicherweise sehr nachteilig. Als intensive Reflextherapie kann eine Manipulation akute Erkrankungen innerer Organe gefährlich verschlechtern (Appendizitis, Herzinfarkt). Wegen des starken mechanischen und reflektorischen Reizes, den eine Manipulation darstellt, ist sie an eine Reihe *Voraussetzungen* gebunden. Sie müssen vorher abgeklärt sein:

– Die Blockierung ist nur geringen Grades [13].
– Die Vorspannung am Segment ist völlig schmerzfrei erreichbar, es besteht keinerlei Abwehr [7].
– Es bestehen keinerlei Hinweise auf eine pathomorphologische Krankheit.
– Es bestehen daher auch keine Hinweise auf eine Stabilitätsminderung des betroffenen Wirbelsäulenabschnittes (z. B. bei Destruktionen, Spondylitiden, lokaler Hypermobilität, manchen Fehlbildungen).
– Es ist in den vergangenen 2 Wochen an dieser Wirbelsäulenregion keine Manipulation vorausgegangen [2, 7].
– Es besteht keine akute Krankheit an einem inneren Organ.

Aus diesen Gründen muß die Manipulation der spezialisierten ärztlichen Sprechstunde vorbehalten bleiben. Sie ist keine Behandlungsform der krankengymnastischen Betreuung und wird deshalb im folgenden methodischen Teil nicht im Detail dargestellt.

Literatur

[1] *Gaymans F (1980) Die Bedeutung der Atemtypen für die Mobilisation der Wirbelsäule.* Manuel Med 18:96-101
[2] *Gutmann G (1983) Verletzungen der Arteria vertebralis durch manuelle Therapie.* Manuel Med 21:2-14
[3] *Kimberly PE (1980) Bewegung – Bewegungseinschränkung und Anschlag. Manuel Med 18:53-56*
[4] *Lewit K (1980) Manuelle Therapie und andere Reflextherapieverfahren – begriffliche Abgrenzungen, fachliche Beziehungen. In: Metz E-G, Badtke G (Hrsg) Manuelle Therapie. Tagungsbericht der gemeinsamen Arbeitstagung der Sektion Manuelle Therapie in der Gesellschaft für Physiotherapie der DDR mit dem Wissenschaftsbereich Sportmedizin der Pädagogischen Hochschule »Karl Liebknecht«, Potsdam, S 18–30*
[5] *Lewit K (1981) Muskelfazilitations- und Inhibitionstechniken in der Manuellen Medizin, Teil II und III: Postisometrische Muskelrelaxation. Manuel Med 19:12-23, 40-43*
[6] *Lewit K (1984) Mobilisation mit Hilfe muskulärer Fazilitation und Inhibation. In: Berger M, Gerstenbrand F, Lewit K (Hrsg) Schmerz und Bewegungssystem. Fischer, Stuttgart, S 203–213*
[7] *Lewit K (1984) Manuelle Medizin im Rahmen der medizinischen Rehabilitation, 4. Aufl. Barth, Leipzig, S 191–198*
[8] *Lewit K (1984) ebenda [7] S 265*
[9] *Lewit K, Gaymans F (1980) Muskelfazilitations- und Inhibitionstechniken in der Manuellen Medizin, Teil I: Mobilisation. Manuel Med 18:102 bis 110*

[10] Mitchell F jr, Moran PS, Bruzzo NA (1979) An evaluation of osteopathic muscle energy procedures. Pruzzo, Valley Park

[11] Sachse J, Berger M (1986) Mobilisationswirkung von Blickfolgebewegungen im Zervikomotogramm. Z Physiother 38:61 bis 68

[12] Stejskal L (1975) Five suggestions for manipulative treatment based upon a study of postural reflexes. In: Lewit K, Gutmann G (eds) Functional pathology of the motor system. Rehabilitacia 8 (suppl. 10/11). Obzor, Bratislava, p 171-176

[13] Stoddard A (1961) Lehrbuch der osteopathischen Technik an Wirbelsäule und Becken. Hippokrates, Stuttgart

[14] Zbojan L (1984) Zum Einsatz der Antigravitationsmethode in der Behandlung muskulärer Fehlsteuerungen und Enthesopathien bei Sportlern. In: Buchmann J, Badtke G, Sachse J (Hrsg) Manuelle Therapie. Bericht der 2. gemeinsamen Arbeitstagung der Sektion Manuelle Therapie in der Gesellschaft für Physiotherapie der DDR mit dem Wissenschaftsbereich Sportmedizin der Pädagogischen Hochschule »Karl Liebknecht«, Potsdam, S 73-85

5. bis 9. Methodischer Teil

Aus der Fülle der Untersuchungs- und Behandlungsverfahren, die die Normalisierung (schmerzhaft) eingeschränkter Gelenk- und Wirbelsäulenfunktionen anstreben, wird eine Auswahl vorgestellt. Die international gebräuchlichen Methoden vermittelten uns neben der Literatur [1–15] vor allem die unmittelbare praktische Lehrtätigkeit K. Lewits in Fortbildungstagungen und -kursen seit 1960. Sie sind die Basis der Darstellung und eigener Weiterentwicklung, die im Kreis der Ausbilder der DDR in den regelmäßigen Arbeitstagungen diskutiert und weitergegeben werden. Da wir Prioritätsfragen in technischen Details für unbegründet halten, werden bei den Technikbeschreibungen keine Namen genannt. Vorteilhafte Behandlungsmethoden setzen sich im allgemeinen anonym durch.

Maßstab für die *Auswahl* waren die eigenen Erfahrungen der Autoren mit den vorgestellten Untersuchungs- und Behandlungsverfahren in ihrer fachärztlichen Sprechstunde, in den ihnen zugeordneten Krankengymnastikabteilungen und in ihrer Verantwortung für die inhaltliche Gestaltung der Lehrprogramme für Ärzte und Physiotherapeuten in der DDR auf diesem Gebiet. Kriterien für die Auswahl waren einerseits die Wirksamkeit der Methoden für die völlige Normalisierung der Gelenkfunktionsstörung und andererseits die schonend weiche, nach Möglichkeit aktive Bewegungsdurchführung. Die Behandlungstechniken mußten auch für die krankengymnastische Betreuung geeignet sein. Die orientierenden und gezielten Untersuchungsverfahren wählten wir nach dem Bedarf der Arztsprechstunde aus, wobei die krankengymnastische Befunderhebung eingeschlossen ist.

Untersuchungs- und Behandlungstechniken mit Seitenbezug (Neigung, Rotation) werden für die rechte Seite dargestellt. Dadurch konnten Seitenbezüge der Behandlerstellung und seiner Hände auf »rechts« und »links« vereinfacht werden. Für die Gegenrichtung ergibt sich dann Seitentausch.

Übersichtsliteratur zu Untersuchungs- und Behandlungsmethoden bei schmerzhaften Funktionsstörungen der Wirbelsäule

[1] Bailey H (1982) Chirurgische Krankenuntersuchung, 7. Aufl. Barth, Leipzig
[2] Bourdillon JF (1982) Spinal Manipulation, 3rd edn. Heinemann Medical Books, London. Appleton-Century Crofts, New York
[3] Brügger A (1977) Die Erkrankungen des Bewegungsapparates und seines Nervensystems. Fischer, Stuttgart New York
[4] Cyriax J (1976) Textbook of Orthopaedic Medicine, 6th edn, vol l: Diagnosis Soft Tissue Lesions. Baillière Tindall, London

[5] Dvořak J, Dvořak V, Schneider W (*1984*) Manuelle Medizin 1984. Springer, Berlin Heidelberg New York Tokyo
[6] Frisch H (*1983*) Programmierte Untersuchung des Bewegungsapparates. Springer, Berlin, Heidelberg New York Tokyo
[7] Hoppenfeld St (*1983*) Klinische Untersuchung der Wirbelsäule und der Extremitäten, 2. Aufl. Volk und Gesundheit, Berlin
[8] Kaltenborn F (*1965/66*) Frigjø ring av Ryggraden (Sonderdruck aus »Fysiotherapeuten«, Heft 1–4)
[9] Lewit K (*1987*) Manuelle Medizin im Rahmen der Medizinischen Rehabilitation, 5. Aufl. Barth, Leipzig
[10] Lewit K (*1985*) Manipulative Therapy in Rehabilitation of the Motor System. Butterworthes, London Boston Durban Singapore Sydney Toronto Wellington
[11] Maigne R (*1970*) Wirbelsäulenbedingte Schmerzen und ihre Behandlungen durch Manipulation. Hippokrates, Stuttgart
[12] Mitchel F jr, Moran PS, Pruzzo NA (*1979*) An evaluation of osteopathic muscle energy procedures. Pruzzo, Valley Park
[13] Mumenthaler M, Schliack H (Hrsg) (*1965*) Läsionen peripherer Nerven. Thieme, Stuttgart
[14] Stoddard A (*1961*) Lehrbuch der osteopathischen Technik an Wirbelsäule und Becken. Hippokrates, Stuttgart
[15] Travell JG, Simons DG (*1983*) Myofascial Pain and Dysfunction. The Trigger Point Manual. Williams & Wilkins, Baltimore London

5. Übersichtsuntersuchung des Körperstammes

5.1. Vorbemerkungen zur funktionellen Anatomie

5.1.1. Funktionelle Anatomie der Wirbelsäule. Im Stamm bilden Brustwirbelsäule, Thorax, Lendenwirbelsäule und Becken einen äußerlich einheitlich wirkenden Körperabschnitt. Davon setzt sich die Halsregion als stark bewegliche Verbindung zwischen Körperstamm und Kopf deutlich ab.

Die einzelnen Wirbel der 3 beweglichen Wirbelsäulenabschnitte lassen sich nach ihrer Form deutlich unterscheiden (Bild 5-1). Damit hängen Besonderheiten ihrer Funktionen zusammen. Am unteren Ende sind Kreuzbein und Steißbein ohne aktive Beweglichkeit in das Becken eingepaßt. Die Brustwirbelsäule ist dagegen mit dem Thorax zu einer Bewegungseinheit verbunden. Funktion und Funktionsstörungen von Brust- und Lendenwirbelsäule lassen sich nur in Zusammenhang mit Thorax und Becken untersuchen, behandeln und verstehen.

Der Einzelwirbel besteht aus dem vorn liegenden Wirbelkörper und dem hinten liegenden Wirbelbogen mit seinen Fortsätzen. Die verbindenden Bogenwurzeln liegen rechts und links dorsal am Wirbelkörper. Die wichtigsten Fortsätze sind der Dornfortsatz, 2 Querfortsätze und je 2 obere und untere Gelenkfortsätze. Oberer und unterer Gelenkfortsatz einer Seite sind mehr oder weniger massiv miteinander verbunden. Am oberen Gelenkfortsatz liegt die Gelenkfläche nach dorsal, am unteren nach ventral. Die Stellung der Gelenkfortsätze und Gelenkspalte ist für den jeweiligen Abschnitt charakteristisch. Sie entspricht der spezifischen Bewegung des Abschnittes. Die Wirbelkörper zweier Nachbarwirbel werden durch die Polster der Bandscheibe miteinander verbunden und gleichzeitig auseinander gehalten. Die Wirbelbögen und Dornfortsätze sind durch Bandzüge miteinander verbunden. Zwischen dem oberen Gelenkfortsatz des unteren und dem dahinterliegenden unteren Gelenkfortsatz des oberen Partnerwirbels stellt das Wirbelgelenk auf jeder Seite die Verbindung her. Vor dem Gelenk und zwischen beiden Bogenwurzeln liegt unmittelbar hinter dem Wirbelkörper das Intervertebralforamen.

Die verbindenden Strukturen zweier Nachbarwirbel insgesamt werden nach Junghanns (s. Kap. 2.6. [17]) als Bewegungssegment (Bild 5-2) bezeichnet.

Die Wirbelsäule ist die zentrale Stütz- und Bewegungsachse des Rumpfes. Sie hat 3 Aufgaben: Tragen, Bewegen, Schutz des Rückenmarkes.

Tragen: Die Tragefunktion wird von der Wirbelkörperreihe wahrgenommen. Der Wirbelkörper gibt die Last über die Bandscheibe auf den nächsttieferen und schließlich auf das Sakrum weiter. Das Sakrum überträgt sie über die Sakroiliakalgelenke auf die Hüftbeine und damit auf das Hüftgelenk. Eine *Sonderstellung* nehmen die ersten beiden Bewegungssegmente ein: Sie haben keine Bandscheiben. Die Lastübertragung erfolgt hier durch je ein Gelenkpaar. Ein Teil der Körperlast wird auf einem anderen Weg auf das Becken über-

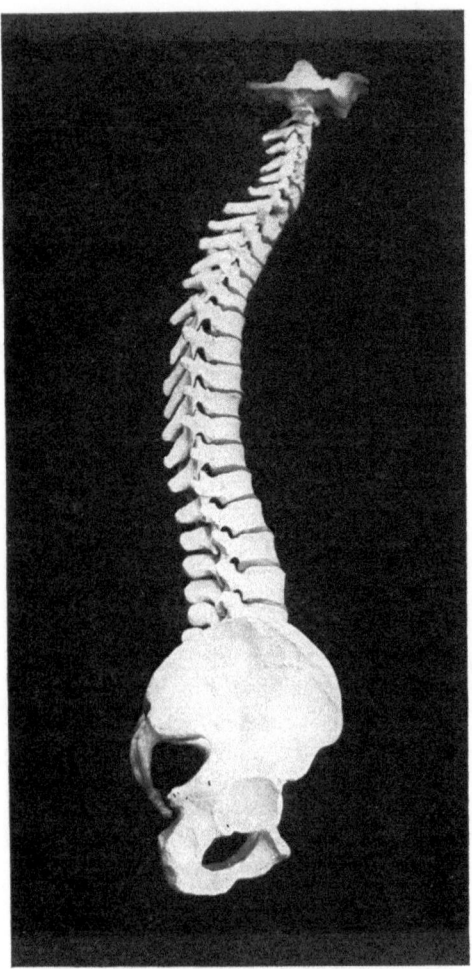
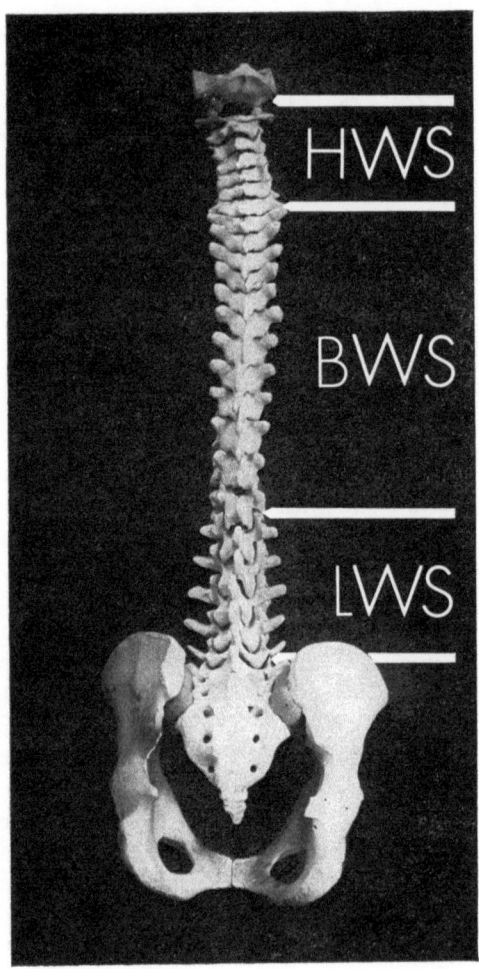

Bild 5-1 Die Wirbelsäule ohne Brustkorb (Modell des Deutschen Hygienemuseums Dresden). Ansicht von der Seite (links) und von hinten (rechts)

tragen: Bei normal funktionierender Bauchmuskulatur ruht der Thorax mit der Zwerchfellkuppel auf dem nicht komprimierbaren Inhalt der Bauchhöhle, der auf den Beckenschaufeln liegt. Diese Lastübertragung umgeht die Wirbelsäule und das Sakroiliakalgelenk und entlastet sie dadurch [11]. Der Anteil dieser Tragefunktion wird durch Ausnutzung der Bauchpresse größer. Deshalb bedeutet gut funktionierende Bauchmuskulatur Schutz für die Wirbelsäule.

Bewegen: Bewegungs- und Tragefunktion verhalten sich in bestimmten Grenzen gegensätzlich. Die Höhe der Bandscheiben ist ein Maß für die Beweglichkeit des Wirbelsäulen*abschnittes*. Sie wird zur Höhe der Wirbelkörper in Beziehung gesetzt [11]: Das Verhältnis Bandscheibenhöhe zu Wirbelkörperhöhe beträgt in der

Lendenwirbelsäule	1:3
Brustwirbelsäule	1:5
Halswirbelsäule	1:2,5

Am Einzelsegment ist aus der Höhe der Bandscheibe auf das *allgemeine* Bewegungsvermögen zu schließen. Im Vergleich zu den Nachbarsegmenten gibt sie einen

Vorbemerkungen zur funktionellen Anatomie 37

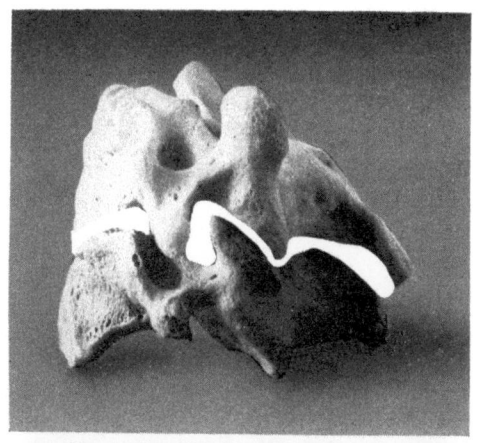

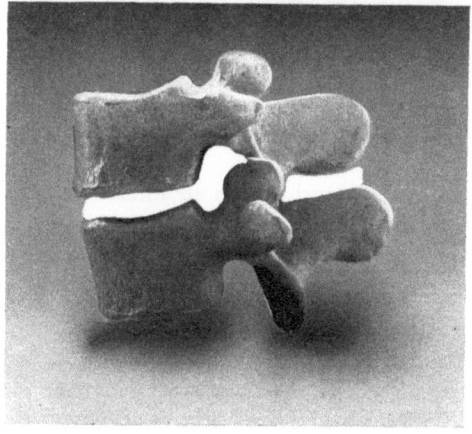

Bild 5-2 *Das Bewegungssegment (Junghanns) besteht aus den weichen Geweben, die 2 Nachbarwirbel miteinander verbinden: Bänder, Bandscheibe, Gelenke, Foramen intervertebrale*
oben = *zervikales und unten = lumbales Bewegungssegment von der Seite betrachtet und, soweit sichtbar, weiß hervorgehoben*

Anhalt für die relative Beweglichkeit des Segmentes.
Die Gelenke schienen die Bewegungen. Sie begünstigen bestimmte Richtungen und begrenzen andere. Je steiler die Gelenke stehen, um so weniger Schwerkräfte treten an der Bandscheibe bei Vor- und Rückbeuge auf. Die Besonderheiten der Gelenkstellung in den einzelnen Abschnitten wird am Anfang der jeweiligen Kapitel besprochen.
Die Muskulatur, vor allem die Gruppe der Rückenstrecker, hat ihre Ansätze an den Bögen und Fortsätzen, die dabei wie Hebel wirken. Die Knochenstrukturen sind dementsprechend biegungsfest konstruiert. Sie bilden auch in dieser Beziehung einen deutlichen Gegensatz zu den spongiösen Wirbelkörpern, die vor allem flächigen Druckkräften ausgesetzt sind.

Schutz des Rückenmarkes und seiner Wurzeln: Als zentrale Bewegungsachse macht die Wirbelsäule bei allen Rumpfbewegungen die kleinsten Ausschläge. Sie ist deshalb zur Aufbewahrung des Rückenmarkes im Spinalkanal vorzüglich geeignet. Der Spinalkanal liegt unmittelbar hinter den Wirbelkörpern und ist dorsal durch die knöchernen Spangen der Wirbelbögen und die dazwischenliegenden Bänder geschützt. Paarweise treten die Spinalwurzeln zwischen den Bogenwurzeln aus. Die räumlichen Beziehungen machen es verständlich, warum Wirbelsäule und Spinalwurzeln (bzw. Rückenmark) sich gegenseitig pathogenetisch beeinflussen können. Der Bandscheibenprolaps in den Spinalkanal hinein und die Bildungsanomalie des engen Wirbelkanals sind Beispiele dafür.

5.1.2. *Funktionelle Anatomie des Beckens.*
Die 3 Knochen des Beckenringes, das Kreuzbein (Os sacrum) und die beiden Hüftbeine (Os coxae) sind miteinander federnd beweglich verbunden durch die Symphyse und 2 Sakroiliakalgelenke (Bild 5-3).
Das *Hüftbein* entsteht durch Verschmelzung von 3 Knochen: Os ilium, Os ischii, Os pubis. Das Os ilium bildet die *Beckenschaufel* und trägt die Gelenkfläche des Sakroiliakalgelenkes. Der *Sitzbeinhöcker* des Os ischii ist von dorsal durch die Gesäßmuskulatur tastbar. Das Os pubis liegt vorn und verbindet sich mit dem gegenseitigen Os pubis in der *Symphyse*. Diese besteht aus mehreren Knorpelschichten, die in der Mitte einen Spalt ent-

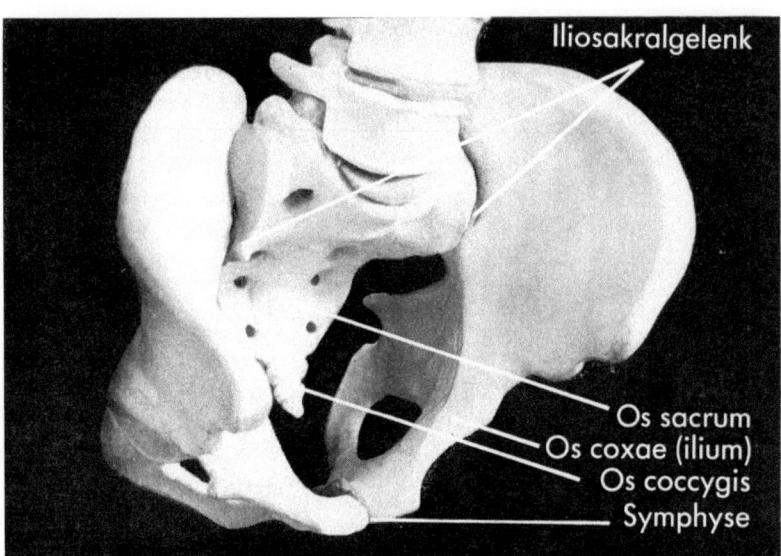

Bild 5-3 Die 3 Knochen des Beckenringes, das Kreuzbein und die beiden Hüftbeine, werden durch die Symphyse und die beiden Iliosakralgelenke (Sakroiliakalgelenke) miteinander federnd beweglich verbunden

halten. Die Symphyse erlaubt nur kleine Wackel- und Verschiebebewegungen. Bei sehr lockerer Beweglichkeit des Beckenringes ist eine Stufe am oberen Symphysenrand tastbar, wenn der Patient auf einem Bein steht. Die Symphysenbewegungen werden in der Schwangerschaft physiologisch lockerer. Eine reversible Bewegungseinschränkung der Symphyse ist nicht bekannt, sie ist kein Synovialgelenk.

Das *Kreuzbein* liegt in Verlängerung der Wirbelsäule dorsal im Beckenring zwischen die beiden Hüftbeine eingefügt. Es besteht aus 5, beim langen Becken (Assimilationsbecken [5]) aus 6 knöchern miteinander verschmolzenen Wirbelspangen. Ventral und dorsal liegen 4 Intervertebralforamenpaare, beim Assimilationsbecken 5. Die Dornfortsätze sind zu einer dorsal wellig tastbaren Leiste (Crista sacralis mediana) verbunden. Sie dient einem Teil der Rückenstrecker als Ursprung. Die seitliche Knochenmasse (Pars lateralis) trägt seitlich in der Höhe des 1.–3. Sakralwirbels die Gelenkfläche für das Sakroiliakalgelenk dieser Seite. Die Gelenkfläche ist schmal-länglich kraniokaudal verlaufend und biegt im oberen Ende ein kurzes Stück nach dorsal um. An der Medialfläche des Os ilium liegt die spiegelbildlich geformte Partnerfläche des Gelenkes. Die Gelenkspalte beider Seiten konvergieren nach dorsal und kaudal. Beim hohen Assimilationsbecken können sie sagittal stehen. Dann sind die Gelenkflächen besonders schmal.

In der Kindheit sind die Gelenkflächen glatt [4]. Mit zunehmendem Alter werden die Flächen immer höckeriger, wobei die Erhebungen jeweils in Vertiefungen der Gegenseite passen. Das ist beim männlichen Becken ausgeprägter [8].

Die Bewegungen zwischen Os sacrum und Os coxae werden als *Nutation* (Bild 5-4) und Gegennutation des Os sacrum beschrieben [11]. Diese Bewegungen verlaufen scheinbar um eine frontale (quere) Achse im Gelenkbereich. Bei Belastung des Kreuzbeines von der Wirbelsäule her sinkt die kranial liegende Sakrumbasis (S1) nach vorn abwärts, und die Sakrumspitze hebt sich nach dorsal (Nutation). Durch die Schrägstellung der Gelenke, nach dorsal konvergierend, erzwingt die Nutationsbewegung des Sakrums eine Einwärtsbewegung der Ilia und eine Auswärtsbewegung der Sitzbeinknorren [21]. Bei einbeinigem Stand nutiert das Sakrum nur gegen das standbeinseitige Hüftbein. Dabei entsteht neben der Hüftbeindrehung

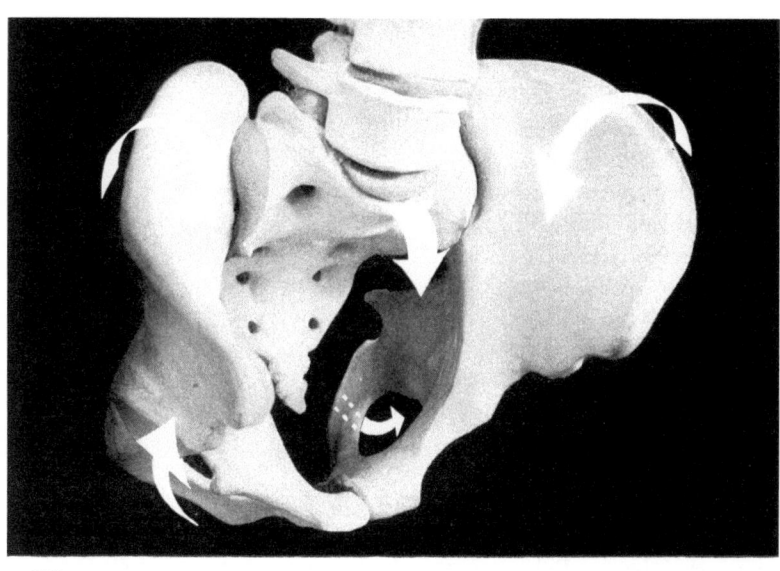

Bild 5-4 Im Stehen lastet die LWS auf der Basis des Kreuzbeines. Das kippt nach vorn, die Spitze hebt sich. Durch die Schrägstellung der ISG nähern sich die Iliumschaufeln vorn, und hinten werden die Sitzbeinhöcker auseinandergespreizt

auch eine Verschiebestufe in der Symphyse. Die Nutationsbewegung entsteht ebenfalls bei maximaler Hüftbeugung. Die Gegenbewegung kommt durch Hyperextension der Hüfte zustande.

Alle diese Bewegungen sind sehr klein und verändern den anteroposterioren Durchmesser des Beckeneinganges und Beckenausganges nur um 3–17 mm [11]. Die Sakroiliakalgelenke haben keine spezifische Muskulatur und keine Funktionsbewegungen. Die aktuelle Stellungsbeziehung der 3 Knochen des Beckenringes hängt von den äußeren Kräften und der Spannung aller über das Gelenk hinwegziehenden Muskeln ab. Die Bewegungen werden durch die Bandmassen zwischen Kreuzbein und Hüftbein gebremst: Dorsal liegen das sakrotuberale, das sakrospinale und das dorsale sakroiliakale Band und ventral die ventralen sakroiliakalen Bänder. Die Nutationsrichtung wird durch die kräftigeren Bandzüge gebremst. Dadurch bleibt die äußerlich nicht sichtbare federnde Bewegung übrig, die gerade beschrieben wurde.

In der *Funktionspathologie des Beckens* unterscheiden wir 2 prinzipiell verschiedenartige Störungen, die aber miteinander kombiniert sein können: die Blockierung und die Verwringung [14].

Die reversible Funktionsstörung des Sakroiliakalgelenkes *(Blockierung)* wird durch Federungsproben in verschiedenen Richtungen geprüft: Gegennutationsrichtung (Kreuzgriff), dorsale Öffnung des Gelenkes durch Innenrotationsfederung des Hüftbeines (in Rückenlage oder Seitlage), Nutationsrichtung vor allem zur Prüfung des oberen Teilgelenkes (Bauchlage, Seitlage). Weil die Palpation von Federungsbewegungen besonders leicht Täuschungsmöglichkeiten unterliegt, ist die Ruhighaltung des Beckens während der passiven Federung eines Partners (Sakrum oder Ilium) besonders wichtig. Die Palpation aktiver Bewegungen (z. B. Spine-Test) birgt dagegen viele Unsicherheiten, weshalb wir sie nicht empfehlen können.

Die andere Beckenstörung *(Verwringung)* gibt sich an einer Asymmetrie (Verstellung) der korrespondierenden Beckenpunkte mit asymmetrischer Beinstellung und asymmetrischen Spannungsphänomenen zu erkennen und wird oft als Beckenstörung schlechthin beschrieben mit daraus resultierender Positionskorrektur [1, 10, 15, 16, 18]. Cramer hat die Verhältnisse der veränderten Beckenposition wohl am zutreffendsten beschrieben [2]. Wir sprechen mit ihm von *Beckenverwringung*. Äußerlich erkennbar besteht eine Diskrepanz der Beckenpunkte. Der hintere Darmbeinstachel steht auf einer Seite (meistens links) tiefer als der andere. Auf dieser hinten tieferen Seite steht der vordere Darmbeinstachel höher als der gegenseitige. Es sieht demnach so aus, als ob eine Beckenhälfte nach vorn, die andere nach hinten verdreht, verwrungen sei. Cramer erklärt diesen Zustand als Nutationsstellung, die einseitig besteht und dadurch die Asymmetrie hervorruft. Die asymmetrische Beckenstellung, d. h. die asymmetrische Muskelspannung, die das Becken in dieser Stellung hält, ändert auch die Beinstellung mit scheinbarer Beinlängendifferenz und unterschiedlich starker Außenrotation. Ein typisches Spannungszeichen ist das *Vorlaufphänomen* der tiefer stehenden hinteren Spina: In voller Vorbeuge steht sie zuerst kurze Zeit höher als die gegenseitige und gleicht sich dann wieder der ursprünglichen Stellung an [13, 17]. Beckenverwringungen finden wir vor allem bei Kindern und sehr mobilen Erwachsenen. Bei Bestehen einer Beckenverwringung kann gleichzeitig ein Sakroilialgelenk blockiert sein. Meistens sind die Gelenke aber beweglich. Die verursachende Funktionsstörung findet sich am häufigsten in den Kopfgelenken, im Lumbosakralsegment oder thorakolumbal. Die Behandlung dieser Störungen beseitigt dann die asymmetrische Beckenmuskelspannung und damit die Verwringung.

5.1.3. Funktionelle Anatomie der Lendenwirbelsäule (s. Bild 5-2 und 5-5).

Die Lendenwirbelsäule hat von allen Abschnitten die größten Wirbelkörper und die absolut höchsten Bandscheiben. Die genau nach dorsal gerichteten Dornfortsätze sind hoch und schmal. Bei Lordose und Rückbeuge können sie miteinander in Kontakt kommen.

Die *Gelenkfortsätze* bilden im Laufe der

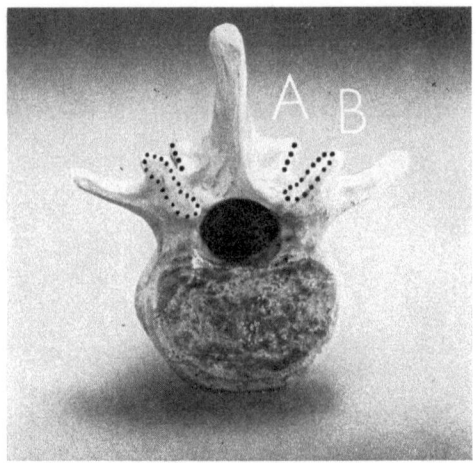

Bild 5-5 Lendenwirbel in der Ansicht von oben. Vorn liegt der große Wirbelkörper, hinten der Bogen mit seinen Fortsätzen. Beide, durch die 2 Bogenwurzeln miteinander verbunden, umschließen den Wirbelkanal. Mittelständig liegt hinten der kräftige Dornfortsatz, genau seitlich stehen die Querfortsätze. Zwischen beiden liegen mehr medial der untere Gelenkfortsatz und mehr seitlich und vorn oberhalb der obere Gelenkfortsatz. Am oberen Gelenkfortsatz sind die Gelenkfacetten erkennbar (A), am unteren nur der Rand (B)

postpartalen Entwicklung die stärksten Abweichungen von der fetalen Form heraus. Die Variationsbreite der endgültigen Form ist sehr groß. Die Gelenkfacetten sind nicht plan, sondern gekrümmt. Die Gelenkspalte bilden einen nach dorsal offenen Bogen (Bild 5-5). In den oberen 4 Lendensegmenten findet sich in der Regel ein mehr oder weniger deutlicher sagittaler Anteil am lateralen Rand des Gelenkspaltes. Die Gelenkspalte beider Seiten konvergieren leicht nach kaudal.

Die *Lendenwirbelkörper* und *Bandscheiben* haben die größten Lasten zu tragen. Trotzdem ist der Lendenabschnitt sehr beweglich. Im Erwachsenenalter ist L4/5 nach den Ergebnissen der meisten Untersucher das Segment mit den größten Bewegungsausschlägen für Ante- plus Retroflexion [3, 6, 19, 20]. Im Kindesalter und selten bei Erwachsenen (hohes Assimilationsbecken) ist das letzte Bewegungssegment das beweglichste [4, 7, 19]. Bei klinischer Untersuchung der Rückbeuge liegt allerdings im Normalfall die tiefste Querfalte über L5/S1.

Während der *Rückbeuge* pressen sich die Gelenkfacetten ineinander, die Dorne können sich gegeneinanderdrücken und dadurch die Bewegung beenden.

Bei *Vorbeuge* gleiten die Gelenkfacetten auseinander, die Bewegung wird durch Muskel- und Bandspannung beendet.

Während der *Seitneige* schieben sich die Facetten der Neigungsseite ineinander. Auf der Gegenseite werden sie auseinandergezogen und dabei um den Neigungswinkel gekantet, aber nur gering rotiert.

Die *Gesamtrotation* der Lendenwirbelsäule ist so gering (5–15° [6, 11]), daß eine Funktionsbewegung der Rotation nicht besteht. Durch den nach dorsal konkav gekrümmten Verlauf der Gelenkspalte liegt die Rotationsachse dorsal von den Gelenken, weit von der Bandscheibe entfernt. Jede Rotationsspannung führt daher zu einer seitlichen Scherwirkung auf die Bandscheiben. Das bremst die Bewegung. Bei segmentaler Untersuchung (Seitlage) läßt sich in der Rotationsrichtung nur eine Federung erkennen. Sie wird zur Behandlung genutzt und kann auch diagnostische Informationen geben. Dieses Rotationsfedern ist in Kyphose weicher (größer) als in Lordose.

Bei Seitneige läßt sich röntgenologisch eine von der Haltung abhängige Rotation als *Synkinese* erkennen:

In *Lordose* der LWS weichen die Wirbelkörper stärker in die Neigung aus, als die Kette der Gelenke. Der Einzelwirbel dreht sich in die Gegenrichtung der Neigung um einen geringen Betrag. Bei Skoliosen entspricht das der Skolioserichtung.

In *Kyphose* weichen die Bögen und Gelenke stärker in die Neigung aus als die Wirbelkörper. Die einzelnen Wirbel kommen in eine leichte Drehstellung in Richtung der Neigung. Das ist bei Ischiaszwangshaltung mit starker Kyphose zu sehen. Zwischen diesen beiden gegensätzlichen Verhaltensweisen liegt in einer mehr oder weniger aufgerichteten *Neutralhaltung* ein Bereich, in dem keine Drehstellung während der Neigung erkennbar wird.

Aus diesen Gründen muß zur Verriegelung der Lendenwirbelsäule, d. h. für die Einstellung, die die Ausweichbewegungen verhindern soll, in Lordose anders als in Kyphose (entgegengesetzt) geneigt werden. In Neutralstellung reicht die reine Rotationseinstellung ohne Neigung für diesen Zweck.

Die Rotationssynkinese ist wahrscheinlich dafür verantwortlich, daß bei *Seitneigeprüfung* im Stehen, also bei patiententypischer Lordose, eine Ausweichrotation des Beckens in die Gegenrichtung erkennbar wird. Je beweglicher der Patient und je deutlicher die Lordose ist, um so deutlicher ist die Beckensynkinese. Bei aufgerichteter LWS fehlt sie.

5.2. Inspektion im Stehen

Bei jeder Erstvorstellung und jeder Neuerkrankung sollte sich der Behandler eine orientierende Übersicht über das ganze Bewegungssystem durch sorgfältige Betrachtung des Patienten verschaffen und die Beobachtungen dokumentieren. Es ist vorteilhaft, sich eine immer gleiche Reihenfolge des Vorgehens anzugewöhnen. Der stehende Patient wird von hinten, von vorn und von der Seite betrachtet.

5.2.1. *Rückenansicht.* In Rückenansicht (Bild 5-6) wird die symmetrische Ordnung der Körperabschnitte zur *Schwerelinie des Kopfes und zur Basis* geprüft: Fällt das Lot von der Hinterkopfmitte in die Mitte zwischen die Füße (Kopflot gleich Basislot)? Läuft es durch die Mitte zwischen den Schultern und durch die Analfalte? Abweichen der Schwerlinie von der Basis

42 Übersichtsuntersuchung des Körperstammes

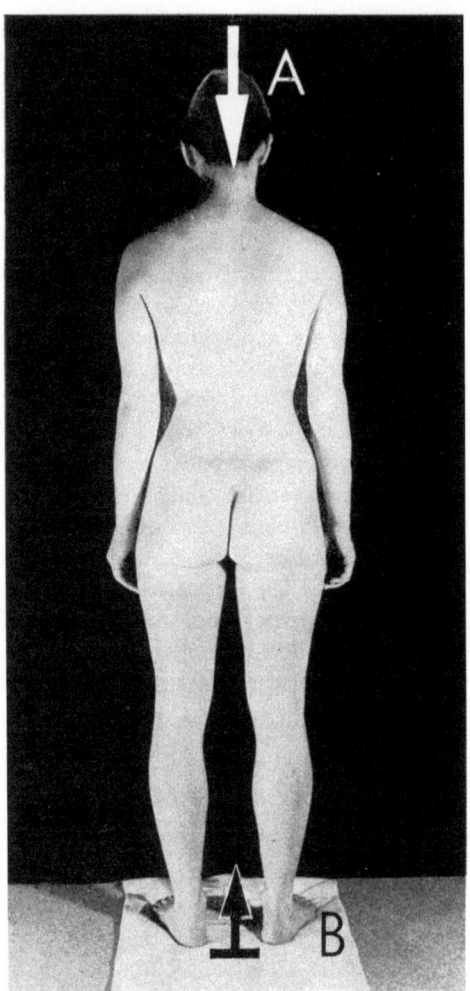

Bild 5-6 Inspektion des stehenden Patienten von hinten. Der Betrachter vergleicht an Schultern und Rumpf die Symmetrie des Oberflächenreliefs und den Abstand korrespondierender Körperpunkte zum Kopflot (A) und zur Basisschwerelinie (B), s. Text Kap. 5.2.1. und 5.2.3.

zu einer Seite ist Ausdruck der Mehrbelastung dieses Beines. Zur Kontrolle kann die Untersuchung auf 2 Waagen (Bild 5-7) dienen. Seitendifferenzen sind ein Hinweis auf mögliche Störungen der Kopfgelenkregion oder des lumbopelvinen Bereiches und fordern genaue Untersuchung.
Bestehen Abweichungen des Beckens oder der Schultern von der Schwerelinie, sollte die Überprüfung auf Skoliose und Schiefebenen folgen.
Isolierte Kopfschiefhaltungen oder Abweichungen des Beckens gegenüber der Basis zur einen und des Oberkörpers zur anderen Seite lassen an (durch Schmerz erzwungene) Zwangshaltungen denken. Sie fordern immer sorgfältige Diagnostik. Mit reinen Funktionsstörungen ist dabei nicht zu rechnen.

5.2.2. *Seitenansicht.* Die Betrachtung der *Lotverhältnisse von der Seite* (Bild 5-8) gibt vor allem Hinweise auf ausgewogene oder gestörte Aktivität der Muskulatur. Der äußere Gehörgang läßt sich als Kopfschwerpunktmarkierung benutzen. Das von dort gefällte Lot trifft bei ausgeglichener Muskelaktivität etwa auf das Os naviculare als Basis [9, 12]. Kopf- und Basislot fallen dann zusammen.
Abweichungen des Kopflotes nach vorn oder hinten hängen mit der Pathologie der Hüft- und Iliosakralgelenke zusammen, aber auch mit Schmerzzuständen und der Mobilität der LWS.
Teilstatik der Abschnitte: Die Verhältnisse sind am sichersten in statischen *Röntgenbildern* ablesbar. Viele Informationen können auch durch Beobachtung gewonnen werden: Die Schwerelinie vom äußeren Gehörgang verläuft durch den Wirbelkörper C7. Als Entsprechung dient dem Untersucher der hintere Ursprung des M. sternocleidomastoideus am Schlüsselbein zur Orientierung.
Die typische Störung der HWS-Statik ist die Kopfvorhaltung durch inaktive tiefe Halsbeuger und überlastete Nackenstrecker. Folge ist die Hyperlordose des zervikokranialen Übergangs mit Wirbelsäulenfunktionsstörungen. Es handelt sich um eine motorische Stereotypstörung.
Die Kopfschwerelinie verläuft weiter durch den Wirbel L5 und den Hinterrand des Hüftgelenkes. Dem entspricht orientierend die Trochanterspitze beim Blick von der Seite.

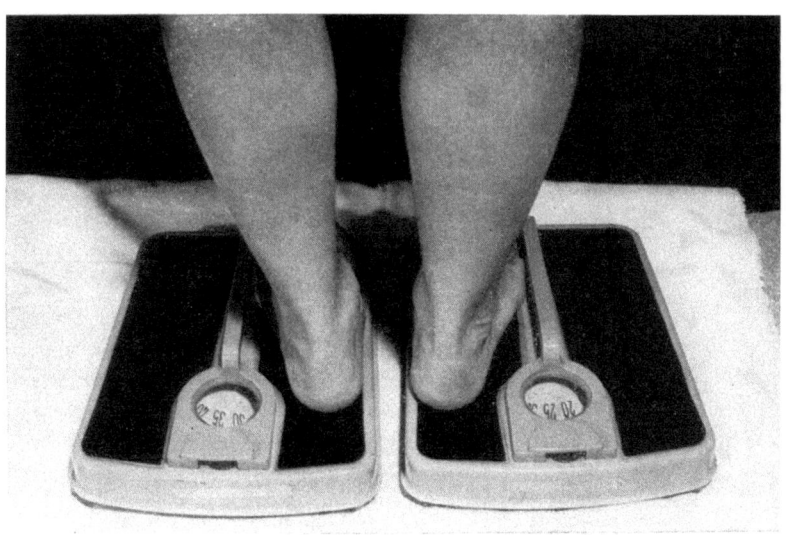

Bild 5-7
Untersuchung im Stehen auf 2 Federwaagen. Die Gewichtsverteilung zeigt die Fähigkeit des Patienten, die Belastungssymmetrie der Füße richtig abzuschätzen

Wenn der Trochanter deutlich vor der Kopf-Basis-Schwerelinie liegt, spricht Lewit [12, 13] von Beckenanteposition. Dieser Befund beruht auf einer Muskelstereotypstörung mit inaktiver Bauchmuskulatur. Er ist mit verlängerter und oft verstärkter Lumballordose verbunden. Röntgenologisch liegt der Wirbel Th12 normalerweise um eine Wirbelkörpertiefe nach hinten versetzt über L5, bei Beckenanteposition oft noch deutlich mehr. Bei Betrachtung des Patienten von der Seite ist die Dornfortsatzreihe nicht erkennbar. Von schräg hinten ist jedoch ein orientierendes Abschätzen dieser Verhältnisse möglich.

Die Aufmerksamkeit des Betrachters wird geweckt, wenn Th12 weiter vorn als erwartet gehalten wird (Körpervorhaltung). Das ist Hinweis auf eine schmerzbedingte Zwangshaltung mit Aufrichtung von LWS und Becken. Es handelt sich dabei um eine peripher reflektorisch erzwungene Haltung, deren Ursache (Prolaps?) durch sorgfältige Untersuchung geklärt werden muß.

5.2.3. Symmetrieverhältnisse.
Es folgt die Betrachtung der Symmetrieverhältnisse an den erkennbaren *Skelettpunkten* und der *Muskulatur*. Korrespondierende Punkte sollen auf einer Horizontalen und gleichweit von der Mitte entfernt liegen, das Oberflächenrelief soll gleiche Form und Größenverhältnisse zeigen.

Von hinten werden Fersen, Kniekehlen, Oberschenkelmuskulatur, Gesäßfalte und Gesäßform, Michaelis-Raute, lumbale Rückenstrecker, untere Rippen, Schultern und Schulterblätter, Nackenmuskulatur betrachtet.

Von vorn werden Füße, M. tibialis anterior, Kniescheibe, M. quadriceps, seitliche Hüftmuskulatur, Bauchmuskulatur und Nabel, unterer Brustkorbrand, M. pectoralis und Schultern, Schulter-Hals-Linie und M. sternocleidomastoideus vergleichend betrachtet.

Die Interpretationsmöglichkeiten der Befunde sind hier nicht im einzelnen darzustellen. Die meisten Symmetrie- und Lotabweichungen haben ihre Ursache in Störungen der motorischen Steuerung. Da diese auch für Wirbelsäulenfunktionsstörungen Bedeutung haben, sollten grobe Auffälligkeiten schon bei der Erstuntersuchung notiert und vor Abschluß der Behandlung darauf überprüft werden, ob sie

44 *Übersichtsuntersuchung des Körperstammes*

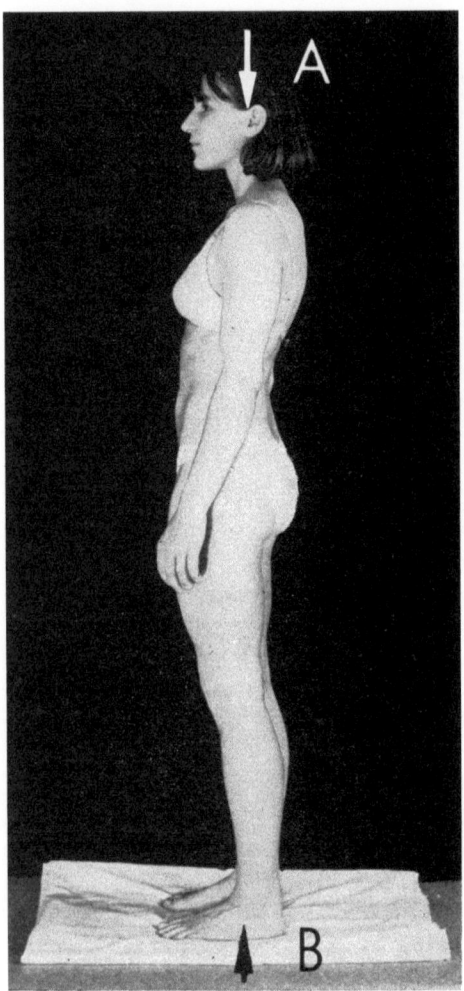

Bild 5-8 Inspektion des stehenden Patienten von der Seite. Dabei werden die Lotverhältnisse der Abschnitte beachtet
A = Kopflot, B = Basisschwerelinie

vom Nacken über die Schultern zum Oberarm und in einem zweiten Zug von der hinteren Achselfalte über das Schulterblatt (lateraler Rand) zur Flanke und zum Becken. Den *Tasteindruck* während des Darüberstreichens nimmt die flache Hand auf. Er wird durch wiederholte *Palpationen von Haut und Muskulatur* zwischen Daumen und Zeigefinger ergänzt. Die abgehobene Haut-Unterhaut-Falte wird untersucht, lokale Verdickungen und Spannungsvermehrungen der Haut, ihre verminderte Verschieblichkeit und Abhebbarkeit, vor allem bei asymmetrischem Verhalten, werden als Auffälligkeit registriert. Die damit verbundene Palpation der Muskulatur informiert über Verspannungen eines Muskels, einzelner Muskelstränge und über möglichen Palpationsschmerz.

Durch diese Übersichtspalpation, die je nach den Inspektionsbefunden beliebig erweitert werden kann, erhält der Behandler eine schnelle Übersicht über auffällig gestörte Körperregionen und über die allgemeine Reagibilität der nervalen Steuerung bei seinem Patienten, je nachdem, ob wenige lokale oder zahlreiche, sehr ausgeprägte und ausgedehnte Veränderungen im Gewebe der Körperdecke bei diesem ersten Hinfassen zu erkennen sind.

Konsequenzen nach sich ziehen. Auf einige Befunde wird in der weiteren Untersuchung der Wirbelsäule hinzuweisen sein.

5.3. Orientierende Untersuchung reflektorischer Zeichen

Bei entspannt stehendem Patienten tastet der Behandler beiderseits gleichzeitig ruhig und zügig streichend über die Haut

5.4. Palpation der Beckenpunktpaare

Diese Palpation vergleicht korrespondierende Punkte des Beckens mit der Horizontalen. Sie beurteilt dabei indirekt die innere anatomische Symmetrie des Beckens, selbst wenn es schief steht.

Die Palpation kann sich bei manchen Patienten schwierig und damit im Ergebnis unzuverlässig gestalten. Man sollte Fehlermöglichkeiten nicht unterschätzen und erst recht nicht die Schwierigkeiten der Befundinterpretation. Es ist sicher kein Zufall, daß die Diagnosegitter der einzelnen Schulen am Becken am wenigsten zur

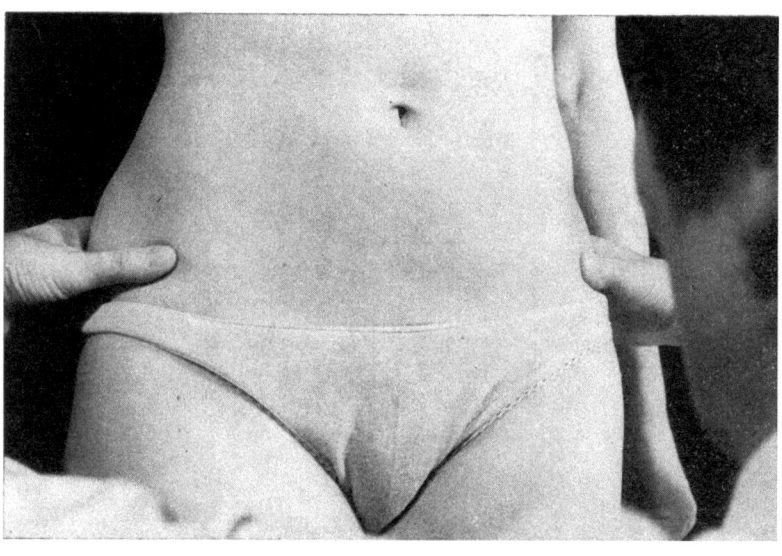

Bild 5-9 Palpation der Spina iliaca anterior superior. Die rechte Hand des Arztes palpiert die linke Spina (s. Kap. 5.4.2.)

Deckung zu bringen sind: Die komplizierte funktionelle Anatomie dieses Raumes ist sicher eine Ursache der Diskrepanzen und offenen Fragen.
Um über die anatomischen und statischen Verhältnisse Aufschluß zu erhalten, sollten *3 Punktpaare* verglichen werden:

– vordere Darmbeinstachel
 (Spinae il. ant. sup., s. Bild 5-9),
– Beckenkämme seitlich und (oder) hinten
 (s. Bild 5-10 und 5-11),
– hintere Darmbeinstachel
 (Spinae il. post. sup., s. Bild 5-12).

Notfalls erlaubt der Vergleich der vorderen Darmbeinstachel mit *einem* hinteren Punktepaar diagnostische Schlüsse.

5.4.1. Untersuchungsstellung. Bei der Untersuchung im Stehen müssen die Fersen genau unter den Hüftköpfen stehen. Das ist der Fall, wenn zwischen den Fersen etwa 15 cm freier Platz bleibt (Abstand der Hüftkopfmitten beim Erwachsenen um 18–25 cm). Stehen die Füße geschlossen, sinkt bei Seitenverschiebung des Beckens (Gewichtsverlagerung zu dieser Seite) die herausgeschobene Seite ab. Bei stärker gegrätschten Beinen steigt sie an.

Nur bei Stellung der Füße unter den Hüftgelenken verhalten sich die Beine mit dem Becken wie ein Parallelogramm, das horizontale Becken bleibt auch bei Standbeinwechsel horizontal.
Die Reihenfolge der Beckenpalpation ist beliebig.

5.4.2. Palpation der Spina iliaca anterior superior. Zur Palpation der *Spina iliaca anterior superior* hat der Untersucher die Augen in Beckenhöhe und legt die horizontal gehaltenen Daumen von unten an die Darmbeinstachel heran. Diese liegen am seitlichen Ende des Leistenbandes in der seitlich vorderen Beckenrundung. Die Daumen werden nicht in der Frontalebene gehalten, sondern von schräg seitlich vorn aufgelegt und an die laterale Begrenzung der Spina von unten herangeführt (Bild 5-9). Bei seitengleichem Kontaktgefühl wird mit der Horizontalen verglichen. Die Palpation der vorderen Spina ist selbst bei adipösen Patienten (unter der Fettschürze) meistens noch gut möglich.
Achtung: Der linke Daumen palpiert die rechte Spina,
 der rechte Daumen die linke!

Bild 5-10 Palpation des Beckenkammes seitlich (s. Kap. 5.4.3.)

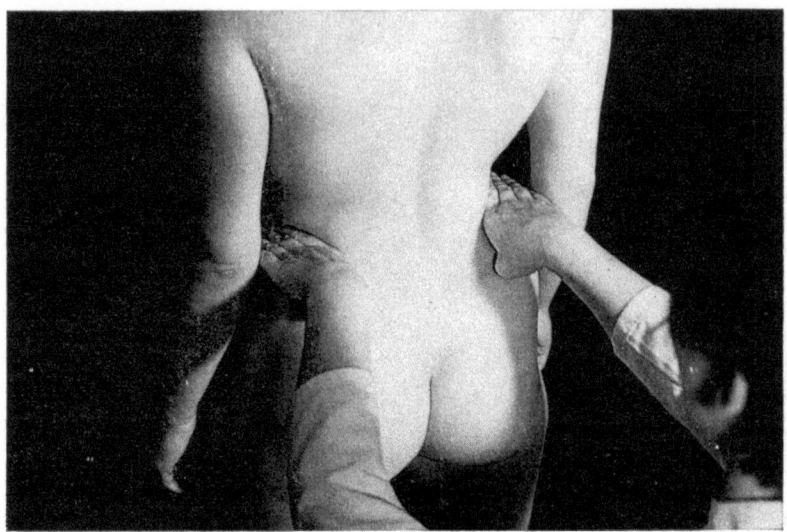

Bild 5-11 Palpation des dorsalen Beckenkammanteils. Die Hände des Arztes gleiten vom seitlichen Anteil nach dorsomedial (s. Kap. 5.4.3.)

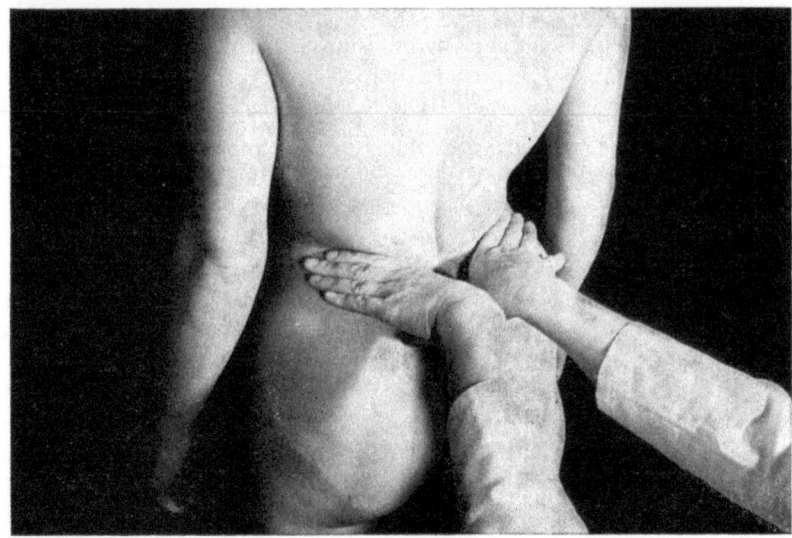

5.4.3. Palpation des Beckenkammes. Der *Beckenkamm* kann seitlich *palpiert* und nach hinten medial in seinem Verlauf verfolgt werden. Der Behandler hat die Augen in Beckenhöhe, hält die Hände horizontal und tastet mit der Radialkante und dem Zeigefinger von der Taille her auf die Beckenkämme. Er sucht korrespondierende Kontaktstellen und vergleicht mit der Horizontalen (Bild 5-10).
Diese Untersuchung birgt einige Täuschungsmöglichkeiten. Die Hände sollen beidseits in gleicher Höhe auf die Haut gesetzt werden, sie sollen von oben her auf den Beckenkamm gelangen und dann beidseits gleichen Druck ausüben. Bei Adipositas und Beckenasymmetrie können unterschiedlich dicke Hautfalten zwischen Hand und Beckenkamm liegen. Um Fehlurteile zu vermeiden, empfiehlt sich bei sichtbarer Asymmetrie der Taille eine *Kontrolle:*
Die Beckenkämme werden genau von der Seite her mit den Fingerspitzen palpiert, ihre obere Kante ist aufzusuchen und in dieser Höhe die Radialkante der Hand

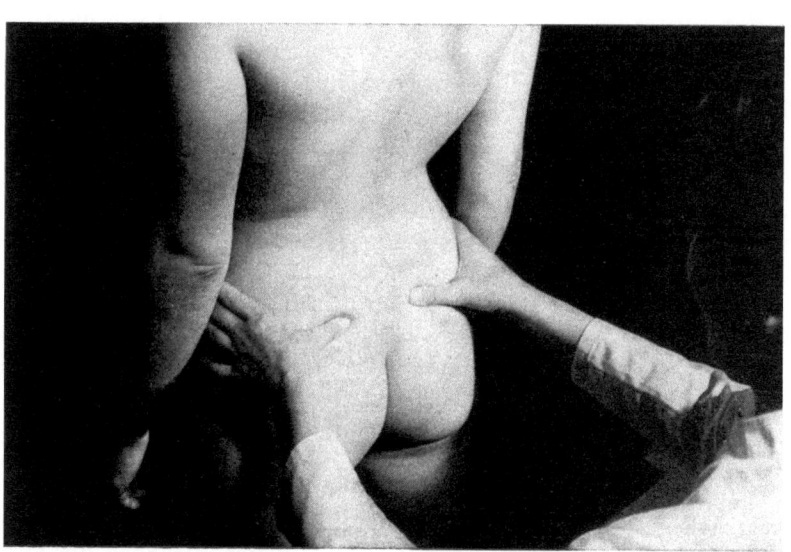

Bild 5-12 Palpation der *Spina iliaca posterior superior.* Die rechte Hand des Arztes palpiert die rechte Spina (s. Kap. 5.4.4.)

auf die Haut zu legen. Beide Zeigefinger werden dann von seitlich auf den Beckenkamm geschoben. Die Schwierigkeit ist hier, beidseits die gleiche Tiefe einzustellen.

Sind die Ergebnisse beider Verfahren gleich, dürfen sie als zuverlässig gelten, sind sie diskrepant, muß nach der Untersuchung der ganzen Wirbelsäule und Behandlung aller Funktionsstörungen die Palpation am Becken wiederholt werden. Weitere Prüfungen der Statik schließen sich dann an.

Nach Palpation der seitlichen Beckenkämme tasten die Fingerspitzen oder der Zeigefinger mit nur zartem Druck auf beiden Seiten gleichzeitig zur Mitte immer an der *dorsalen Kante des Darmbeinkammes* (Bild 5-11) entlang. Normalerweise laufen die Beckenkämme – und damit die tastenden Hände – zur Mitte aufeinander zu, ehe sie kaudalwärts umbiegen. In manchen Fällen wird eine Hand kranialwärts und eine kaudalwärts schräg geführt, so daß sie nicht aufeinander treffen. Dann können wir eine Asymmetrie der hinteren Darmbeinstachel erwarten. Dieser Befund ist Teil der funktionellen Asymmetrie des Beckens, die bildlich als *»Verwringung«* (s. Kap. 5.1.2.) bezeichnet wird und durch asymmetrische Muskelspannung zu entstehen scheint. Der tiefer verlaufende dorsale Beckenkamm korrespondiert mit einer gleichseitig tieferen Spina il. post. sup. und einer gleichseitig höher stehenden Spina il. ant. sup.

5.4.4. Palpation der Spina iliaca posterior superior. Die *Spina iliaca posterior superior* wird an ihrer gut akzentuierten unteren Kante palpiert (Bild 5-12). Die am stärksten prominente Stelle der Spina liegt weiter kranial und ist auf der Haut durch die seitlichen Grübchen der Michaelisschen Raute markiert. Dort ist die Palpation unsicher.

Der Behandler führt die Daumen von unten her an den Unterrand der Darmbeinstachel mit gleichem Druck heran und vergleicht mit der Horizontalen. Im Gegensatz zur vorderen Spina liegt unter der linken Hand die linke, unter der rechten die rechte hintere Spina. Vor allem bei Adipösen können die hinteren Spinae sehr schwierig oder gar nicht tastbar sein. Diese Schwierigkeit begegnet uns erneut bei Palpation unter Rumpfbewegungen.

5.5. Palpation der hinteren Darmbeinstachel bei Rumpfbewegungen

Der besondere Wert dieser Untersuchungen zeigt sich bei funktionellen Asymmetrien des Beckenringes (Verwringung) mit und ohne Funktionsstörung des Iliosakralgelenkes.

5.5.1. Vergleich des aufrechten Standes mit der vollen Vorbeuge.
Die hinteren Darmbeinstachel wurden bei seitengleich belasteten Füßen in aufrechtem Stand palpiert. Die Daumen haben sich von der Haut gelöst, die Hände bleiben am Becken. Der Patient beugt sich zügig in die volle Vorbeuge, und der Darmbeinstachel wird sofort wieder aufgesucht. Er liegt unter einer vorher weiter kaudal gelegenen Hautstelle.
Mögliche Ergebnisse:

Vorher horizontal liegende Darmbeinstachel bleiben symmetrisch zur Körperachse: *Normalverhalten*.

Der bei aufrechtem, symmetrisch belastetem Stand tiefer stehende hintere Darmbeinstachel steht sofort nach der Vorbeugung beim Blick von oben auf das Becken weiter kranial als der gegenseitige. Er ist unter Beachtung der Körpermitte kranialwärts »vorgelaufen«. Diese Stellung hält nur kurze Zeit an. Im Laufe von einigen Sekunden sinkt die Spina wieder ab. Das Becken zeigt dann in Vorbeuge wieder die gleichen Relationen der Beckenpunkte wie bei aufrechtem Stand. In diesem Fall sprechen wir von *echtem Vorlaufphänomen*. Es ist ein typisches Zeichen der Beckenverwringung als (muskulärem) Spannungsphänomen und kein Hinweis auf eine Iliosakralgelenkstörung. Es wird vor allem bei Kindern und jüngeren Erwachsenen beobachtet.
Wenn die Korrekturbewegung in Vorbeuge ausbleibt, handelt es sich nicht um dieses Phänomen. Dann wird das Anfangsverhalten bei Vorbeuge (s. Kap. 5.5.2.) und die Funktion des Iliosakralgelenkes geprüft.
Bei dem in Vorbeuge verharrenden Patienten wird mit den *Augen in Beckenhöhe* tangential über die dorsale Beckenkontur geschaut. Dabei kann eine Beckenseite mit dem Darmbeinstachel höher stehen. Die dorsale Beckenfläche zeigt den *Schiefstand*. Die höhere Seite war auch bei aufrechtem Stehen die Seite der höherstehenden Beckenpunkte.
Nur wenn alle Aussagen übereinstimmen und wenn an Wirbelsäule und Becken keine Funktionsstörungen (mehr) bestehen, kann aus diesen Befunden die Diagnose eines Beckenschiefstandes gestellt und die statische Untersuchung angeschlossen werden. Jede kleinste Unstimmigkeit fordert die Untersuchung der Wirbelsäule und vor allem der Iliosakralgelenke.

5.5.2. Verhalten der hinteren Darmbeinstachel am Anfang der Vorbeuge.
Nach der Palpation der hinteren Darmbeinstachel bei symmetrischem, aufrechtem Stand bleiben die Daumen an den Spinae, während sich der Patient langsam vorzubeugen beginnt. Die Palpation achtet darauf, ob beide Spinae gleichzeitig mit der Anteflexionsbewegung mitgehen oder ob eine Spina eher aufwärts wandert. Das frühere Mitlaufen kommt durch muskuläre Spannung zustande oder durch Blokkierung des Iliosakralgelenkes.

5.5.3. Spine-Test durch Standbeinwechsel.
Es ist immer wieder versucht worden, die Bewegungsvorgänge im Beckenring bei wechselnder Beinbelastung (Gehen) durch Palpation zu erfassen. Kleine Bewegungen kann man aber nur zuverlässig erkennen, wenn ein Gelenkpartner sicher fixiert ist und der andere sich im Vergleich damit bewegt. Diese Forderungen sind beim

Gehen auf der Stelle nicht gewährleistet. Selbst wenn der Patient nur das gleichseitige Knie nach vorn schiebt, ohne den Fuß vom Boden zu lösen, kippt das Becken zu dieser Seite. Auch die Abstandsmessung der dorsalen Spina zu einem Sakrumpunkt wird dadurch schwierig.
Bei einem unveränderten Abstand ist sie ein Hinweis auf iliosakrale Funktionsstörung.

5.6. Orientierende Inspektion der aktiven Rückbeuge im Stehen

Der Patient steht aufrecht, symmetrisch auf beiden Beinen. Er wird aufgefordert, sich aktiv langsam zurückzubeugen. Der Behandler sitzt oder steht hinter ihm und beobachtet:

– die Rückbeugebewegung als Ganzes in ihrem Ablauf (s. Kap. 5.6.1.),
– die Symmetrie der Bewegung (s. Kap. 5.6.2.),
– das Verhalten der Wirbelsäulenregionen (s. Kap. 5.6.3.),
– das Verhalten der Rückenstrecker (s. Kap. 5.6.4.).

5.6.1. Inspektion des Bewegungsablaufes.
Bei normaler zentraler Steuerung und Mitarbeitsbereitschaft beginnt die Bewegung mit der Retroflexion in Höhe L5 durch Nach-vorn-Schieben des Beckens (Bild 5-13). Sie setzt sich dann in die Retroflexion der übrigen LWS, BWS und HWS und in eine Kniebeugung fort (Bild 5-14). Schwindelpatienten müssen zur Vermeidung der Kopfrückbeuge aufgefordert werden.
Grobe Veränderungen oder *Einschränkungen der Gesamtbewegung* resultieren aus ausgedehnten Versteifungen der Wirbelsäule und aus stärkeren Schmerzen. Der schmerzerfahrene Patient wird die

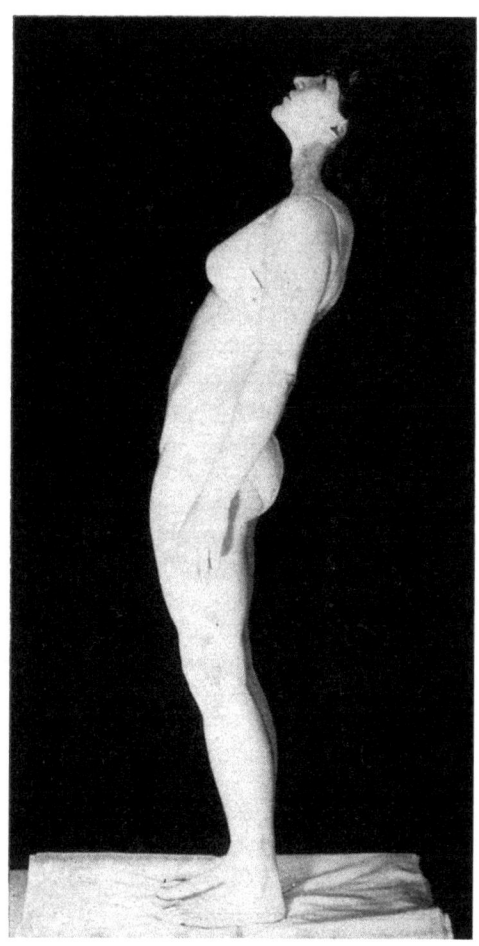

Bild 5-13 Inspektion der Rückbeugebewegung im Stehen am Beginn. Das Becken wird nach vorn gehoben. Zur besseren Darstellung wurde hier die Seitenansicht gewählt

Schmerzprovokation vermeiden und sich dementsprechend vorsichtig bewegen, manchmal nur eine Kopfrückbeuge ohne Gewichtsverlagerung riskieren. Der Schmerz kann durch die Retroflexionsstellung bedingt sein (interspinaler Kontaktschmerz) oder durch die Veränderung der Wirbelsäulenbelastung. Letzterer wird sich dann in Seitlage etwas anders verhalten. Die Rückbeuge kann aber auch durch Schmerzen auf der Ventralseite des Rumpfes behindert sein (schmerzhafte Narbe, Psoasspasmus).

Starke Einschränkung der Retroflexion ist Hinweis auf:
- Versteifung der Wirbelsäule,
- diskogene Schmerzsyndrome,
- ligamentäre Schmerzsyndrome,
- muskuläre Schmerzsyndrome.

5.6.2. Inspektion der Bewegungssymmetrie. Normalerweise bleibt die Wirbelsäule während der Retroflexionsbewegung in der Medianebene. Ein Ausweichen des Oberkörpers zu einer Seite weist auf die Rückbeugestörung eines Lumbalgelenkes auf der Gegenseite hin. Das gestörte Segment liegt an der Basis der Seitabweichung. Die Seitabweichung des Oberkörpers kann mit einer Beckendrehung zur gleichen Seite kombiniert sein.

Links-(Rechts-)Seitabweichung des Oberkörpers bei Retroflexion ist Hinweis auf:
- Rückbeugestörung rechts (links) lumbal.

5.6.3. Inspektion der einzelnen Regionen. Die einzelnen Regionen – lumbosakral – lumbal – untere BWS – werden während der Rückbeuge beobachtet.
In der Regel entsteht die tiefste Querfalte etwa in der Höhe der hinteren Darmbeinstachel als Ausdruck der segmentalen Rückbeuge bei L5/S1. Diese Falte ist normalerweise symmetrisch. In den höheren Lumbalsegmenten wird die Krümmung weniger tief, die Querfalten sind nicht so ausgeprägt. In der mittleren BWS kommt es nur noch zu einer Aufrichtung.
Konstitutionelle Hypermobilität drückt sich in stärkerer Rückbeuge aus.
Diese Verstärkung ist vor allem in der LWS erkennbar. Damit kombiniert oder seltener isoliert läßt sich eine lokale (segmentale) Verstärkung der Rückbeuge an der dort liegenden Querfalte erkennen. Das betrifft am häufigsten L5/S1, kommt aber auch thorakolumbal nicht selten vor. Diese Überbeweglichkeit führt oft zum interspinalen Bandschmerz, und dann hemmt dieser die Rückbeugebewegung und verdeckt den Befund. Ein Schmerz in der Endstellung einer scheinbar normalen Beweglichkeit ist deshalb für eine lokale Hypermobilität verdächtig.
Verminderung der Rückbeuge bei Lordoseabflachung und Steilstellung fordert Schmerzuntersuchung und Funktionsprüfung.

Schmerz bei maximaler Retroflexion ohne deutliche Bewegungsbehinderung ist Hinweis auf:
- lokale Hypermobilität.

Regionale Retroflexionseinschränkung ist Hinweis auf:
- Wirbelsäulenfunktionsstörung u./o.,
- interspinalen Bandschmerz.

5.6.4. Palpation der Rückenstrecker. Wenn im aufrechten Stand der M. erector trunci einseitig oder doppelseitig lumbal verspannt ist, wird er in voller Rückbeuge erneut palpiert. Verschwindet die Verspannung, war sie nur leicht (1°). Bleibt sie auch in Rückbeuge bestehen, muß sie anschließend in Bauchlage kontrolliert werden. Ist der Muskel in Bauchlage entspannt, wird eine Verspannung 2. Grades dokumentiert. Besteht sie auch dann noch weiter, wird sie als 3. Grades gewertet. Verspannung der Rückenstrecker ist immer Ausdruck eines lumbalen Schmerzes.

5.7. Orientierende Inspektion der aktiven Seitbeuge des Rumpfes (Bild 5–15)

Der Patient steht aufrecht mit symmetrischer Belastung der Beine, die unverändert stehen bleiben. Er beugt sich aktiv zur einen und zur anderen Seite. Der Behandler kann die Bewegung an den Unterarmen führen. Der Patient darf weder nach vorn noch nach hinten ausweichen und nicht das Becken hochziehen.

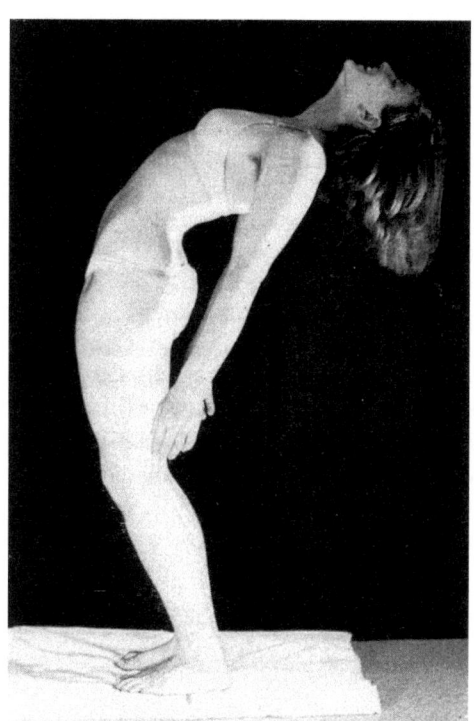 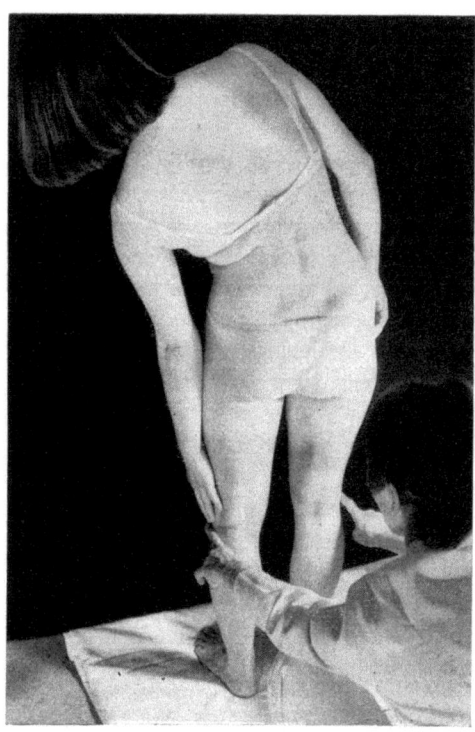

Bild 5-14 Inspektion der vollen Rückbeuge. Patient wurde aufgefordert, den Kopf nicht völlig in den Nacken zu legen. Im vorliegenden Fall besteht eine Hypermobilität des Rumpfes

Bild 5-15 Inspektion der aktiven Seitbeuge des Rumpfes. Patient neigt sich so weit zur Seite, wie es das Stehen auf beiden Beinen erlaubt. Der Finger am rechten Knie zeigt das Ergebnis der vorausgehenden Rechtsneige zum Vergleich mit der Linksneige

5.7.1. Orientierende Inspektion des Bewegungsablaufes. Die Bewegung geht vom Kopf und den Schultern aus. Mit zunehmender Neigung wird das Becken zur Gegenseite geschoben. Gleich zu Anfang macht das Becken eine kleine *synkinetische Drehbewegung* zur Gegenseite, d. h., auf der Neigungsseite wird das Becken ein wenig nach vorn geschoben. Bei weiterer Neigung gleicht sich die Drehung wieder aus, um dann am Bewegungsende erneut zu erscheinen. Sehr mobile Patienten haben eine größere Synkinesebewegung als steife, bei denen diese Bewegung auch fehlen kann. Normalerweise ist das Verhalten symmetrisch.
Asymmetrie der Anfangssynkinese fordert die gezielte Untersuchung des thorakolumbalen Überganges. Asymmetrie der Endbewegung ist Hinweis auf das lumbosakrale Segment oder das Iliosakralgelenk auf der Seite der geringeren Mitbewegung. Schmerzhaftigkeit der Seitneigebewegung unterdrückt meistens jede Mitbewegung und zeigt die Tendenz zum Ausweichen des Oberkörpers nach vorn.

Asymmetrie der Anfangssynkinese bei Seitneige ist Hinweis auf:
● Funktionsstörung des thorakolumbalen Überganges.

Geringere Links-(Rechts-)Drehung des Beckens bei Rechts-(Links-)Seitneige ist Hinweis auf:
● Funktionsstörung rechts (links) lumbosakral oder des Iliosakralgelenkes rechts (links).

5.7.2. Orientierende Inspektion der Endstellung. Die Neigungskrümmung der Wirbelsäule verläuft harmonisch von der unteren LWS bis zur mittleren BWS abnehmend. Sie sieht rechts und links gleich aus. Grobe Asymmetrie des ganzen lumbalen Abschnittes ist Hinweis auf eine Skoliose oder eine verminderte Dehnbarkeit der auf der Konvexseite liegenden Muskulatur, vor allem des M. quadratus lumborum. Bei symmetrischer Verkürzung des M. quadratus lumborum beteiligt sich die LWS kaum an der Neigung. Die Krümmung hat ihren Scheitel dann in der unteren BWS.

Auch bei Einschränkungen der Seitneigungsbewegung auf kürzeren Strecken, selbst wenn nur ein Segment betroffen ist, kann sich oberhalb als Hinweiszeichen eine umschriebene stärkere Krümmung zeigen. Als kompensatorische Hypermobilität fordert sie zur Funktionsuntersuchung der Wirbelsäulensegmente in diesem Bereich auf. Das im Kapitel 5.5.3. beschriebene Absinken einer Beckenseite bei Standbeinwechsel kann ebenfalls zur seitenvergleichenden Beurteilung der Seitneige benutzt werden. Das hat Vorteile, wenn die Neigungs*end*stellung schmerzhaft ist.

Grobe Asymmetrie der Seitneigekrümmung in Endstellung ist Hinweis auf:
● Skoliose u./o. Muskelverkürzung (bei Skoliose auf der Konkavseite der Krümmung).

Seitengleiche Steilstellung ist Hinweis auf:
● beidseitige Verkürzung des M. quadratus lumborum.

Umschriebene Verstärkung der Seitneigekrümmung ist Hinweis auf:
● hypermobiles Segment. Kompensatorische Hypermobilität begegnet in Nachbarschaft funktionsgestörter Segmente.

5.7.3. Messung des Bewegungsausschlages im Seitenvergleich. Nach Erreichen der Endstellung bei exakter Seitneige wird an der Außenseite des Beines der tiefste Punkt markiert, den die Fingerspitzen erreichen. Das geschieht durch einen Strich oder durch Anlegen eines Behandlerfingers (s. Bild 5-15).

Dann folgt das gleiche nach Neigung zur Gegenseite. Nachdem sich der Patient aufgerichtet hat, wird die Höhe der Finger oder Striche rechts und links verglichen. Die Asymmetrie gibt einen ungezielten Hinweis auf eine behinderte Seitneigebewegung. Schmerzen, Muskelverspannung oder Funktionseinschränkungen von Bewegungssegmenten müssen als Ursachen gesucht werden.

5.8. Orientierende Inspektion der aktiven Vorbeuge (Bild 5–16)

Aus dem symmetrischen Stand beugt sich der Patient langsam so weit nach vorn, wie er die Knie gestreckt halten kann. Der Behandler beobachtet die kyphosierende Krümmung der LWS und BWS. Er achtet darauf, ob die Wirbelsäule in der Medianebene bleibt und wie weit sich die Patientenhände dem Boden nähern (Finger-Boden-Abstand).

Seitausweichbewegung eines umschriebenen LWS-Bereiches im Sinne des »painful arc« oder schmerzbedingte Verweigerung der Vorbeuge sind Hinweis – dringlicher Hinweis auf:
● Bandscheibenläsion.

Beckenkippung vor LWS-Vorbeuge ist Hinweis auf:
● Stereotypstörung, vorwiegend durch Bauchmuskelinaktivität.

Fehlende Anteflexionsentfaltung der LWS in Endstellung ist Hinweis auf:
● Verkürzung der lumbalen Rückenstrecker,
● Anteflexionsfunktionsstörung der LWS.

Orientierende Untersuchung der aktiven Vorbeuge 53

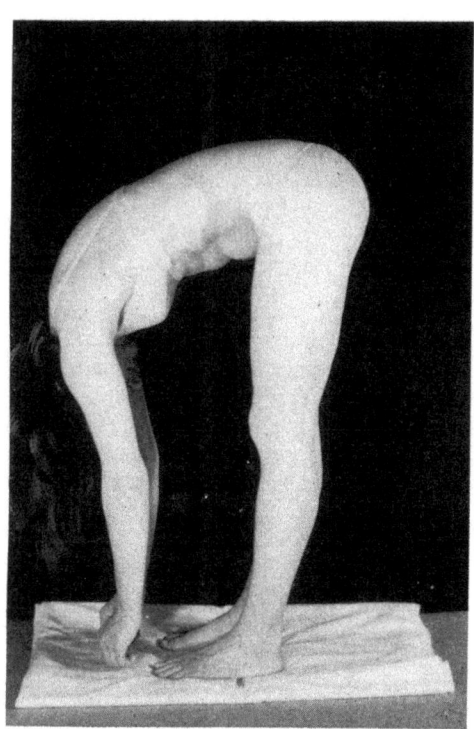

Bild 5-16 *Inspektion der aktiven Rumpfvorbeuge (s. Kap. 5.8. und 5.8.3.), im vorliegenden Fall mit überdurchschnittlichem Ausschlag*

5.8.1. Orientierende Inspektion des Bewegungsablaufes. Die Bewegung geht von Kopf und Schultern aus. Der Patient »rollt« die BWS und LWS in die Vorbeuge, ehe das Becken nach vorn kippend folgt. Die Bewegung verläuft gleichmäßig und in der Sagittalebene. Vorübergehende Verzögerungen der Bewegung (Schmerz) und vor allem »schlängelnde« Seitenausweichbewegungen der LWS mit anschließend weitergeführter Vorbeuge sind als »painful arc« Hinweis auf eine Diskusläsion.

Wenn das Becken nach vorn kippt, bevor die LWS sich entfaltet hat, ist das ein Hinweis auf eine Stereotypstörung mit Inaktivität der Bauchmuskulatur. Kyphosiert sich die LWS auch in der Endphase der Bewegung nicht, muß die lumbale Rückenstreckmuskulatur und die segmentale Anteflexion der LWS überprüft werden.

In Fällen heftiger lumbaler Schmerzen vermeidet der Patient eine stärkere Gewichtsverlagerung auch nach vorn. Er beendet die Bewegung schon in der Anfangsphase und richtet sich wegen des zunehmend heftiger werdenden Schmerzes sofort wieder auf. Das weist auf einen lumbalen Diskusprolaps hin.

Seitliche Abweichung des Oberkörpers während der Vorbeuge ist Hinweis auf eine einseitige Anteflexionsstörung auf der Seite, zu der der Oberkörper abweicht.

5.8.2. Inspektion der Anteflexionsendstellung. Wenn eine Region auch in Endstellung noch lordosiert bleibt, müssen hier die segmentale Funktionsuntersuchung, die Schmerzfederung und die Überprüfung der Muskulatur (Verspannung, Verkürzung) folgen. Tangentiale Betrachtung des Rückens vom Kopf oder vom Becken her zeigt Asymmetrien im Relief der Rückenstrecker. Wo sie sich einseitig stärker vorbuckeln, liegt eine Rotation der Wirbel zu dieser Seite vor. Das weist auf eine Skoliose hin. Die Querfortsätze wandern auf der Rotationsseite nach dorsal und buckeln den Muskel aus.

5.8.3. Messen der Vorbeuge. In der Endstellung wird der Abstand der Fingerspitzen vom Boden gemessen. Null bis etwa 15 cm ist als Normalverhalten anzusehen. Abstandsvergrößerungen weisen vor allem auf Verkürzung der Ischiokruralmuskulatur hin. Oberhalb von 30 cm wird der Hinweis auf eine Diskusläsion immer dringlicher. Tiefere Vorbeuge als Bodenberührung zeigt ebenfalls pathogenetisch beachtenswerte Befunde: die vermehrte Dehnbarkeit der Ischiokruralmuskulatur und die lumbale Hypermobilität (s. Bild 5-16).

Einige Tests messen den Abstand zweier Punkte über der Wirbelsäule im aufrechten Stehen und in Vorbeuge. Der Zuwachs gilt als Maß für die Beweglichkeit. Der

Wert dieser Prüfungen liegt in Verlaufsbeobachtungen ausgedehnter Bewegungsminderungen (auch Muskelverspannungen). Für die Erkennung segmentaler Funktionsstörungen der Wirbelsäule haben die Tests keine Bedeutung.

Literatur

[1] Bourdillon, JF (1982) Spinal Manipulation, 3rd edn. Heinemann Medical Books, London. Appleton-Century-Crofts, New York
[2] Cramer A (1965) Iliosakralmechanik. Asklepios 6:261-263
[3] David and Allbrook, zit. nach [11] Bild 67a
[4] Erdmann H (1960) Zur Statik des symmetrischen Assimilationsbeckens. In Junghanns H (Hrsg) Ergebnisse der Wirbelsäulenforschung. Die Wirbelsäule in Forschung und Praxis, Bd XV. Hippokrates, Stuttgart, S 103-130
[5] Erdmann H (1965) Vergleichend anatomische Untersuchungen zum Verständnis der Statik und Dynamik von Becken und Lendenwirbelsäule bei verschiedenen Beckentypen. Asklepios 6:257-261
[6] Farfan HF (1979) Biomechanik der Lendenwirbelsäule. Hippokrates, Stuttgart, S 49 Tab 3-1
[7] Froning EC, Frohmann B (1968) Motion of the Lumbo-sacral spine after laminectomy and spine fusion. J. Bone Jt. Surg. 50A, 897-918, zit. nach [1] Tab 3
[8] Gray's Anatomy, Descriptive and Applied, 32nd edn. Longmans, London. zit. nach [1] S 19
[9] Gutmann G (1965) Zur Frage der konstruktionsgerechten Beanspruchung von Lendenwirbelsäule und Becken beim Menschen. Asklepios 6:263-269
[10] Kaltenborn F (1965/66) Frigjøring av ryggraden (Sonderdruck aus Fysioterapeuten, Heft 1-4)

[11] Kapandji, IA (1974) The Physiology of the Joints, 2nd edn, vol III: The Trunk and the Vertebral Column. Churchill Livingstone Edinburgh London New York, p 62-71
[12] Lewit K (1974) Kritéria statiky páteře v bočném prumětu (X-Ray Criteria of Spinal Statics in the Lateral View) Acta Chir orthop Traumatol čech 41:209-216
[13] Lewit K (1987) Manuelle Medizin im Rahmen der Medizinischen Rehabilitation, 5. Aufl. Barth, Leipzig
[14] Lewit K, Wolff HD (1970) Beckensymposium in Piestany. Manuel Med 8:150 bis 153
[15] Maigne R (1970) Wirbelsäulenbedingte Schmerzen und ihre Behandlungen durch Manipulationen. Hippokrates, Stuttgart
[16] Neumann HD (1985) Manuelle Diagnostik und Therapie von Blockierungen der Kreuzdarmbeingelenke nach Mitchell (Muskelenergietechnik). Manuel Med 23:116 bis 126
[17] Schmidt HJA (1985) Iliosakrale Diagnose und Behandlung 1978-1982. Manuel Med 23:101-108
[18] Stoddard A (1961) Lehrbuch der osteopathischen Technik an Wirbelsäule und Becken. Hippokrates, Stuttgart
[19] Tanz SS zit. nach [11], Bild 67b
[20] Troup JDG (1968) Ph D Thesis, London University, zit. nach [1] Tab 2
[21] Weisl H (1955) Movement of the sacro-iliac joint. Acta anat. 23:80-91, zit. nach [11] 64-67

6. Untersuchung und Behandlung des Beckens und der Lendenwirbelsäule

6.1. Orientierende Untersuchung

6.1.1. Patrick-Zeichen (Bild 6-1).
Patient in entspannter Rückenlage. Der Behandler steht in Hüfthöhe rechts seitlich, schaut fußwärts. Er hält den linken Oberschenkel außen oben und fixiert damit das Becken. Die Fixation am vorderen oberen Darmbeinstachel ist grundsätzlich nicht zu empfehlen. Mit der rechten Hand greift er von außen in die rechte Kniekehle und zieht das entspannte Bein hoch, bis der Fuß innen am linken Knie anliegt. Anschließend führt der Behandler das rechte Knie nach außen abwärts. Die Beurteilung erfolgt im Seitenvergleich. Beurteilt werden:
- das Adduktorenrelief,
- die Spannung am Bewegungsende und
- der Abstand des Oberschenkels (äußerer Patellarand oder andere korrespondierende Oberschenkelpunkte) von der Unterlage.

Fehler:
1. Das Becken wird nicht fixiert, oder die Fixation wird bei der Betrachtung aufgegeben: dann wird das Patricksche Zeichen falsch negativ.
2. Während des Absinkens wird der Oberschenkel vom Behandler nicht am Knie geführt, durch Fallbewegung werden die Hüftmuskeln reflektorisch angespannt:
dann wird das Patricksche Zeichen falsch positiv.
3. Mangelhafte Entspannung des Patienten:
dann meist beidseitig positives Patricksches Zeichen.

Patrick ist Hinweis auf:
- Hüftgelenkstörung,
- Iliosakralgelenkstörung,
- Muskelverspannung, reflektorisch, zentral.

6.1.2. Hüftbewegungsuntersuchung (Bild 6-2 und 6-3).
Zur Orientierung über den Funktionszustand des Hüftgelenkes werden vorwiegend Innen- und Außenrotation untersucht. Patient in entspannter Rückenlage, Behandler in Hüfthöhe rechts neben ihm. Er umfaßt mit der rechten Hand die Ferse des in Hüft- und Kniegelenk rechtwinklig gebeugten Beines (Nullstellung II). Mit der linken Hand wird der Oberschenkel als Achse stets senkrecht gehalten und zur Beckenfixation ein geringer Druck auf das Knie ausgeübt. Zur Innenrotation im Hüftgelenk wird die Ferse nach außen geführt (s. Bild 6-2), zur Außenrotation nach innen (s. Bild 6-3). Unmittelbar vor Mitbewegung des Beckens ist die Endstellung erreicht. Bei großer interindividueller Variabilität ist das Bewegungsmuster beider Hüftgelenke eines Menschen symmetrisch. Die Summe der Rotationsrichtungen sollte 60° oder mehr betragen. Eingeschränkte oder schmerzhafte Innenrotation weist auf eine Störung der Bewegungsfunktion hin. Bei Außenrotationsstörung muß auch nach Muskelverspannungen (M. tensor fasciae latae), Becken- und LWS-Störung gesucht werden.

Fehler:
1. Der Oberschenkel wird bei Außenrotation abduziert, bei Innenrotation ad-

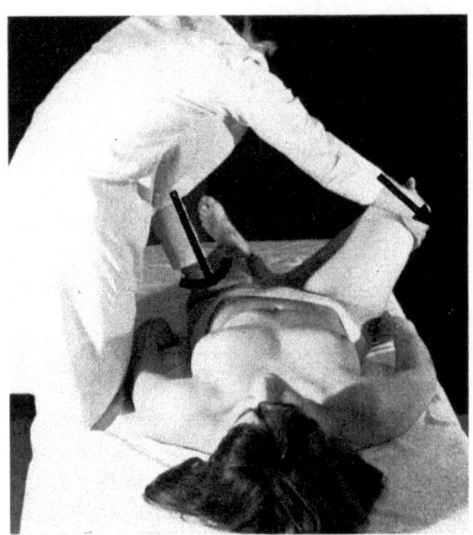 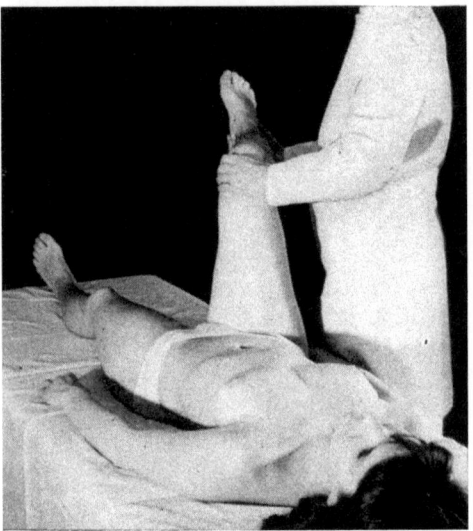

Bild 6-1 Prüfung des Patrickschen Zeichens rechts

Bild 6-2 Prüfung der Innenrotation im Hüftgelenk in Nullstellung II

duziert, wenn der Oberschenkel am Knie nicht exakt senkrecht gehalten wird.
2. Die Bewegung wird zu hart zum Anschlag geführt, dadurch Schmerz.

Hüftrotationsstörung ist Hinweis auf:
● Hüftgelenkstörung bei eingeschränkter Innenrotation,
● LWS-, Becken- und Muskelstörung bei eingeschränkter Außenrotation.

6.1.3. Gebeugte Adduktion (Bild 6-4).
Patient in entspannter Rückenlage, der Behandler steht in Hüfthöhe neben ihm. Das linke Patientenbein liegt ausgestreckt, das rechte wird vom Behandler in die rechtwinklige Hüftbeugung geführt, Knie gebeugt. Eine Hand fixiert mit dem Daumenballen seitlich das Becken. Die andere Hand führt das gebeugte Kniegelenk und den Oberschenkel in die Adduktion. Unmittelbar vor Mitbewegung des Beckens ist die Endstellung erreicht. Das gebeugte Knie sollte über die Körpermedianebene geführt werden können. Die Prüfung der Gegenseite kann aus der gleichen Ausgangsstellung erfolgen.

Art der Hinweiszeichen:
– Seitenunterschiede in der Härte der Endspannung.
– Seitenunterschiede im Bewegungsausmaß (Kniestellung zur Medianebene).

Häufigster Fehler:
Durch harte Fixation und heftige Bewegung wird über eine reflektorische Muskelspannung der Endpunkt der Bewegung früher vorgetäuscht.

Gebeugte Adduktion ist Hinweis auf:
● Hüftgelenkstörung,
● Iliosakralgelenkstörung,
● Verspannung M. piriformis,
● Beckenbandschmerz.

6.2. Schmerzuntersuchung der Beckenbänder (Bild 6-5 und 6-7)

Die Beckenbänder verbinden auf der Dorsalseite die Beckenhälfte mit dem letzten Lumbalwirbel und mit dem Sakrum. In unterschiedlich schrägem Verlauf gehen sie

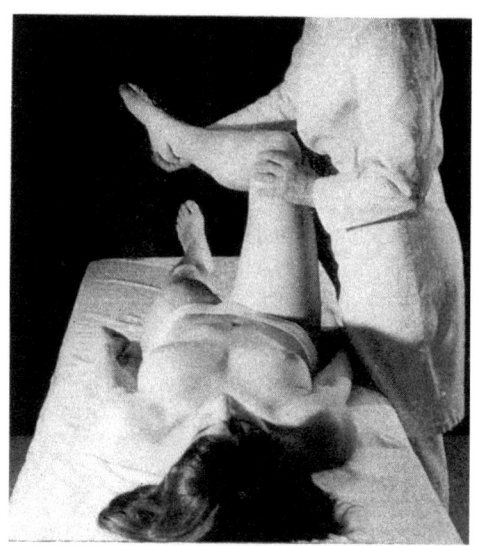

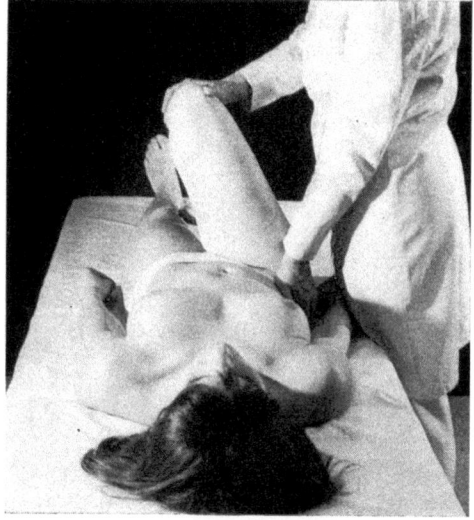

Bild 6-3 Prüfung der Außenrotation im Hüftgelenk in Nullstellung II

Bild 6-4 Untersuchung der gebeugten Adduktion im Hüftgelenk (Spannungszeichen)

nahezu ineinander über. Die Teststellung ähnelt der gebeugten Adduktion.

Die Prüfung geht von der Endstellung der gebeugten Adduktion aus. Die Adduktionsspannung wird etwas erhöht und einige Sekunden gehalten (s. Bild 6-5). Der Oberschenkel wird aus der Adduktionsspannung wieder herausgeführt, weiter in die Beugung zur gegenseitigen (s. Bild 6-6) und schließlich gleichseitigen Schulter (s. Bild 6-7) eingestellt. Dabei werden Spannung und Schmerz in Schritten von 10–20° jeweils überprüft.

6.3. Prüfung reflektorischer Muskelzeichen

Verspannte Muskeln haben im Beckenbereich große diagnostische Bedeutung. Die meisten sind in Ruhe nicht tastbar. Im Rahmen der orientierenden Untersuchung wird gezielt nach reflektorischen Verspannungen gesucht, weil sie schnell zu erkennen sind. Der gestörte Muskel hat in Ruhelage eine tastbare – also erhöhte – Spannung. Die Spannung betrifft den ganzen Muskel oder große Anteile. Sie ist asymmetrisch. Oft ist die Palpation bei aktiver Anspannung verstärkt schmerzhaft. Diese Phänomene haben nichts mit den Störungen der zentralen Steuerung (Verkürzung, Spastizität) zu tun.

6.3.1. M. iliacus (Bild 6-8). Patient in entspannter Rückenlage, Behandler rechts neben ihm. Mit den Fingerkuppen (2-4) beider Hände tastet er sich, über das Leistenband kommend, weich an die Beckenschaufel heran. Tastbare Muskelstränge und Schmerz bei ihrer Berührung deuten auf Funktionstörung des gleichseitigen Iliosakralgelenkes und/oder des lumbosakralen Segmentes hin. Zur Prüfung der Gegenseite unbedingt Seitenwechsel des Behandlers.

Die Prüfung ist ein Teil der ärztlichen Diagnostik.

Iliacusspannung ist Hinweis auf:
- Funktionsstörung L5/S1,
- Beckenverwringung.

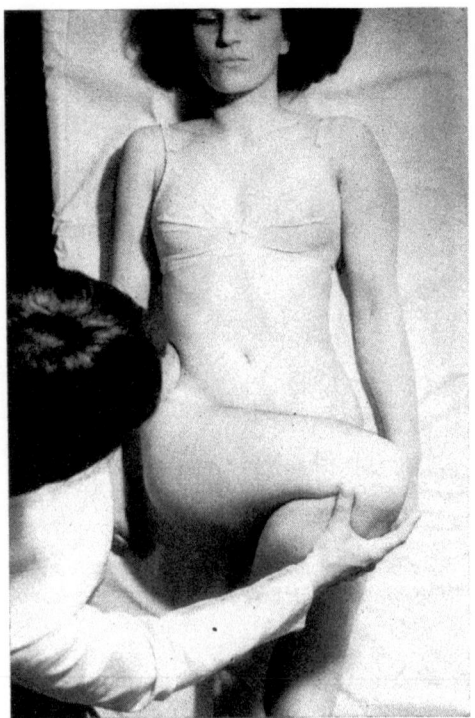 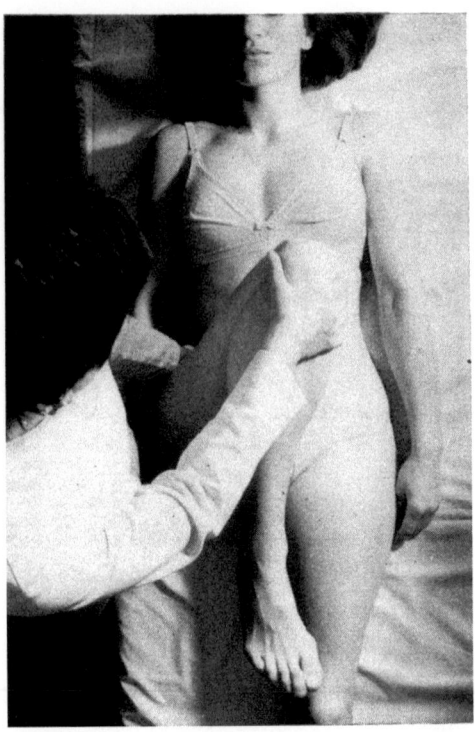

Bild 6-5 Spannungsprüfung der Beckenbänder in reiner Adduktion aus Nullstellung II der Hüfte (dem iliolumbalen Band entsprechend, vgl. Bild 6-4)

Bild 6-6 Spannungsprüfung der Beckenbänder in schräger Adduktions-Flexions-Stellung, Knie zur Gegenschulter (dem iliosakralen Band entsprechend)

6.3.2. M. psoas (Bild 6-9). Patient in entspannter Rückenlage, Behandler rechts neben ihm. Die Fingerkuppen beider Hände tasten sich von rechts seitlich weich in die Bauchwand nach medial, wo der M. psoas fast parallel neben der Wirbelsäule verläuft. Bei aktiver Beugung des rechten Beines ist die Anspannung des Muskels und damit seine Lage tastbar. Ein verspannter Muskel wird durch Aktivierung schmerzhaft, wenn nicht schon Ruheschmerz besteht.
Zur Prüfung der Gegenseite wechselt der Behandler die Seite.
Die Prüfung ist Teil der ärztlichen Diagnostik.

Psoasspannung ist Hinweis auf:
● Funktionsstörung des thorakolumbalen Überganges,
● Hüfterkrankungen,
● Erkrankungen des Bauchraumes.

6.3.3. M. tensor fasciae latae (Bild 6-10). Der anatomische Verlauf des Muskels befähigt ihn zur Mitwirkung bei Beugung, Innenrotation und Abduktion des Hüftgelenkes. Verspannung und Schmerz werden deshalb besonders deutlich bei Streckung und Adduktion im Hüftgelenk.
Patient in entspannter Bauchlage, der Behandler steht links neben ihm. Linker Unterarm und Hand des Behandlers fixieren das Becken, die tastenden Finger dieser Hand liegen kranial der rechten Trochanterspitze. Rechter Unterarm und Hand umfassen den Oberschenkel des rechten Beines und heben es in die volle Hüftstreckung.

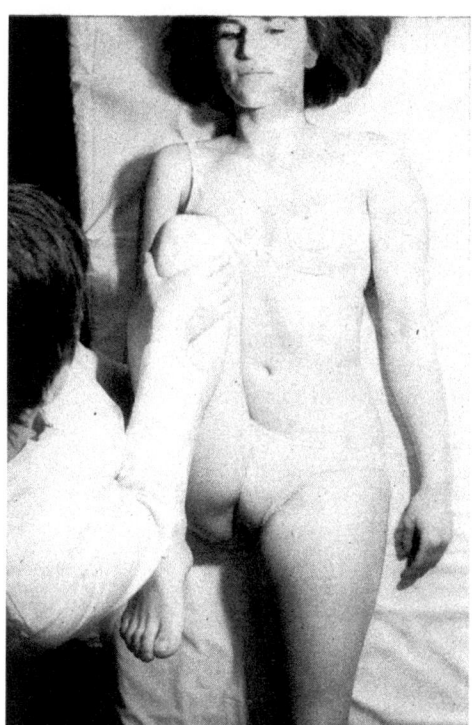

Bild 6-7 *Spannungsprüfung der Beckenbänder in voller Flexionsstellung der Hüfte, Knie zur gleichseitigen Schulter (dem sakrotuberalen Band entsprechend)*

Spannungserhöhung kann schon in Ruhe auftreten oder während der Retroflexion oder erst bei zusätzlicher Adduktion entstehen.
Fehler:
1. Der Behandler wartet mit dem Testbeginn nicht, bis der Patient völlig entspannt ist.
2. Anstelle der Hüftstreckung wird eine Retroflexion der LWS durchgeführt.

Verspannter Tensor ist Hinweis auf:
- Hüftgelenkstörung,
- Iliosakralgelenkstörung,
- begleitenden retropatellaren Schmerz.

6.3.4. *M. piriformis (Bild 6-11).* Er liegt zwischen Trochanterspitze und freiem Sakrumrand.

Patient in entspannter Bauchlage, der Behandler steht rechts neben ihm, das Gesicht fußwärts. Auf die tastende Hand wird die andere zur Führung des weicheren Palpationsdruckes aufgelegt. Die Tastrichtung geht von außen oben nach innen unten auf den gleichseitigen Sitzhöcker zu. Um den Muskel in der Tiefe zu erreichen und gleichzeitig weichen Testdruck beizubehalten, werden die Weichteile vom Übergang des oberen äußeren Quadranten des Gesäßes in Richtung des inneren unteren Quadranten verschoben. Zur Untersuchung der Gegenseite Seitenwechsel des Behandlers.
Häufigster Fehler:
Der Tastdruck wird nicht von lateral weich herangeführt, sondern spitzfingrig aufgesetzt. Dadurch Gefahr der Reizung des Muskels.

Verspannter Piriformis ist Hinweis auf:
- Hüftgelenkstörung,
- Iliosakralgelenkstörung,
- Funktionsstörung L4/5,
- Wurzelischias.

6.3.5. *Rückenstrecker.* Verspannungen und schmerzhafte Verspannungen in den Rückenstreckern sind bei Funktionsstörungen der Wirbelsäule häufig zu finden. Sie betreffen vor allem die tieferen Schichten der Muskelgruppe, die erst nach Verschiebung der darüberliegenden Schicht tastend erreicht werden können.
Der Patient liegt dazu in entspannter Bauchlage. Die Verspannungen können monosegmental, aber auch mehrsegmental auftreten und sind sehr vieldeutig. Ihre Ausprägung ist ein Hinweis auf die Intensität des nozizeptiven Reizes.

6.3.6. *Schmerzhaft verspannte Muskelansätze am Steißbein.* M. glut. max und die Beckenbodenmuskulatur, insbesondere der M. levator. ani, führen bei Verspannung zu einer Schmerzhaftigkeit ihrer An-

60 Untersuchung und Behandlung des Beckens und der Lendenwirbelsäule

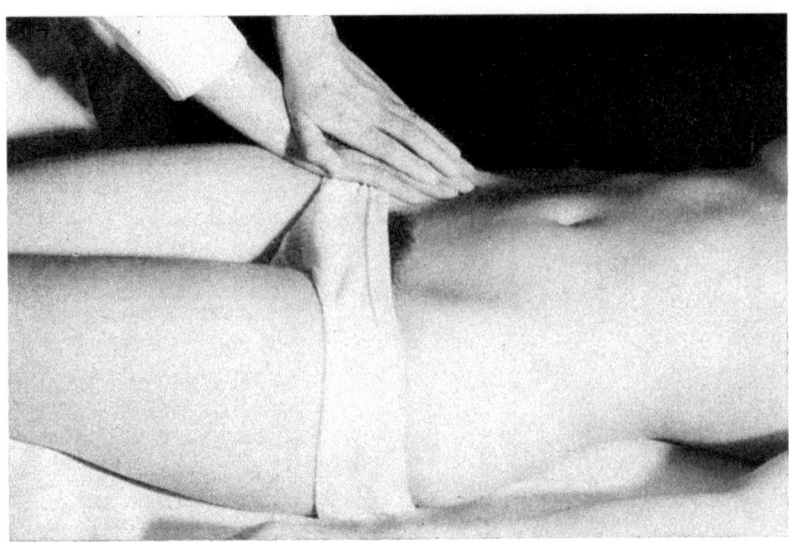

Bild 6-8 Spannungspalpation des M. iliacus

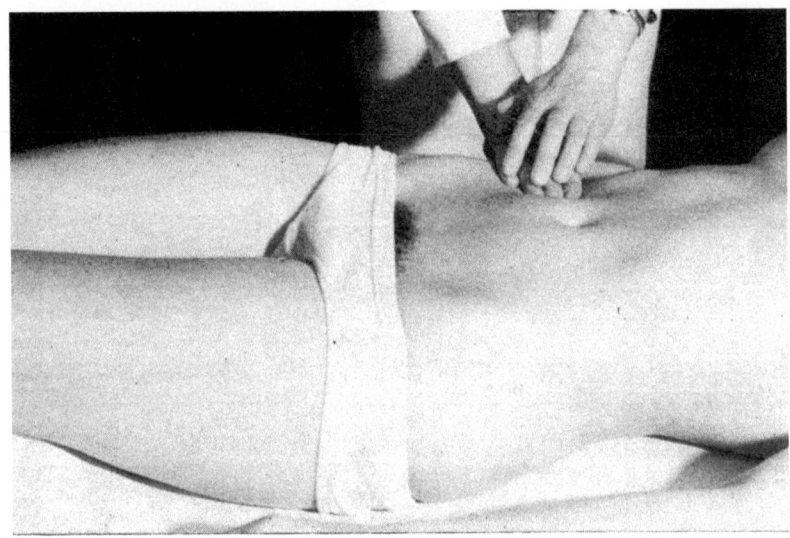

Bild 6-9 Spannungspalpation des M. psoas

sätze am Steißbein, vor allem an der Spitze. Palpation des Steißbeines in Bauchlage deckt den Schmerz auf.

6.4. Gezielte Untersuchung des Iliosakralgelenkes und der Lendenwirbelsäule

6.4.1. *Federungsuntersuchung des Iliosakralgelenkes in Rückenlage (Bild 6-12*

und 6-13). Patient in entspannter Rückenlage. Der Behandler steht in Hüfthöhe links neben ihm, beugt das rechte Patientenbein mit der linken Hand am Knie rechtwinklig an und zieht dann den Oberschenkel so weit auf sich zu in die Adduktion, bis er die rechte Hand von der Seite unter das Becken schieben kann (s. Bild 6-12). Die tastenden Fingerspitzen gleiten über den dorsalen Iliumrand und die Spina iliaca posterior superior hinweg nach medial, bis sie in die Grube über

Gezielte Untersuchung des Iliosakralgelenkes und der Lendenwirbelsäule 61

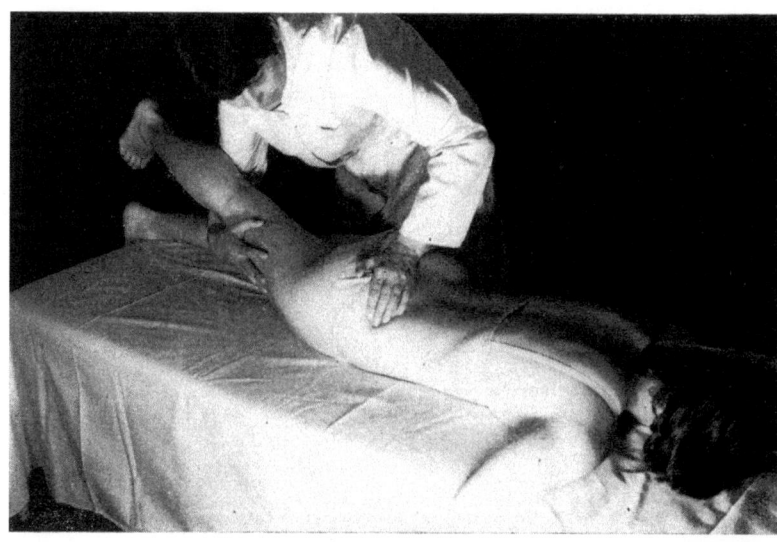

Bild 6-10 Spannungspalpation des M. tensor fasciae latae während passiver Retroflexion und Adduktion im Hüftgelenk (s. Kap. 6.3.3.). Die Fingerspitzen palpieren zart von dorsal an den Hinterrand des Muskels heran

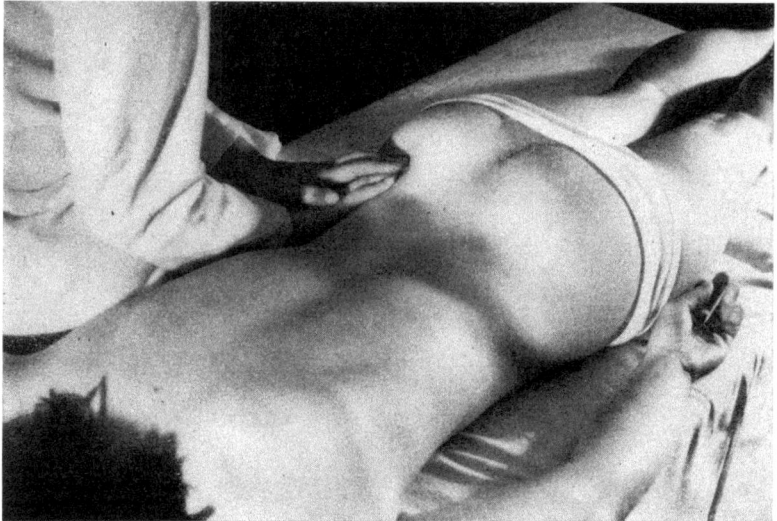

Bild 6-11 Spannungspalpation des M. piriformis

dem tiefer liegenden Gelenkspalt gelangen. Der 2. oder 3. Finger tastet.
Das Becken wird mit der Hand auf die Bank abgelegt und die Hüftadduktion so weit geführt, bis ein geringer Widerstand am Knie zu fühlen ist (s. Kap. 6.1.3.). Aus dieser Adduktionsvorspannung folgt die testende Federung durch einen kleinen weichen Schub der linken Hand auf das Knie in Richtung des Oberschenkels *zur Unterlage* (s. Bild 6-13). Das erfordert minimale Kraft. Tastbar wird eine Federung zwischen Darmbein und Kreuzbein. Am Ilium entspricht die Federungsrichtung einer Innenrotation mit Schub nach dorsal. Der Gelenkspalt wird dorsal geöffnet. Die Untersuchung bringt nur Informationen, wenn der Untersuchende das Palpieren am Gelenkspalt beherrscht und in der Ausgangsstellung nicht zu viel Vorspannung erzeugt. Der Federungsschub gelangt über das Hüftgelenk zum Ilium. Muskelverspannungen der Hüfte können eine Störung vortäuschen.

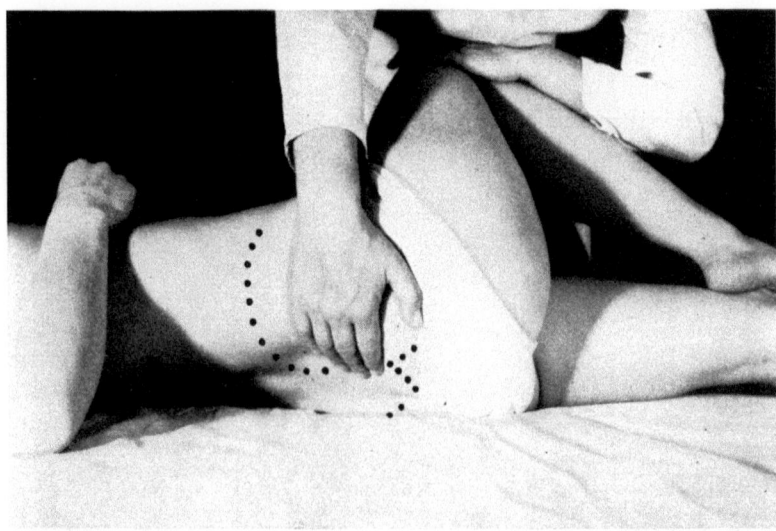

Bild 6-12 Federungsuntersuchung des ISG in Rückenlage, Ausgangsstellung. Die palpierende Hand wird unter die Beckenseite geschoben, die Fingerspitzen bis unter den Gelenkspalt, medial von der Spina iliaca posterior superior

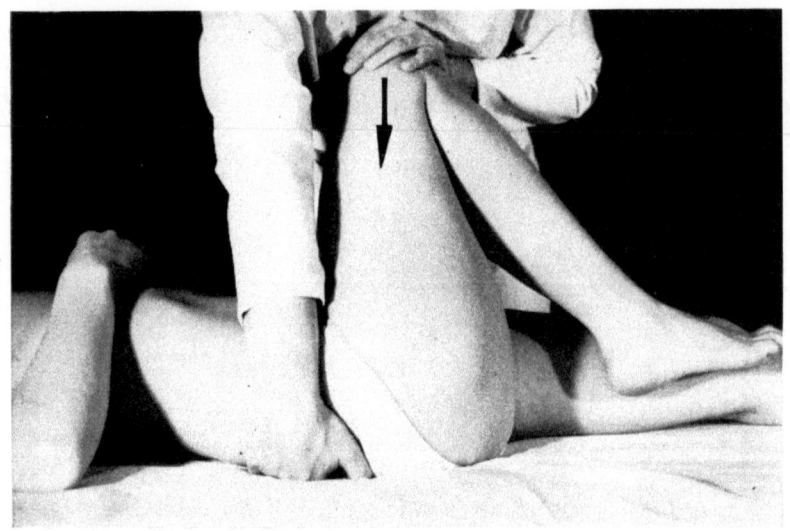

Bild 6-13 Untersuchungsstellung für die Federung des ISG in Rückenlage. Der Pfeil zeigt den kleinen Federungsschub der Hand in Oberschenkelrichtung

Die Funktionsstörung äußert sich
1. in erhöhtem Widerstand bei Erreichen der Ausgangsstellung (entsprechend dem Hinweiszeichen gebeugte Adduktion),
2. in verminderter Federung am Gelenkspalt im Seitenvergleich, 3. entsteht durch Übertragung der Testfederung auf den gesamten Beckenring eine Beckenwackelbewegung.
Fehler:
1. Tastende Hand liegt über dem Kreuzbein.

2. Das Knie wird über den beginnenden Widerstand in die Adduktion geführt.
3. Die Vorspannung wird mit zu starkem Druck zur Unterlage eingestellt und dadurch die Federungsmöglichkeit des Gelenkes schon vorher erschöpft. Außerdem kann dadurch Schmerzabwehr provoziert werden (Iliosakralband).

6.4.2. *Federungsuntersuchung des Iliosakralgelenkes in Bauchlage – Kreuzgriff*

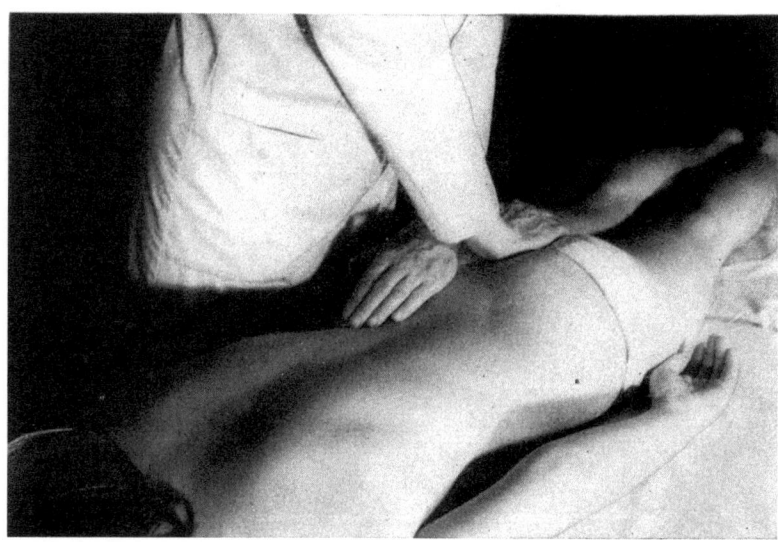

Bild 6-14 Federungsuntersuchung des ISG in Gegenrutationsrichtung in Bauchlage (»Kreuzgriff«)

(Bild 6-14). Patient in entspannter Bauchlage am rechten Bankrand (Füße unterlagert oder über den Bankrand reichend), Gesicht zur Seite gewendet. Der Behandler steht auf der zu untersuchenden rechten Seite. Die Handwurzel der rechten Hand nimmt Kontakt an der Kreuzbeinspitze, die Finger weisen fußwärts. Die Handwurzel der linken Hand liegt am rechten hinteren oberen Darmbeinstachel, die Finger weisen kopfwärts. Die Hände werden an beiden Kontaktpunkten weich aufgesetzt. Das gelingt den meisten Behandlern mit der radialen Handwurzel (Os scaphoideum) besser, ist aber auch mit der ulnaren Kante (Os pisiforme) möglich. Es ist vorteilhaft, die einander zugewendeten Handwurzelkanten zu benutzen. Die Ellbogen des Behandlers sind gestreckt, die Unterarme leicht gekreuzt. Der obere Trapezius ist entspannt. Die Arme führen einen kraftlosen Federungsdruck in Richtung der Armachse auf die Kontaktpunkte aus und lassen wieder nach. Dabei entsteht eine kleine Federungsbewegung zwischen Ilium und Sakrum im Gegennutationssinn. Die Kontaktpunkte werden so exakt gehalten, als seien sie angesaugt. Aus gleicher Behandlerstellung kann auch das gegenseitige Gelenk untersucht werden. Bei geringer Funktionsstörung ist die Federung nicht aufgehoben, aber im Seitenvergleich zeigt sich ein größerer Widerstand. Bei ausgeprägter Störung ist die Widerstandserhöhung auch ohne Seitenvergleich erkennbar bis hin zur Unbeweglichkeit zwischen den Kontaktpunkten.

Fehler:
1. Die Kontaktaufnahme erfolgt nicht »ansaugend«, sondern durch Aufdrücken der Handwurzel; der Kontakt wird durch fehlende Tastkontrolle unsicher und automatisch der Druck zu stark.
2. Zu starker Kontaktdruck vor der Federung bringt das Gelenk so weit in Spannung, daß es nicht mehr bewegt werden kann.

6.4.3. Federungsuntersuchung des Iliosakralgelenkes in Seitlage (Bild 6-15 und 6-16). Der Patient liegt auf der linken Seite, der Kopf ist unterlagert, das linke Bein ist gering, das rechte rechtwinklig in der Hüfte gebeugt, mit dem Knie der Unterlage aufliegend. Der Behandler steht vor dem Patienten in Hüfthöhe. Er beugt den linken Unterarm etwa 60° und legt ihn mit der weichen Muskulatur auf den vorderen Rand der Iliumschaufel. Der Unterarm liegt schräg vor der Leistenbeuge, die Hand weist zur Unterlage. Der

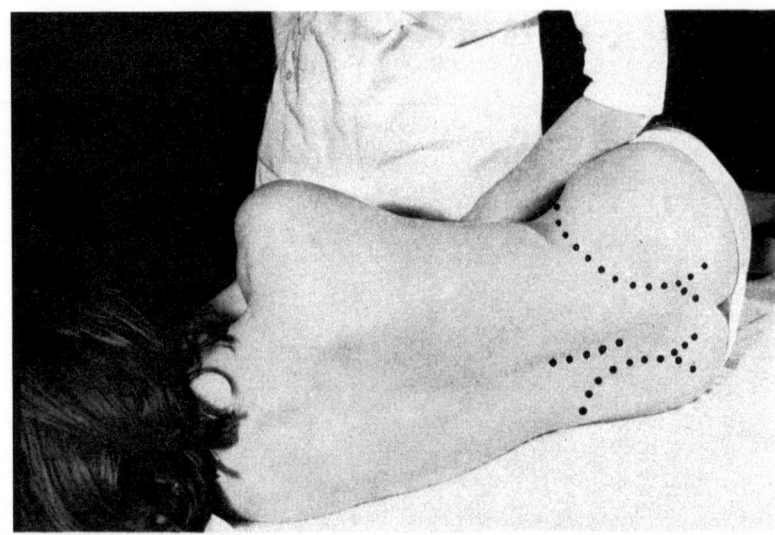

Bild 6-15 Federungsuntersuchung des rechten ISG in Seitlage. Kontakteinstellung des Unterarmes am vorderen Iliumrand

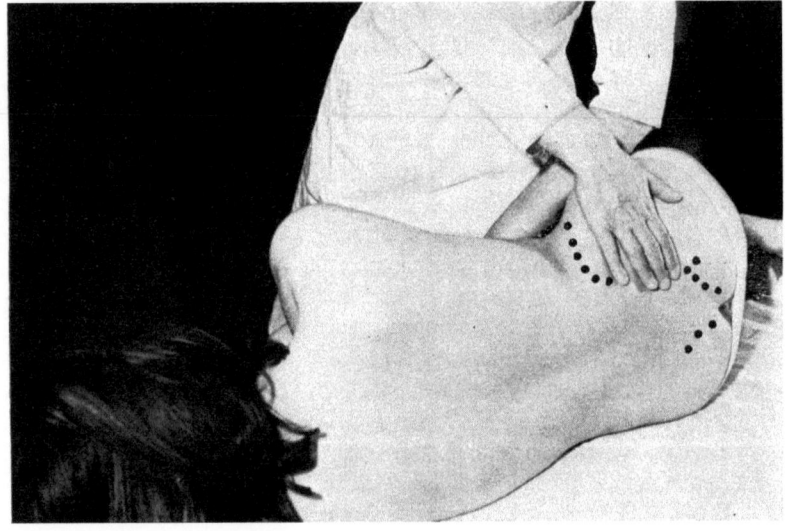

Bild 6-16 Federungsuntersuchung des rechten ISG in Seitlage. Palpation der Fingerspitzen am Gelenkspalt medial von der Spina iliaca posteroir superior

Behandler überträgt einen weichen, federnden Druck gegen das Ilium, ohne das Becken zu bewegen (s. Bild 6-15). Dieser Druck bewirkt ein dorsales Aufspreizen des Iliosakralgelenkes. Der Behandler legt seine Fingerspitzen von medial her in die Grube zwischen Kreuzbein und hinterem oberen Darmbeinstachel. Hier tastet er die Federung (s. Bild 6-16).

Fehler:

1. Falsche Federungsrichtung führt zu wackelnder Beckenbewegung, die die Palpation der ISG-Federung unmöglich macht.
2. Verschieben der Haut durch den drückenden Unterarm täuscht eine Bewegung am Gelenkspalt vor.

6.4.4. Federungsprüfung der Lendenwirbelsäule in Bauchlage (Bild 6-17 und 6-18). Patient in entspannter Bauchlage, der Behandler seitlich neben ihm, er schaut kopfwärts. Die Kuppen des 2. und 3. Fin-

Gezielte Untersuchung des Iliosakralgelenkes und der Lendenwirbelsäule 65

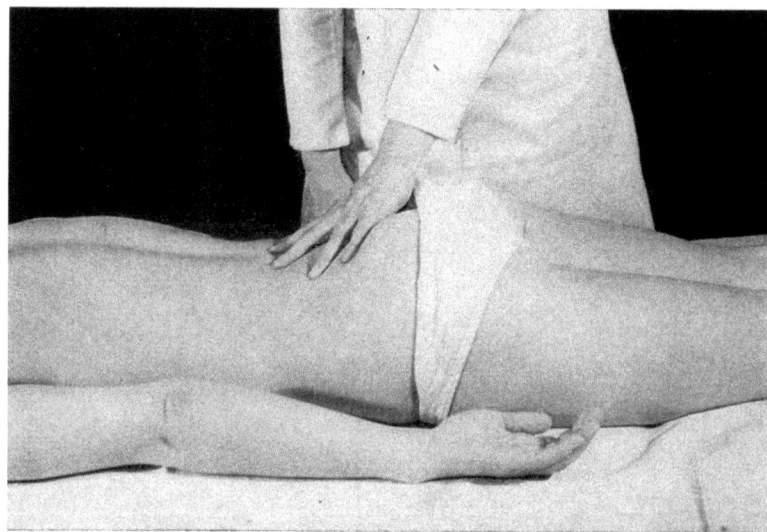

Bild 6-17 Auflegen der Finger über den Querfortsätzen eines unteren Lendenwirbels für die Federungsprüfung

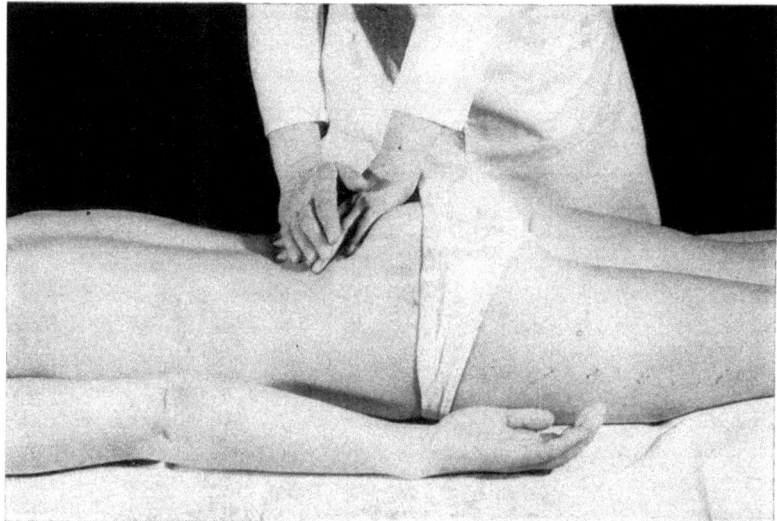

Bild 6-18 Federungsprüfung der Lendenwirbelsäule. Die Ulnarkante der rechten Hand liegt auf den Fingerkuppen

gers der von unten kommenden Hand werden auf die Querfortsätze eines Wirbels gelegt (s. Bild 6-17). Die Ulnarkante der anderen Hand nimmt Kontakt auf den Endgliedern der aufgelegten Finger. Ein federnder Druck, aus der Schulter des Behandlers kommend, wird über die Ulnarkante als Ventralschub auf die Querfortsätze geführt (s. Bild 6-18). Zeichen der Funktionsstörung: fehlende Federung. Schmerz bei der Federung entsteht bei jeder Störung des Segmentes. Es kann sowohl das Segment oberhalb als auch unterhalb des geprüften Wirbels betroffen sein.

6.4.5. Anteflexionsuntersuchung der Lendenwirbelsäule (auch untere Brustwirbelsäule) in Seitlage (Bild 6-19). Der Patient liegt in Seitlage am Bankrand, die Arme über den Kopf geschlagen. Der Behandler steht vor ihm. Er übernimmt die Last der Beine des Patienten, die in Knie- und Hüftgelenk gebeugt sind, und legt sie auf

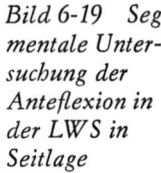

Bild 6-19 Segmentale Untersuchung der Anteflexion in der LWS in Seitlage

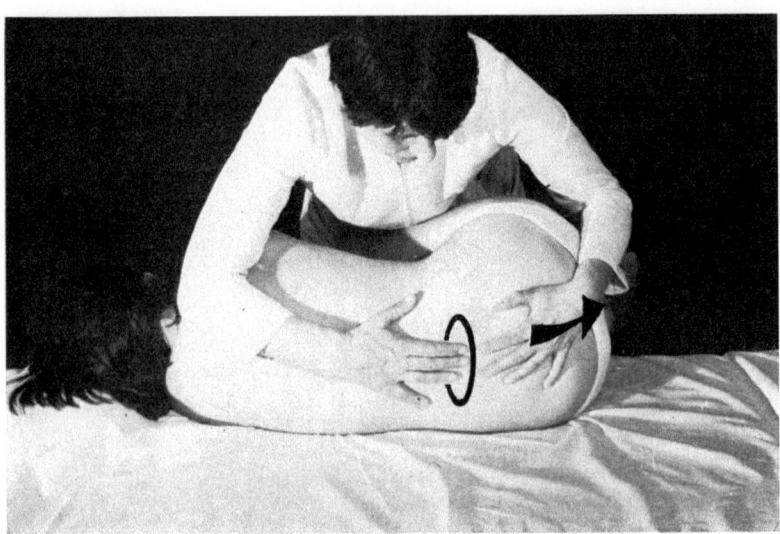

den eigenen Oberschenkeln ab. Von den Beinen her leitet der Behandler die Beugebewegung der Lendenwirbelsäule ein. Bei Linkslage fixiert der rechte Arm mit dem Ellbogen von dorsal den Thorax des Patienten. Zwei Finger halten den kranialen Partnerwirbel. Mit der linken Hand wird die Bewegung der Oberschenkel unter Mitnahme des Beckens an das Segment herangeführt. Zeige- oder Mittelfinger dieser Hand tasten dort zwischen den Dornfortsätzen. Die Bewegung wird durch Bandspannung begrenzt. Die Endfederung teilt sich dem Interspinalband bei ungestörtem Gelenk mit. Abrupte (harte) Endspannung bei der Federung spricht für Funktionsstörung.

Fehler:

1. Das Segment wird nicht eingestellt, weil die Spannung nicht voll herangeführt wird (zu wenig Beugung) oder darüber hinwegläuft (mangelnde Fixation von oben).
2. Vor der Endfederung wird die Ausgangsspannung wieder aufgegeben.
3. Der Patient hat die Arme vor dem Körper liegen und nicht über den Kopf geschlagen. Das behindert die Anteflexion.

6.4.6. *Retroflexionsuntersuchung der Lendenwirbelsäule in Seitlage (Bild 6-20).* Der Patient liegt in Seitlage diagonal auf der Bank, Kopf am hinteren, Becken am vorderen Bankrand. Die Knie sind rechtwinklig gebeugt. Der Behandler steht vor ihm. Bei Linkslage umfaßt er die Knie oder die Knöchel von vorn mit der linken Hand und führt die Beine bis zur vollständigen Hüftstreckung. Weitere Rückführung bewirkt dann Retroflexion in der LWS. Zeige- oder Mittelfinger der rechten Hand tasten zwischen 2 Dornfortsätzen den Bewegungsablauf mit Annäherung der Dornfortsätze sowie das Bewegungsende. Fehlende Bewegung oder plötzliches Ende sprechen für Funktionsstörung.

Die Untersuchung ist schwierig, vor allem bei großen Patienten mit langen Beinen.

Fehler:

1. Wenn der Patient nicht diagonal auf der Bank liegt, reicht die Behandlerarmlänge oft nicht zur Bewegungsführung aus. Liegt der Patient am vorderen Bankrand, fühlt er sich oft unsicher und entspannt nicht.
2. Die Beine werden von der Unterlage gehoben und nicht auf der Unterlage verschoben, eine störende Anstrengung.
3. Schon vor Hüftstreckung wird das Becken nach dorsal geschoben. Die Wackelbewegung überträgt sich auf die LWS ohne diagnostischen Wert.

Gezielte Untersuchung des Iliosakralgelenkes und der Lendenwirbelsäule 67

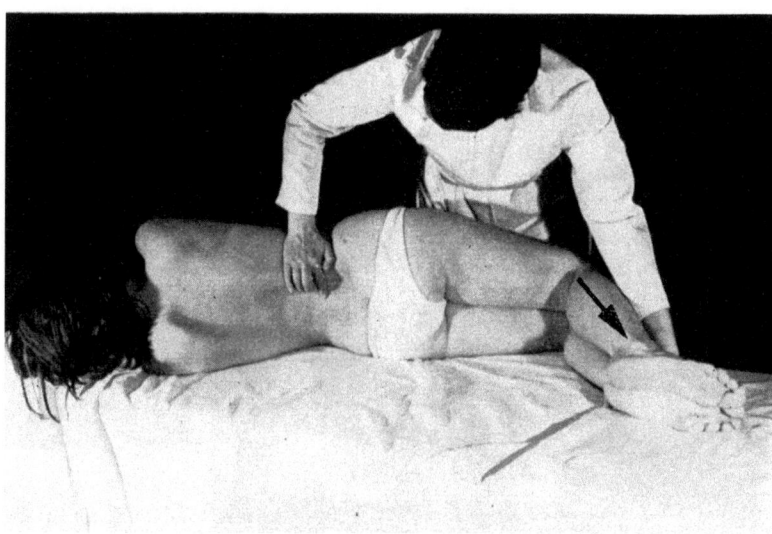

Bild 6-20 Segmentale Untersuchung der Retroflexion in der LWS in Seitlage

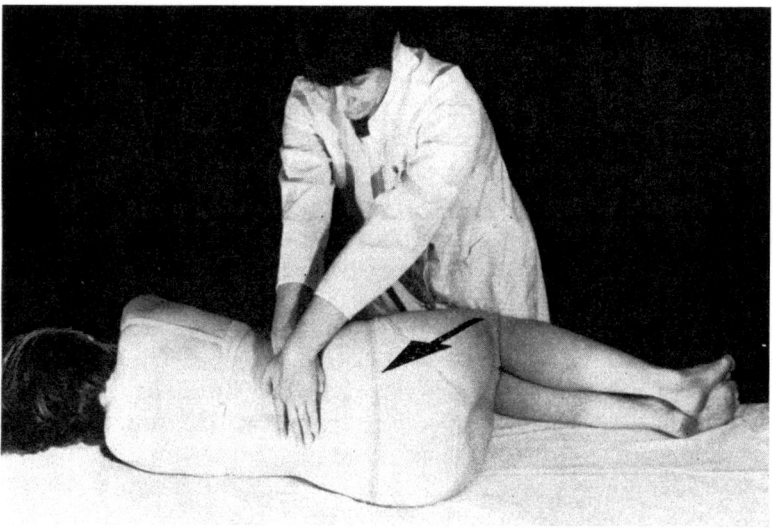

Bild 6-21 Segmentale Untersuchung der unteren LWS durch Dorsalschub

6.4.7. *Dorsalverschiebung untere Lendenwirbelsäule (Bild 6-21).* Der Patient liegt in Seitlage am vorderen Bankrand. Die Beine sind im Hüftgelenk rechtwinklig, im Knie stark gebeugt. Der Behandler steht vor ihm. Er stützt einen Oberschenkel von vorn gegen die Knie. Bei Linksseitlage liegt die rechte Hand des Behandlers so über dem oberen Partnerwirbel, daß der Zeigefinger den Dornfortsatz bzw. Bogen des oberen Partnerwirbels schient. Die linke Hand wird zur Unterstützung darübergelegt (Kleinfinger in gleicher Richtung wie rechter Zeigefinger). Die Untersuchung beginnt bei L5, dann folgen L4 und L3. Die Knie des Patienten werden vom Behandler nach dorsal gedrückt, bis die Bewegung als sehr kleine Dorsalverschiebung des unteren Partnerwirbels am Zeigefinger der tastenden Hand merkbar wird. Zeichen der Funktionsstörung: Fortleitung des Verschiebedruckes auf die schienenden Hände ohne vorher merkbare Dorsalbewegung des unteren Partnerwirbels. Die Bewegung kann über beide Patientenbeine übertragen werden und

Bild 6-22 Segmentale Untersuchung der Seitneige der LWS in Seitlage (hier Rechtsneige L4/5). Der Zeigefinger der rechten Hand palpiert, der Daumen stützt die Taille ab

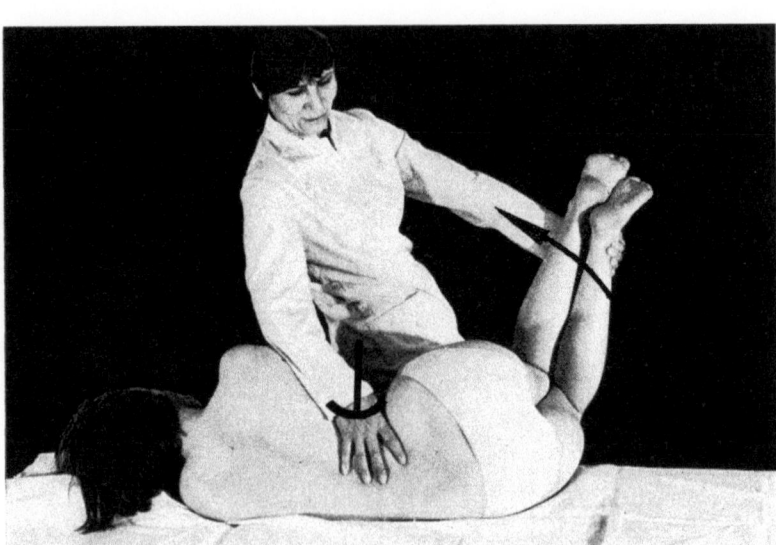

erzeugt dann eine symmetrische Bewegung (s. Bild 6-21).
Wenn nur das obenliegende Knie geschoben wird, betrifft die Prüfung überwiegend das obenliegende Gelenk (s. Bild 6-50). Die Prüfung muß dann auf der Gegenseite wiederholt werden. Sie erscheint uns aber gegenüber der doppelseitigen Prüfung präziser.
Fehler:
1. Die unterstützende Hand wird nicht genau in Richtung der schienend tastenden Hand aufgelegt und fixiert dadurch den unteren Partnerwirbel oder sogar die Beckenschaufel und verhindert seine Verschiebung.
2. Die Hüftstellung bleibt nicht rechtwinklig, dadurch kein reiner Dorsalschub.

6.4.8. *Seitneige der Lendenwirbelsäule in Seitlage (Bild 6-22).* Der Patient liegt in Linksseitlage am vorderen Bankrand, beide Beine in Knie- und Hüftgelenk rechtwinklig gebeugt. Der Behandler steht, das rechte Bein vorgestellt, an der Bank mit der rechten Seite angelehnt, schaut fußwärts. Er faßt mit der linken Hand unter die Fesseln des Patienten und mit der rechten in die Kniekehle, lädt sich dessen Oberschenkel auf sein rechtes Bein.

Der rechte Zeige- oder Mittelfinger tastet dann von der oberen Seite am Raum zwischen den Dornen L5/S1. Die Handwurzel stützt sich von oben in die Taille. Die Seitneige der LWS wird durch eine Hebelwirkung der Beine um die Oberschenkelachse bewirkt. Der Behandler hebt die Unterschenkel an und führt die Last der Oberschenkel auf seinem Bein mit. Bei weiter kranial liegenden Segmenten muß die Bewegung der Beine mit dem Becken um soviel größer werden, daß die ruhende Bewegungsachse zwischen den getasteten Dornfortsätzen liegt. Die tastende rechte Hand spürt die Annäherung der Dorne auf der Konkavseite als Zeichen der freien Beweglichkeit.
Zeichen der Funktionsstörung: Das Bewegungsausmaß entspricht nicht den Erwartungen im Vergleich mit den Nachbarsegmenten und der Gegenseite.
Fehler:
1. Die rechtwinklige Beugung von Knie- und Hüftgelenk wird aufgegeben. Die Bewegung ist dadurch nicht segmentgenau führbar.
2. Die Oberschenkel bleiben während der Bewegung nicht horizontal, der Behandler steht zu weit kopfwärts (abfallende Knie) oder zu weit kaudal (ansteigende Knie).

spitzen liegen von rechts her (Konkavseite) am seitlichen Rand zwischen 2 Dornfortsätzen und tasten bei Seitneige deren Annäherung. Die Seitneige wird durch Drehung der Unterschenkel um die Knie zum Behandler hin ausgeführt. Das Segment wird eingestellt, indem die Knie exakt senkrecht darüber gehalten werden. Die Bewegung ist nur bis an das Segment heranzuführen. Die getasteten Dorne müssen am Ort bleiben.

Fehler:
1. Die Beugung wird über das Segment hinausgeführt, das sich dann über den Finger verschiebt.
2. Anstelle der Drehbewegung vom Knie her wird eine Seitverschiebung ausgeführt. In beiden Fällen ist keine genaue Segmentprüfung möglich.

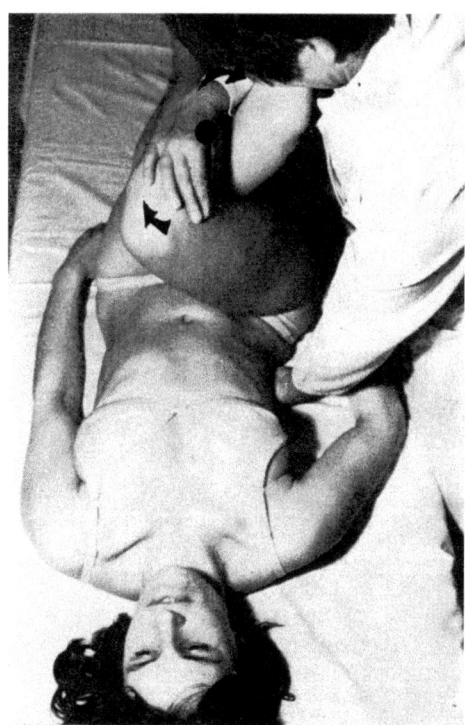

Bild 6-23 *Segmentale Untersuchung der Seitneige der LWS in Rückenlage (hier Rechtsneige bei L4/5). Die Unterschenkel werden um die senkrechte Achse gedreht, die durch das Segment und die Knie verläuft*

3. Der Behandler hat die Patientenbeine auf seinen bankfernen Oberschenkel gelegt, dadurch ungünstige Lastverhältnisse.

6.4.9. Seitneige der Lendenwirbelsäule in Rückenlage (Bild 6-23). Patient in Rückenlage mit angestellten Beinen. Der Behandler steht ihm zugewendet rechts in Hüfthöhe. Der Patient kreuzt das rechte Bein über das linke. Der Behandler faßt mit seiner rechten Hand unter dem linken Unterschenkel durch auf das rechte Knie. Die Beine werden so weit gebeugt, daß sich Becken und LWS-Segmente nacheinander von der Unterlage abheben. Die tastende linke Hand des Behandlers wird unter den Rücken gelegt. Die Finger-

6.5. Behandlung des Iliosakralgelenkes und der Beckenstörungen

6.5.1. Federungsmobilisation des Iliosakralgelenkes in Bauchlage – Kreuzgriff (Bild 6-24). Der Patient liegt auf dem Bauch am rechten Bankrand. Zur Behandlung des rechten Gelenkes steht der Behandler auf der rechten Bankseite. Er nimmt mit der ulnaren Handwurzel der linken Hand Kontakt an der rechten Spina iliaca posterior superior und mit der radialen Handwurzel der rechten Hand an der Kreuzbeinspitze. Zarter Druck aus den gestreckten Armen heraus auf die Kontaktpunkte führt zur Federung des Gelenkes in Gegennutationsrichtung und entspricht der Untersuchung (s. Kap. 6.4.2.). Die Behandlung kann aus der Untersuchung hervorgehen: Ruhiger rhythmischer Wechsel zwischen Druck und völligem Nachlassen wirkt mobilisierend. Außerdem kann die Mitbewegung des Beckens bei der Atmung als mobilisierende Kraft unter den gleichbleibenden Behandlerhänden genutzt werden.

70 Untersuchung und Behandlung des Beckens und der Lendenwirbelsäule

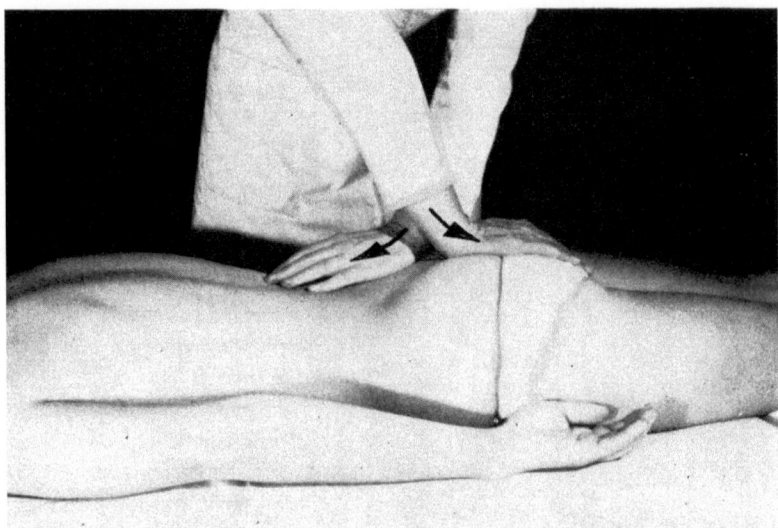

Bild 6-24 Mobilisation des rechten ISG in Bauchlage im Kreuzgriff

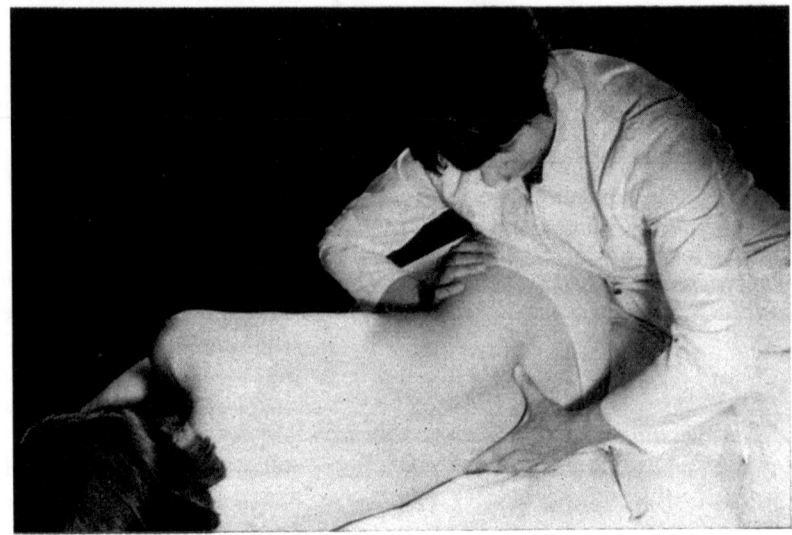

Bild 6-25 Federungsmobilisation des oberen ISG-Anteiles in Seitlage

Fehler:
1. Der Druck wird nicht völlig nachgelassen, der Mobilisierungseffekt dadurch geringer.
2. Weiterhin bestehen gleiche Fehlermöglichkeiten wie bei der Untersuchung (s. Kap. 6.4.2.).

6.5.2. Federungsmobilisation des Iliosakralgelenkes in Seitlage (s. Bild 6-16).
Zur Behandlung des rechten Iliosakralgelenkes liegt der Patient auf der linken Seite, das linke Bein leicht gebeugt. Das rechte Bein ist im Hüftgelenk rechtwinklig gebeugt und liegt mit dem Knie auf der Unterlage. Der Behandler steht vor dem Patienten, legt seinen linken Unterarm weich auf den vorderen Rand der Beckenschaufel und überträgt einen weichen federnden Druck aus der Schulter auf das Ilium. Der Druck wir so nach schräg vorn gerichtet, daß er das ISG dorsal spreizt, ohne das Becken zu bewegen. Das

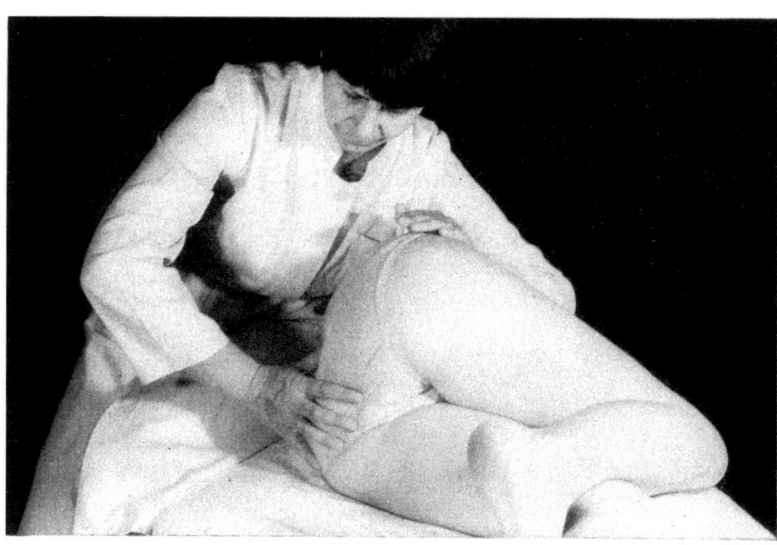

Bild 6-26 Federungsmobilisation des unteren ISG-Anteiles in Seitlage

entspricht der Untersuchung (s. Kap. 6.4.3.). Die Behandlung kann direkt angeschlossen werden und wechselt ruhig rhythmisch zwischen Druck und völligem Nachlassen. Sie mobilisiert die Innenrotationsrichtung des Os coxae.

6.5.3. Federungsmobilisation des oberen Iliosakralgelenkanteiles in Seitlage (Bild 6-25). Patient in Linksseitlage, die Beine in Hüft- und Kniegelenk gebeugt. Der Behandler sitzt hinter ihm unterhalb des Gesäßes, das Gesicht kopfwärts gerichtet. Die rechte Hand nimmt mit der Handwurzel Kontakt am rechten vorderen oberen Darmbeinstachel. Der Daumen der linken Hand wird auf den oberen Kreuzbeinrand dicht am ISG aufgesetzt. Beide Unterarme des Behandlers bilden mit der Körperlängsachse des Patienten einen rechten Winkel. Durch repetitives leichtes Drücken auf beide Kontaktpunkte – streng sagittal – und nachfolgendes *völliges Nachlassen (Rückfederung)* wird die Mobilisation in Nutationsrichtung erreicht. Mit einiger Übung kann die dabei getastete Federung auch als diagnostisches Kriterium im Seitenvergleich genutzt werden. Die Federung des oberen Gelenkanteils ist geringer als am unteren.

6.5.4. Federungsmobilisation des unteren Iliosakralgelenkanteiles in Seitlage (Bild 6-26). Patient in Linksseitlage, die Beine in Knien und Hüften gebeugt. Der Behandler sitzt hinter ihm in Taillenhöhe, Gesicht fußwärts gerichtet. Die linke Hand nimmt von vorn mit der Handwurzel Kontakt am rechten vorderen oberen Darmbeinstachel. Daumen oder ulnare Handwurzel der rechten Hand werden auf die Kreuzbeinspitze aufgesetzt. Gleichzeitiger Druck auf beide Kontaktpunkte – vorn nach hinten außen kaudal gerichtet, Gegenhalt von hinten – bewirkt Federung des unteren ISG-Anteiles mit Mobilisierungseffekt beim Wechsel zwischen Druckerhöhung und *völligem Nachlassen.*

6.5.5. Selbstübung für die Iliosakralgelenkfederung im Knie-Ellbogen-Stand (Bild 6-27 und 6-28). Der Patient steht mit der rechten Seite am Bankrand, stützt dann die Ellbogen und das rechte Knie auf die Bank (s. Bild 6-27). Er richtet sich zum Knie-Ellbogen-Stand am Bankrand auf. Das linke Bein wird dann mit der Fußspitze am rechten Unterschenkel eingehängt, das linke Knie hängt dadurch frei am Bankrand. Der Patient läßt die linke Beckenseite hängen. Der Behandler

Bild 6-27 Vorbereitung für die Selbstmobilisation des rechten ISG in Knie-Ellbogen-Lage (s. Bild 6-28)

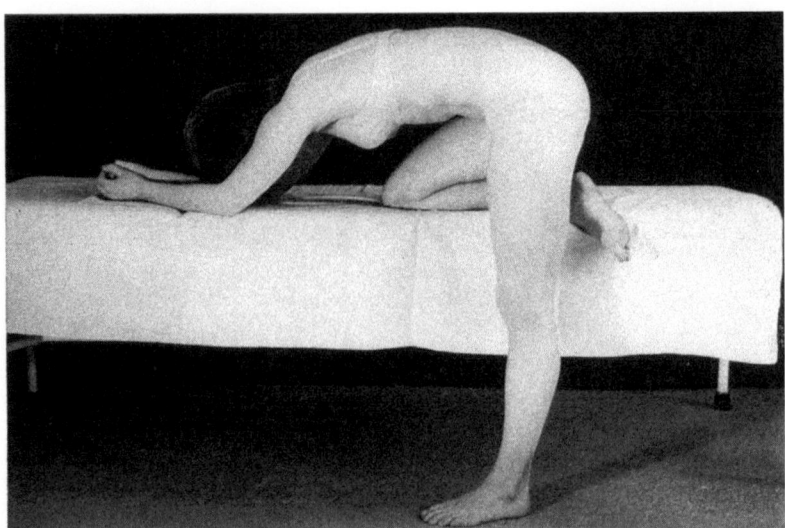

Bild 6-28 Ausgangsstellung für die Selbstmobilisation des rechten ISG. Der Behandler gibt Führungskontakt unter dem linken Knie

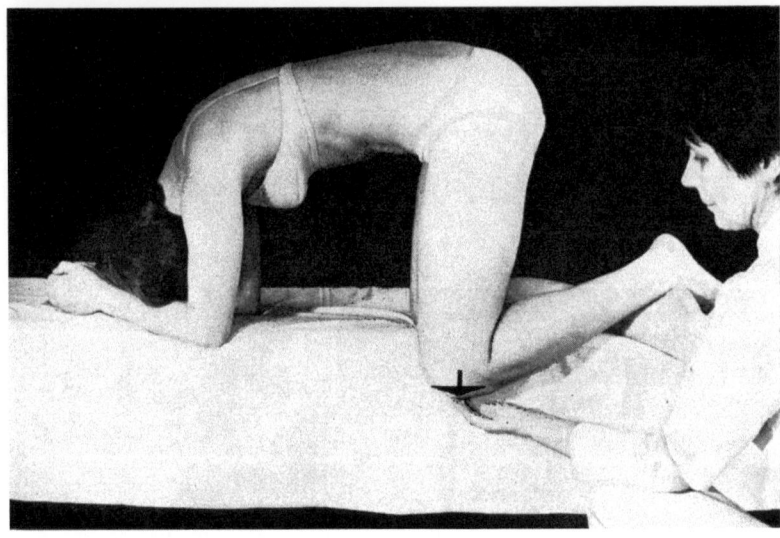

legt seine Hand unter das linke Knie, um die Richtung des Mobilisationsdruckes senkrecht abwärts bewußt zu machen (s. Bild 6-28). Geringer Druck gegen die Behandlerhand und Nachlassen dieses Druckes im rhythmischen Wechsel bewirken die spreizende Mobilisation des rechten ISG. Palpation über dem Gelenkspalt zeigt dem Patienten, wo er das Entstehen und Nachlassen der Mobilisationsspannung fühlt. Erst wenn der Patient das während der Bewegung erfaßt hat, kann er ohne Behandlerführung gegen einen gedachten Widerstand spannen und nachlassen.

Fehler:
Die Bewegung wird zu groß ausgeführt und erzeugt unnötige, störende Wackelbewegungen des Beckens und der LWS.

6.5.6. *Selbstübung für die Iliosakralfederung in Seitlage (Bild 6-29)* Zur Übung des rechten ISG liegt der Patient in Linksseitlage. Das obenliegende Bein ist stärker gebeugt. Diese Ausgangsstel-

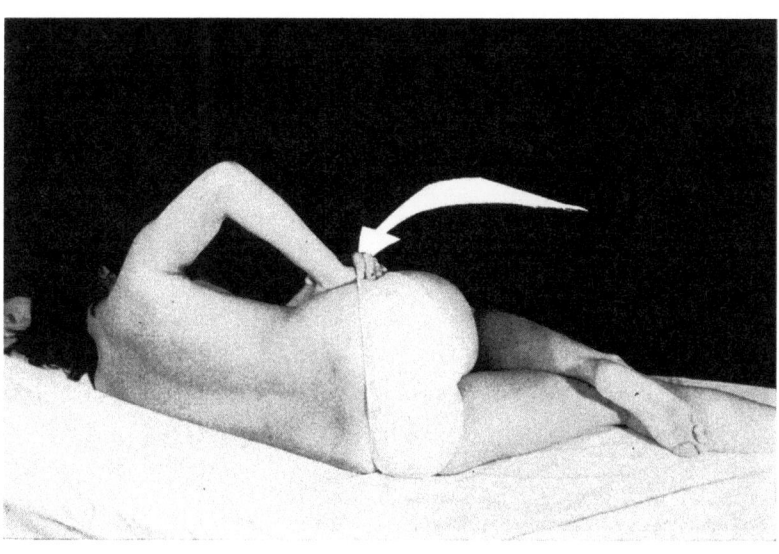

Bild 6-29
Selbstübung der
ISG-Federung
in Seitlage

lung entspricht der Federungsuntersuchung in Seitlage (s. Kap. 6.4.3.). Die rechte Hand des Patienten umfaßt die Beckenschaufel von der Seite (oben) dicht oberhalb des vorderen oberen Darmbeinstachels. Die linke Hand wird unterstützend darübergelegt. Rhythmischer Wechsel zwischen Druck nach vorn unten und Nachlassen wird vom Patienten unter Kontrolle des Behandlers geübt und nach Erfassen des Bewegungsablaufes in die Selbstübung übergeben.

6.5.7. *Relaxation schmerzhafter Spannungen bei gebeugter Adduktion und Irritation der Beckenbänder.* Patient in Rückenlage. Der Behandler steht in Hüfthöhe neben der Bank. Zur Behandlung rechtsseitiger Bandspannungsschmerzen führt er das rechte Bein zunächst in rechtwinklige Hüftbeugung mit Adduktion wie zur Prüfung der gebeugten Adduktion (s. Kap. 6.1.3.). In Weiterführung der Bewegung mit tastender Verstärkung der Hüftbeugung und -adduktion wird die Stellung gefunden, in der die Spannung am stärksten ist. Diese bei der Untersuchung (s. Kap. 6.2.) erkannte Endstellung ist Ausgangspunkt für die Relaxation (s. Bild 6-4 bis 6-7). Dazu drückt der Patient das Knie mit geringer Kraft 10–30 s gegen die haltende Hand des Behandlers in die Abduktion. In gleicher Weise kann jede Hüftbeuge-Adduktions-Stellung, die Spannungsschmerz anzeigt, als Ausgangsstellung einer Relaxationsbehandlung genutzt werden. Der Patient drückt in die entgegengesetzte kombinierte Abduktions- und Hüftstreckungsrichtung. Bei der Entspannung bestimmt die Erdschwere die Bewegungsrichtung, die vom Behandler unterstützend geführt wird. Sofort nach der ersten Relaxation legt der Patient einen Finger der eigenen linken Hand mit an das Knie und übt die Selbstrelaxation.

6.5.8. *Selbstrelaxation für die gebeugte Adduktion und gegen schmerzhafte Spannungen der Beckenbänder (Bild 6-30).* Nach Unterweisung übt der Patient zu Hause in Rückenlage, rechtes Bein gebeugt und bis an die schmerzhafte Spannung adduziert. Die linke Hand legt einen Finger von oben auf das Knie und gibt Widerstand gegen die isometrische Anspannung über 10–30 s, Spannung genau entgegengesetzt zur schmerzhaften Vorspannungsrichtung in eine kombinierte

74 Untersuchung und Behandlung des Beckens und der Lendenwirbelsäule

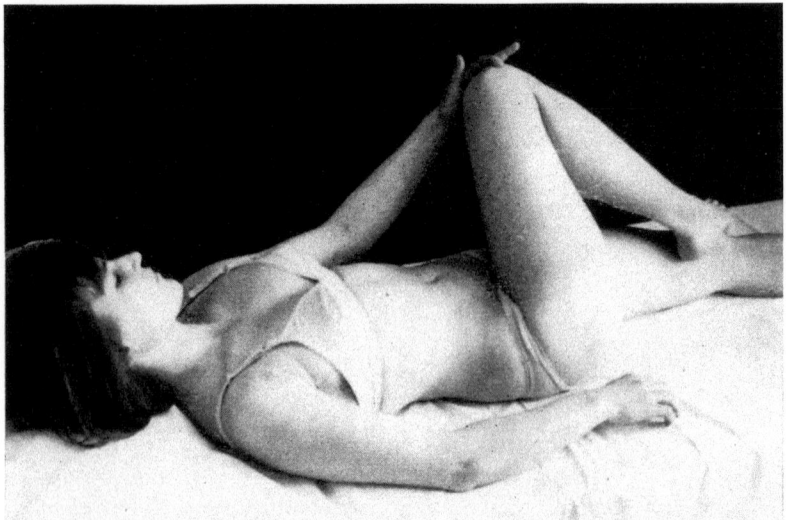

Bild 6-30 Ausgangsstellung für die Selbstrelaxation der gebeugten Adduktion

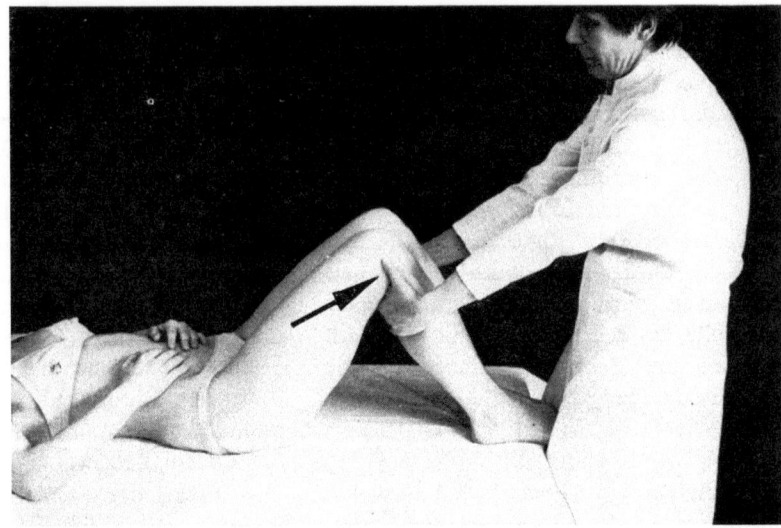

Bild 6-33 Milde Traktionsbehandlung der LWS über die angebeugten Beine

Hüftstreckung und Hüftabduktion. Nach bewußter langsamer Entspannung führt der Patient das Bein absichernd weiter in die Hüftbeugung und -adduktion bis an die Spannung.

6.5.9. Behandlung des Steißbeinschmerzes durch postisometrische Relaxation (Bild 6-31).
Patient in entspannter Bauchlage, Behandler in Kniehöhe neben ihm, Gesicht kopfwärts. Die Hände fassen gekreuzt je auf einen inneren unteren Quadranten des Gesäßes. Gegen geringen Druck in Richtung auf das gleichseitige Hüftgelenk spannt der Patient sein Gesäß 10–30 s zur Mitte hin an. Die Entspannung folgt der Vorstellung, das Gesäß »fließe nach außen«. Diesem »Fließen« folgt der weiche Druck der Behandlerhände. Anschließend ersetzt der Patient die Behandlerhände durch die eigenen und tastet den Spannungs-Entspannungs-Wechsel (siehe folgende Übung).

Traktionen und Weichteilbehandlung der Lendenwirbelsäule 75

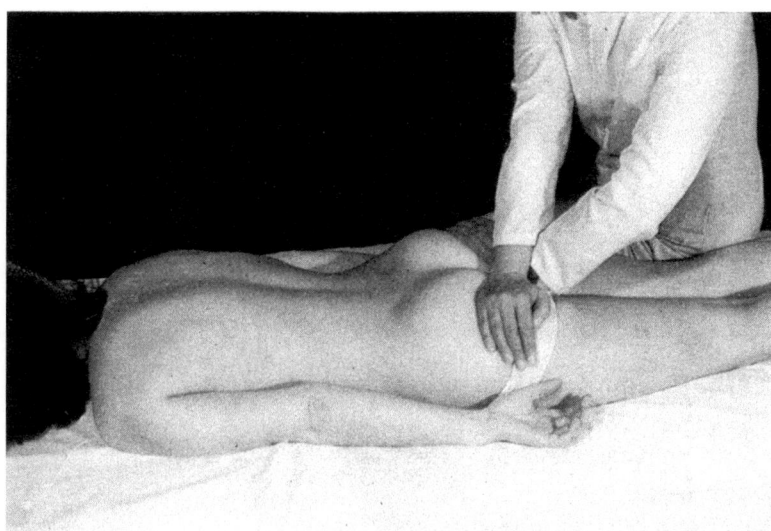

Bild 6-31 Behandlung des Steißbeinschmerzes durch postisometrische Relaxation

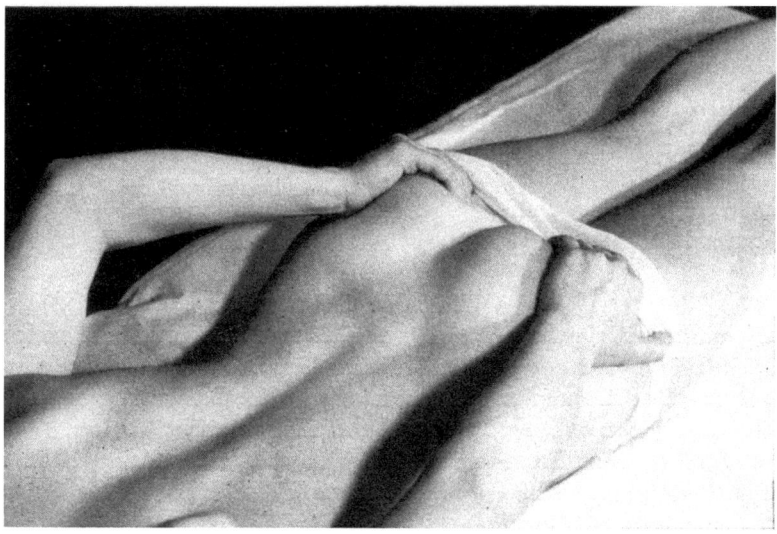

Bild 6-32 In dieser Lage erlernt der Patient die Selbstrelaxation der schmerzhaften Steißmuskulatur

6.5.10. Selbstübung bei Steißbeinschmerz (Bild 6-32). Nach der Fremdbehandlung in Bauchlage übt der Patient selbst: Die Hände liegen auf dem inneren unteren Quadranten der jeweils gleichen Gesäßseite. Die Fingerspitzen sind zur Gesäßfalte gerichtet und drücken gering nach außen. Minimale Anspannung gegen diesen Druck für 10–30 s, Entspannung mit geführtem »Fließen« der Gesäßweichteile nach außen. Hat der Patient diesen Bewegungsablauf erfühlt, kann die Übung in Rückenlage in gleicher Weise durchgeführt werden. Diese Lage ist für die Gesamtentspannung vorteilhafter.

6.6. Traktionen und Weichteilbehandlung der Lendenwirbelsäule

Diese Behandlungsformen zielen nicht auf eine segmentale Funktionsstörung. Sie wirken nicht auf ein Segment, sondern sollen heftige Schmerzen des ganzen Abschnittes durch Muskelentspannung lindern.

6.6.1. Traktion bei gebeugten Knien in Rückenlage (Bild 6-33). Indikation: heftiger Schmerz, z. B. bei Bandscheibenprolaps. Patient in Rückenlage, Beine angestellt. Der Behandler steht am Bankende und stützt mit den Oberschenkeln die Füße des Patienten ab. Er faßt in beide Kniekehlen und übt einen sanften Zug durch Rückverlagerung seines Körperschwerpunktes aus. In dieser Traktionsstellung können rhythmische Schüttelungen ausgeführt werden, oder die Zugspannung schwillt langsam an und ab.
Fehler:
1. Bei der Schüttelung wird der Traktionszug aufgegeben.
2. Zu starker Zug lordosiert die LWS und verstärkt den Schmerz, wirkt damit der Entspannung entgegen.
3. Zu schnelle oder zu große Zugbewegungen provozieren Schmerz.

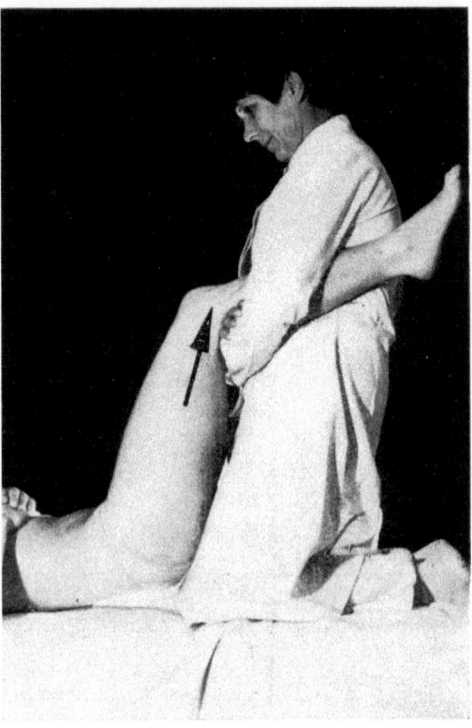

Bild 6-34 Traktionsbehandlung der LWS bei rechtwinklig gebeugter Hüfte

6.6.2. Traktion bei rechtwinklig gebeugten Hüften und Knien (Bild 6-34 u. 6-35). Patient in Rückenlage. Der Behandler steht am Bankende oder kniet auf der Bank. Er umfaßt von außen beide Unterschenkel des Patienten, Hüft- und Kniegelenke sind rechtwinklig gebeugt. Durch Rückverlagerung des Körperschwerpunktes entsteht ein sanfter Zug, der das Gesäß von der Unterlage abhebt und sich als kyphosierender Zug auf die LWS fortsetzt. Er wird über einige Zeit gehalten (s. Bild 6-34). In dieser Traktionsstellung können rhythmische Zugschüttelungen ausgeführt werden. Als kraftsparende Variante kann der Behandler auf der Bodenmatte in Hockstellung arbeiten. Er schiebt einen Unterarm unter den Kniekehlen durch, stützt den Ellbogen auf das gleichseitige Knie und faßt am anderen Knie den abgestützten anderen Unterarm (siehe Bild 6-35). Diese Behandlung ist gleichzeitig eine Eignungsprüfung für Traktion im Perlschen Gerät. Tritt bei der Traktion Schmerz auf, ist eine Behandlung im Perlschen Gerät nicht angezeigt.
Fehlermöglichkeiten wie bei der Traktion mit gebeugten Knien (s. Kap. 6.6.1.).

6.6.3. Traktion in Bauchlage durch Zug an den Beinen (Bild 6-36). Der Patient liegt in Bauchlage, hält sich mit beiden Händen am oberen Bankende, der Behandler steht in kleiner Schrittstellung am unteren Bankende. Er umfaßt die Beine des Patienten dicht oberhalb der Knöchel von unten.
Durch Rückverlagern des Gewichts auf den hinteren Fuß entsteht eine Zugspannung, die sich bis zur LWS fortsetzt. Die Behandlung aus dieser Ausgangsstellung kann in 2 Formen erfolgen:

Traktionen und Weichteilbehandlung der Lendenwirbelsäule 77

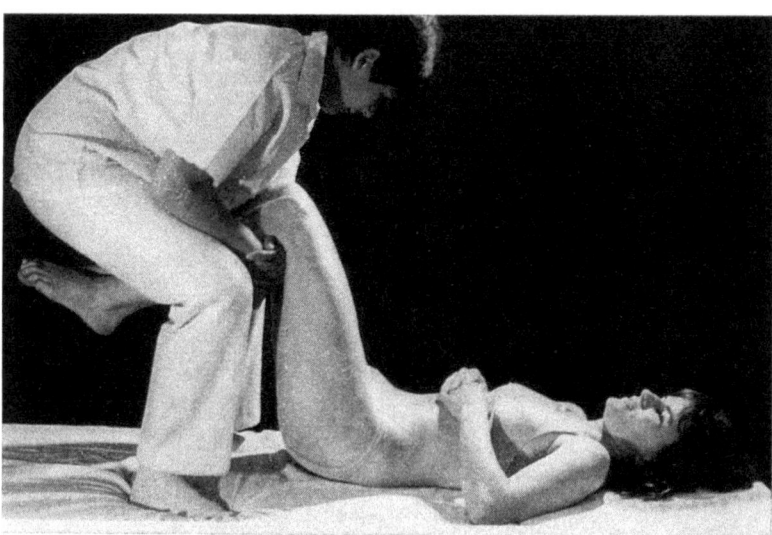

Bild 6-35
Kraftsparende Traktionsbehandlung der LWS bei rechter Hüfte auf winklig gebeugder Bodenmatte

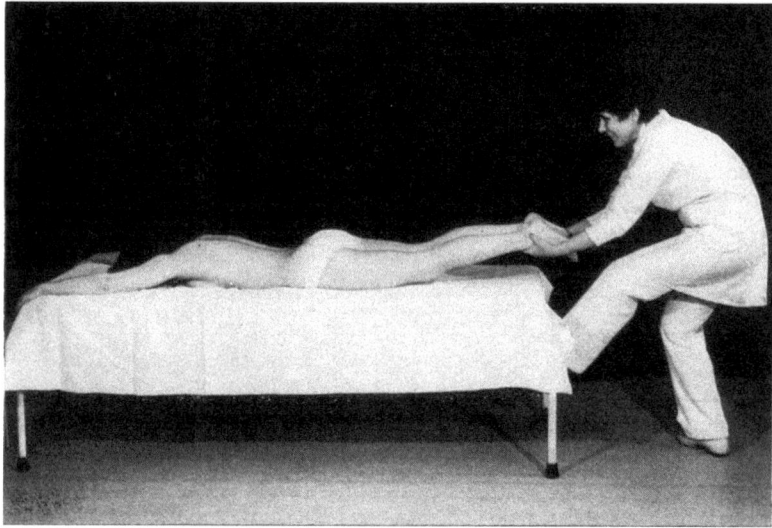

Bild 6-36
Längsachsentraktion der LWS in Bauchlage

– durch rhythmische Zugschüttelungen: Aus der Vorspannung heraus verstärkt der Behandler rhythmisch den Zug an den Beinen durch Beugen der Arme. Die Zugbewegung darf nur so klein sein, daß sich nur das Becken bewegt und der Brustkorb ruhig liegen bleibt. Der Rhythmus hat sich nach der Eigenbewegung des Patientenkörpers zu richten. Der neue Zug muß beginnen, ehe das Becken ganz zurückgeglitten ist.
– durch PIR der Rumpfmuskulatur: Der Patient erhält den Auftrag, die gestreckten Beine in den Körper hereinzuziehen. Die Spannung wird 10–30 s gehalten.
Nach Entspannung folgt der weiche Traktionszug dem merkbaren Zuwachs an Entspannung.
Fehler:
1. Bei der Traktion werden die Beine zu weit angehoben, dadurch entsteht Verstärkung der LWS-Lordose und verhindert die Entspannung, besonders wenn die Lordosierung Schmerz hervorruft.

Bild 6-37 Aufrichtende Traktionsspannung der LWS durch Gegenhalt am Becken während der Atmung

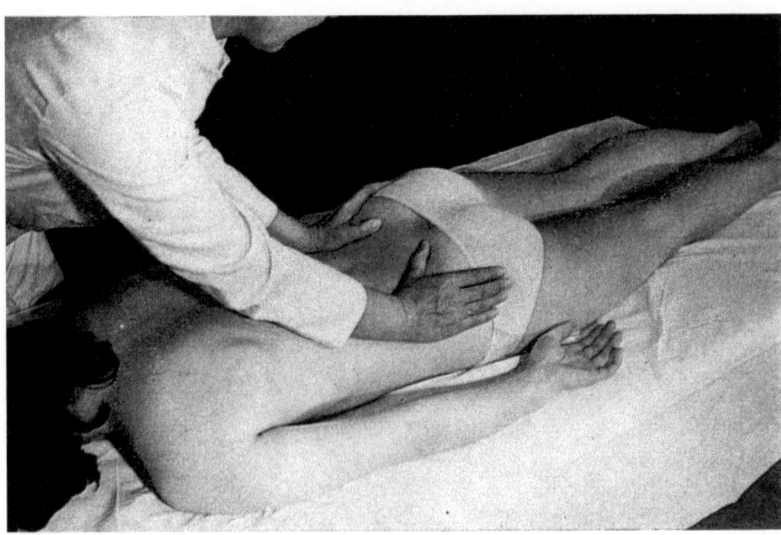

2. Der Rhythmus der Schüttelung paßt sich nicht der Eigenrhythmik des Patienten an.

6.6.4. Traktion in Bauchlage durch Druck am Beckenkamm (Bild 6-37). Patient in Bauchlage. Der Behandler steht seitlich neben ihm, Gesicht zu den Füßen gerichtet. Mit gestreckten Armen legt er die Hände von kranial auf das Gesäß des Patienten und übt einen fußwärts gerichteten Druck aus. In der LWS entsteht dadurch eine Traktionsspannung.
Das Becken folgt der Atembewegung durch Rückwärtsbewegung (Aufrichtung) bei der Einatmung und Vorwärtskippung (Kippung) bei der Ausatmung. Durch Atemauftrag wird diese Bewegung verstärkt. Der Druck des Behandlers am Beckenkamm unterstützt die Rückwärtsbewegung, hemmt dann aber die Ausatmungskippung und verstärkt dadurch die Traktionsspannung. Gleichzeitig wirkt dieser Haltedruck bei Ausatmung im Sinne der isometrischen Anspannung, die in der Gegenbewegung der Einatmung eine verstärkte Entspannung bewirkt.
Fehler:
1. Der Druck richtet sich gegen den Beckenkamm nach ventral und verhindert die Mitbewegung des Beckens bei der Atmung.
2. Es wird versäumt, den Druck am Becken in der Ausatmungsphase angepaßt zu verstärken. Die beschriebenen Dehnungs- und Entspannungsmechanismen bleiben ungenutzt.

6.6.5. Selbstübung der Traktion in Bauchlage (Bild 6-38). Patient in Bauchlage quer über der Behandlerbank. Die Beine hängen an einer Bankseite herunter, Fußspitzen auf dem Boden. Der Körper wird durch die Oberarme am anderen Bankrand gehalten. Zu Hause benutzt der Patient Liege, Sessel, Tisch oder einen Kissen- und Deckenberg, der ein Darüberlegen mit herunterhängenden Beinen ermöglicht (s. Bild 6-38).
Die Vorstellung, den Bauch leicht gegen die Unterlage zu drücken, erzeugt die isometrische Anspannung. Nach ausreichender Anspannung folgt die Entspannung. Während der Oberkörper durch die haltenden Arme unbewegt bleibt, sinken die Beine ab und üben einen Zug auf die LWS aus.
Fehler:
1. Zu starke Anspannung lordosiert (vor allem das lumbosakrale Segment) mit Schmerzprovokation.

Traktionen und Weichteilbehandlung der Lendenwirbelsäule 79

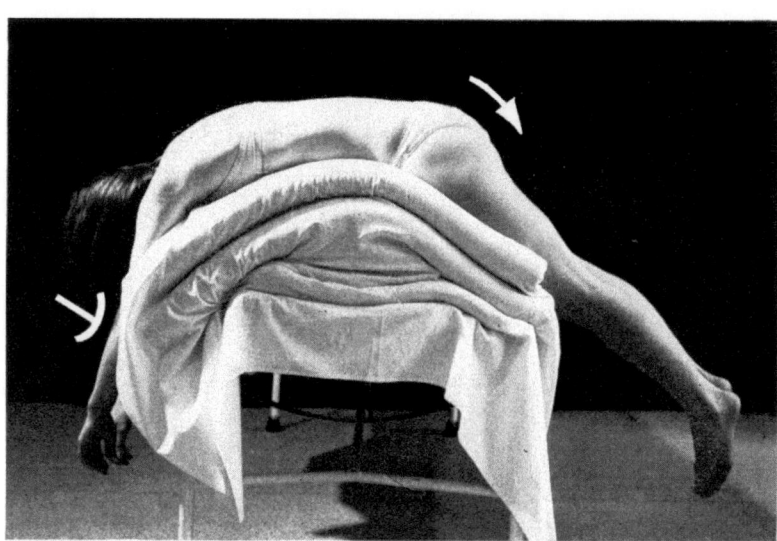

Bild 6-38 Traktionslagerung unter häuslichen Bedingungen über einen Deckenberg, Entspannungsphase

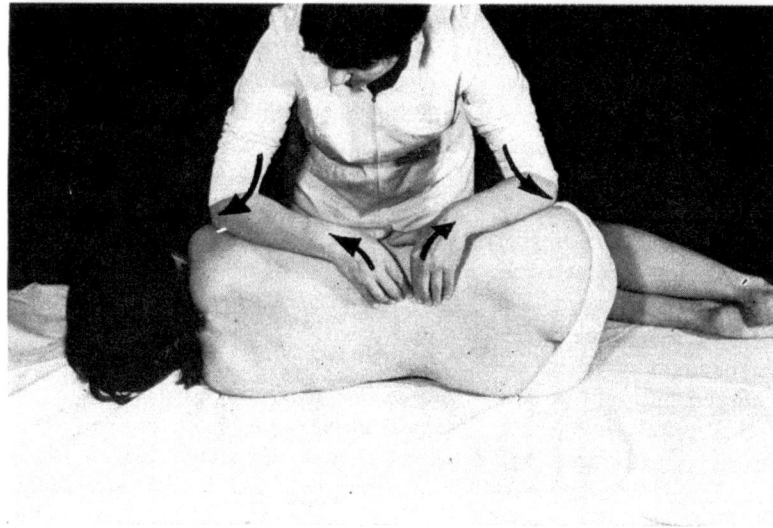

Bild 6-39 Unspezifische Seitneigemobilisation mit Weichteilbehandlung

2. Bei der Entspannung wird der Haltedruck der Arme aufgegeben. Der Oberkörper folgt dem Schwerkraftzug der Beine. Die Verstärkung der Traktionswirkung verpufft. Dieses Problem entfällt, wenn der Patient auf dem Deckenberg das Becken etwa als höchsten Punkt eingestellt hat.

6.6.6. Weichteiltechnik für den lumbalen M. erector trunci mit Seitneigmobilisation der Lendenwirbelsäule (Bild 6-39). Patient

in Linksseitlage, beide Beine rechtwinklig gebeugt. Der Behandler steht vor ihm. Die Fingerspitzen beider Hände tasten sich vom Muskelbauch an den inneren Rand des lumbalen M. erector heran, die Ellbogen nehmen seitlich auf dem Thorax bzw. auf dem Becken vor dem Trochanter Kontakt. Die Unterarme stabilisieren dabei die Seitlage des Patienten. Durch aufspreizenden Druck der Ellbogen werden Schulter und Becken auseinandergedrückt,

Bild 6-40 Segmenteinstellung für die Mobilisation der LWS in Neutralstellung (rechte Gelenke)

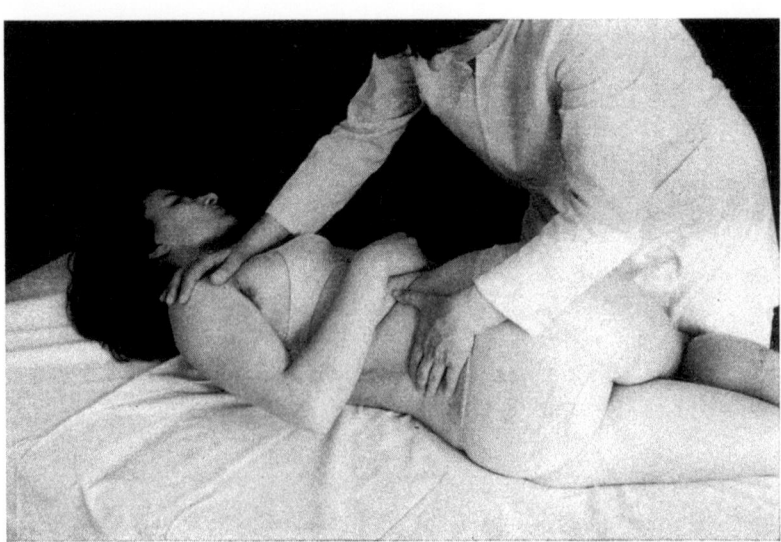

die LWS folgt der Bewegung in die Linksseitneigung. Während dieser Bewegung dehnen die Fingerspitzen den rechten M. erector. Bewegungsdruck und Dehnung werden wieder nachgelassen. Der Wechsel beider Phasen ist mehrfach zu wiederholen.

Die Ausgangsstellung kann auch für eine PIR des M. quadratus lumb. genutzt werden. Spannungsauftrag: Druck gegen die Ellbogen. Nach 10–30 s Spannungszeit und folgender Entspannung wird in beschriebener Form aufgedehnt.

Fehler:
1. Die Druckrichtung an Schulter und Becken geht zur Unterlage und nicht auseinander, es fehlt die weitende, aufdehnende Richtung und Wirkung.
2. Ellbogen und Hände arbeiten nicht synchron, die Massagewirkung geht verloren.

6.6.7. Weichteiltechniken (Massage). Der M. erector trunci wird vorzugsweise in Bauchlage behandelt. Dabei kann bei sehr schmerzhaften Krankheitsbildern eine Unterlagerung zur Rückkippung des Beckens mit Kyphosierung der LWS notwendig sein. Die Massagetechniken im einzelnen sind Physiotherapeuten bekannt. Sie werden hier deshalb nicht beschrieben. Bei sehr schmerzhaften Wirbelsäulenerkrankungen kann diese Massage als Therapieeinleitung vorteilhaft sein. Ihr Zeitbedarf begrenzt die Verordnung zwangsläufig.

6.7. Gezielte Mobilisation der Lendenwirbelsäule – segmental

6.7.1. Mobilisation in Neutralstellung nach postisometrischer Relaxation (Bild 6-40 bis 6-43)

6.7.1.1. Segmenteinstellung. Dies ist die Universaltechnik bei Funktionsstörungen der Lendenwirbelsäule. Bei Störung eines rechtsseitigen Gelenkes legt sich der Patient auf die linke Seite. Das unten liegende Bein ist in Hüfte und Knie leicht gebeugt (Neutralstellung der LWS). Das oben liegende Bein ist mit der Fußspitze in der Kniekehle (für die obere LWS) oder am Unterschenkel (für die untere LWS) eingehängt. Der Behandler steht vor ihm.

Die Sperrung (Verriegelung) der nicht behandelten Segmente entsteht allein durch Rotation. Das Gewicht des hängenden Beines bringt bereits eine leichte Rotationsspannung in die Lendenwirbel-

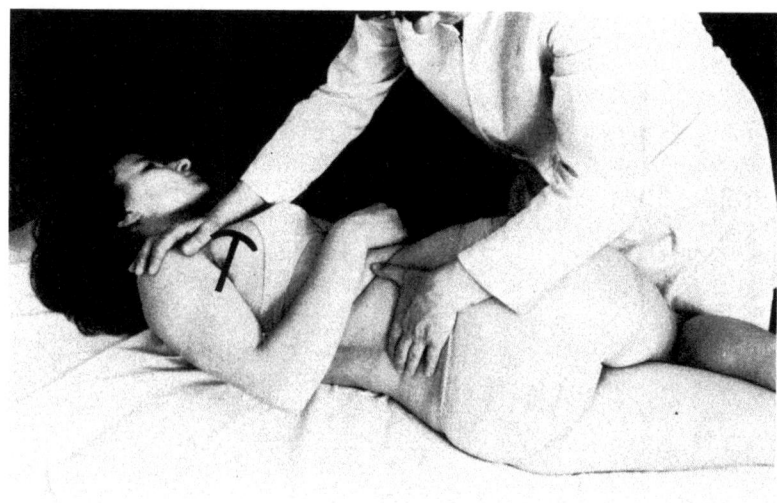

Bild 6-41 Mobilisation der LWS in Neutralstellung von oben her nach postisometrischer Relaxation. Anspannungsphase: Der Patient drückt mit geringer Kraft gegen die Behandlerhand vor der Schulter (in die Linksrotationsrichtung)

säule. Der Behandler tastet dies mit der linken Hand interspinal am gestörten Segment. Das Patientenknie wird vom Oberschenkel des Behandlers abgestützt und damit angehoben und wieder gesenkt, bis am Segment gerade eine beginnende Rotationsspannung erkennbar wird. Diese Einstellung des kaudal gelegenen Wirbelsäulenabschnittes wird beibehalten. Ein Finger der palpierenden linken Hand geht dann an das nächsthöhere Segment. Darauf führt die rechte Hand die Patientenschulter nach hinten in eine Rechtsdrehung der Brustwirbelsäule (s. Bild 6-40). Die Hand führt die Bewegung langsam weiter, bis der tastende Finger am nächsthöheren Segment die Spannung fühlt. Sobald die Bewegung in diesem Segment erschöpft ist und der obere Partnerwirbel mitläuft, ist das zu behandelnde Segment von unten und oben in Vorspannung. Jede kleine Verstärkung der Drehung, an der Schulter nach hinten oder am Becken (Knie) nach vorn, muß jetzt zur Spannungsverstärkung im Segment führen. Das dient der Einstellungskontrolle. Die Vorspannung im Segment bleibt zur Behandlung gering. Da die Mobilisation durch aktive Bewegung geschieht, genügt die kontrollierende Palpation durch eine Hand. Ein Abstützen des jenseitigen Partnerwirbels durch die palpierende Hand ist vorteilhaft.

6.7.1.2. Neutralhaltungsmobilisation von oben her. Die linke Hand liegt haltend-palpierend flach über dem unteren Partnerwirbel. Die rechte Hand stützt die rechte Schulter und Brustwand von vorn. Spannungsablauf: Der Patient wird aufgefordert, gegen die Behandlerhand im Schulterbereich zu drücken, als ob er sich nach vorn von der Bank rollen wollte (s. Bild 6-41). Er soll nur leicht drücken. Druckrichtung und Stärke sind richtig, wenn die Hand am Segment eine leichte Muskelanspannung tastet. Das Anspannen wird 10–30 s gehalten. Gegen Ende soll der Patient ruhig tief einatmen, den Druck mit der Schulter beenden und dann ausatmen. Dabei sinkt die rechte Schulter nach hinten (s. Bild 6-42). Der Behandler darf die Schulter nicht zurückdrücken. Er kann die mobilisierende Rechtsrotation unterstützen, wenn er den Blick des Patienten mit dem Finger nach hinten leitet, jeweils bis zum Entstehen von Spannung am Segment (Blickwendungsmobilisation). Die Hand an der Schulter ist dann nicht mehr erforderlich. Wenn der Behandler

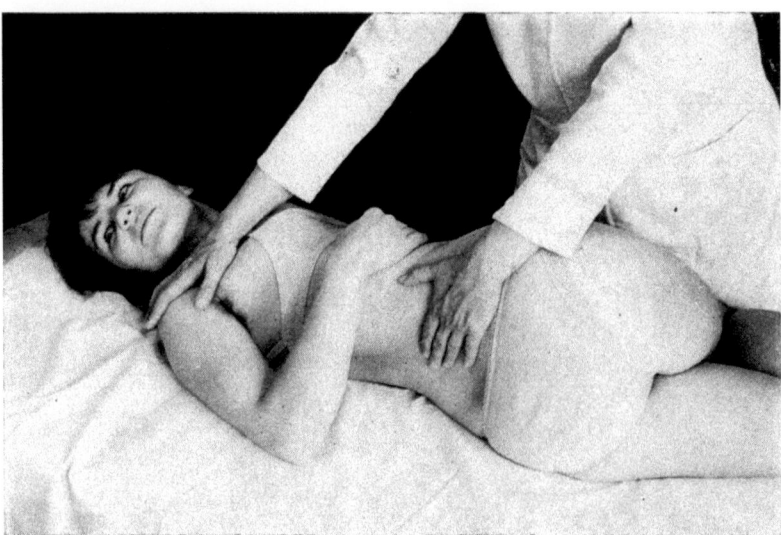

Bild 6-42 Entspannungsphase zu Bild 6-41: Nach aktiver Entspannung führt der Behandler die Schulter des Patienten nach hinten bis an eine geringe Segmentspannung. Nach Blickeinstellung des Patienten ist die Hand an der Schulter entbehrlich (s. 6.7.1.2.)

mit beiden Händen den unteren Partnerwirbel hält, kann der Patient mit kleinen aktiven kraftlosen Oberkörperdrehbewegungen die Mobilisation ergänzen (siehe Bild 6-43).

Bei gleichzeitig bestehenden Funktionsstörungen in der HWS gelingen diese Mobilisationen häufig nicht gut. Auch aus diesem Grund sollten HWS-Funktionsstörungen zuvor behandelt werden.

6.7.1.3. Neutralhaltungsmobilisation von unten her. Nach der Segmenteinstellung von oben und unten legt der Behandler seinen Ellbogen von vorn gegen die seitliche Brustwand, den Unterarm spiralig um den Brustkorb herum. Die Hand gelangt zum Segment und hakt sich von der obenliegenden Seite her mit dem Daumen am Dornfortsatz des oberen Partnerwirbels ein (s. Bild 6-44). Damit ist der kraniale Wirbelsäulenabschnitt in der Rotation fixiert. Zur isometrischen Anspannung soll sich der Patient als Richtung ein Zurückdrehen des Beckens vorstellen. Er wird aufgefordert, das Knie gegen den haltenden Behandleroberschenkel mit geringer Kraft anzuheben oder gegen die dorsal am Becken liegende Hand in Oberschenkelrichtung zurückzuziehen. Wieder sind die Richtung und die Kraft richtig, wenn am Segment eine geringe Muskelspannung tastbar wird, aber keinerlei Bewegung entsteht. Die Spannung wird 10–30 s gehalten und dann nachgelassen. Bein und Becken sinken durch die Schwerkraft nach vorn ab. Die leichte Spannung am Segment bleibt bestehen. Wiederholung des Vorganges wenn nötig 3- bis 5mal.

Fehler und Hinweise:

1. Bei richtiger Einstellung ist das Becken auch bei Behandlung der oberen LWS fast in Seitlage geblieben.
2. Bei sehr großen Patienten können kleine Behandler mit dem Ellbogen die Schulter manchmal nicht erreichen. Dann ist der Kontakt an der vorderen Brustwand zuverlässig genug.
3. Die exakte Einstellung des Segmentes, nicht die Krafteinwirkung auf Schulter oder Becken, entscheidet über den Erfolg.
4. Wenn der Patient in der Relaxationsphase nicht wirklich entspannt, entsteht keine Mobilisation. Der Patient muß immer wieder zum Entspannen aufgefordert werden.

6.7.2. Selbstübung der Rotation in Seitlage nach postisometrischer Relaxation

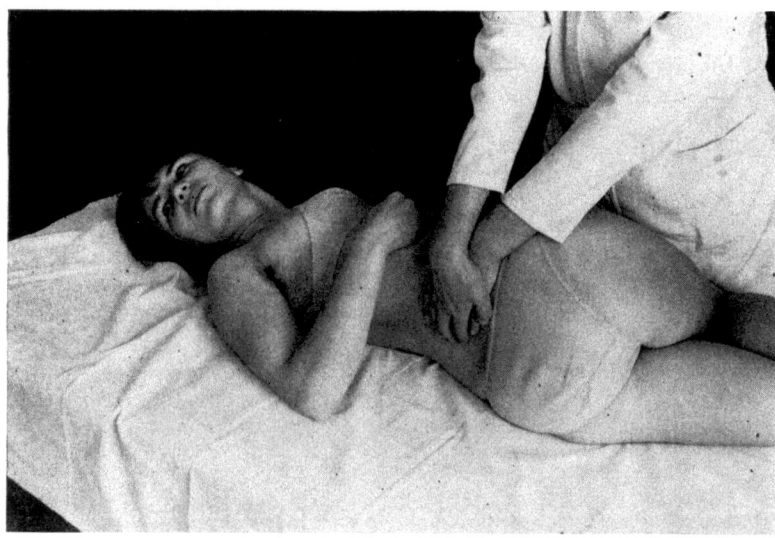

Bild 6-43 Mobilisierende Lagerung der LWS in Neutralstellung mit Blickwendung nach vorheriger isometrischer Anspannung (s. Bild 6-41). Geschickte Patienten können in dieser Stellung eine aktiv repetitive Mobilisation vom Oberkörper her durchführen

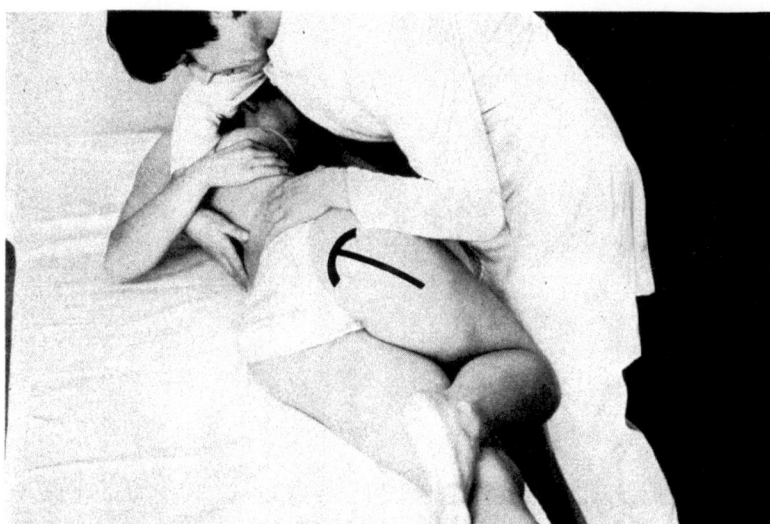

Bild 6-44 Neutralstellungsmobilisation der LWS vom Becken her mit postisometrischer Relaxation. In der Anspannungsphase zieht der Patient den obenliegenden Oberschenkel zart nach hinten (stumpfer Pfeil) ohne Bewegung

(Bild 6-45 und 6-46). Der Patient erlernt nach Anleitung und Kontrolle durch den Behandler die Segmenteinstellung über Rotation von Kopf und Schultergürtel nach hinten und Gegenrotation des Beckengürtels nach vorn wie in Kapitel 6.7.1. beschrieben. Die Hand des untenliegenden Armes liegt auf dem obenliegenden gebeugten Knie. Während der langsamen Einatmung drückt der Patient den Oberschenkel gegen seine Hand in Richtung Zimmerdecke nach oben (s. Bild 6-45), läßt dann diesen Druck nach und atmet aus. Dabei sinkt das Knie ab. Er muß beachten, den Blick in der Entspannungsphase unbedingt nach hinten zu richten, damit das absinkende Knie die Drehung im unteren Partnerwirbel bewirkt und nicht in höheren Wirbelsegmenten (siehe Bild 6-46).

6.7.3. *Mobilisation der Lendenwirbelsäule in Anteflexion nach postisometrischer Relaxation (Bild 6-47 und 6-48).* Bei einer rechtsseitigen Funktionsstörung der Ante-

Bild 6-45 Spannungseinstellung für die Selbstübung in Neutralstellung der LWS (PIR). Der Patient drückt das angebeugte Knie isometrisch gegen die daraufliegende Hand (stumpfer Pfeil)

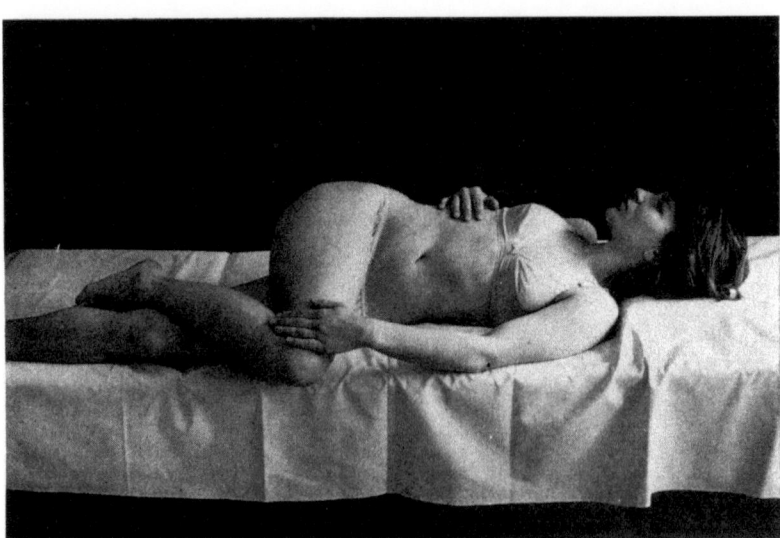

Bild 6-46 Relaxationsphase zu Bild 6-45. Das Knie sinkt etwas ab, der Patient wendet den Blick nach hinten

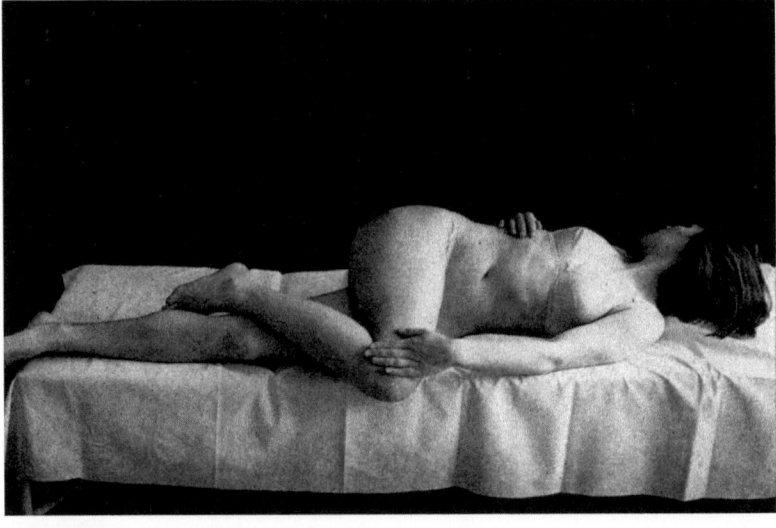

flexion in der LWS legt sich der Patient auf die linke Seite. Das untenliegende Bein ist in Knie und Hüfte mäßig gebeugt (etwa 30°). Das obenliegende Bein wird in der Hüfte gebeugt, im Knie entspannt gestreckt über den Bankrand gehängt. Ist das beispielsweise wegen eines positiven Lasègue-Zeichens nicht möglich, muß der Unterschenkel gebeugt bleiben. Der Fuß muß dann am anderen Bein eingehängt werden.

Der Behandler steht vor dem Patienten. Er nimmt das gestreckte Patientenbein zur Führung zwischen die Knie. Bei gebeugtem Patientenbein wird das Knie mit beiden Knien abgestützt. Die Einstellung der Wirbelsäule beginnt mit einem Nach-vorn-Drehen des Beckens. Der Behandler fixiert diese Beckenstellung durch Druck mit der linken Hand von oben auf das Becken. Zur Einstellung der BWS faßt der Behandler mit der rechten Hand die untenliegende Hand des Patienten und zieht damit die Schulter nach vorn und fußwärts unter dem Körper hervor (s. Bild 6-47). Damit kommt die BWS in Anteflexion und

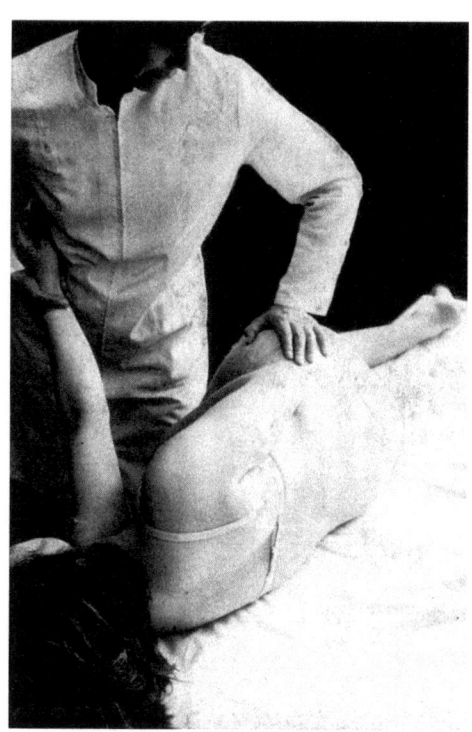

Bild 6-47 Lagerung für die Anteflexionsmobilisation der LWS. Der Zug am Arm zur Einstellung des Oberkörpers ist beendet, wenn die Spannung am Becken erkennbar wird. Die nach vorn gedrehte Beckenstellung darf auf keinen Fall aufgegeben werden (s. Kap. 7.5.4.)

Rechtsrotation. Der Zug am Arm ist zu beenden, wenn das Becken die Tendenz erkennen läßt, sich aufzurichten: Dann ist die Rechtsdrehung von oben in der LWS angekommen. Der Patient schaut bequem geradeaus. Eine Rotationsverstärkung durch Blickwendung ist nicht erwünscht, weil die Rotationsrichtung die Anteflexionsmobilisation nur unterstützen soll. Darauf stützt der Behandler mit dem Ellbogen die Schulter und mit dem Unterarm die Thoraxseite so ab, daß er bequem den Daumen am oberen Partnerwirbeldorn einhängen kann. Um diesen Fixationshalt zu sichern, legt er die ganze Hand flach auf die untenliegende Rückenseite und schiebt die Fingerspitzen unter die Flanke. Damit ist der obere Partnerwirbel ausreichend gestützt. Darauf legt der Behandler die bisher das Becken fixierende Hand flach von kaudal auf das Sakrum und die untere LWS bis zum unteren Partnerwirbel und prüft die Anteflexionsspannung am Segment. Der Zeigefinger legt sich palpierend auf den Dorn des unteren Partnerwirbels. Der Unterarm schmiegt sich um das Becken bis in die Trochantergegend (s. Bild 6-48).

Die isometrische Spannung soll die Rückenstrecker aktivieren. Der Patient erhält den Auftrag, das Gesäß nach hinten zu drücken oder das Knie fußwärts zu drücken oder den Bauch herauszudrücken. Er hat die richtige Anspannung gefunden, wenn die beiden Hände am Segment ein leichtes Aktivieren der Muskulatur fühlen. Diese Spannung wird über 10–30 s gehalten. Die Entspannung wird nicht mit der Atmung gekoppelt. Wenn die Entspannung am Segment erkennbar ist, werden Bein und Becken in verstärkte Anteflexion geführt, nicht aber in verstärkte Rotation. Nach 3–5 Wiederholungen ist die Funktion im allgemeinen normalisiert. Diese Technik eignet sich auch für den thorakolumbalen Übergang.

Fehler:
1. Die Drehung des Beckens nach vorn wird am Anfang der Einstellung vergessen oder bei der Einstellung der Schulter wieder aufgegeben.
2. Die Rotationsspannung von der Schulter wird durch Druck des Armes oder durch Blickwendung zu stark eingestellt. Der Patient kann schlecht entspannen, die Anteflexionsmobilisation ist erschwert.
3. In der Relaxationsphase wird das Becken mit dem Bein fälschlich in die Drehung nach vorn und nicht in die Flexion geführt.

6.7.4. Selbstübung der Anteflexion in Seitlage nach postisometrischer Relaxation (Bild 6-49). Der Patient erlernt nach Anleitung und Kontrolle durch den Behand-

Bild 6-48 Segmenteinstellung für die Anteflexionsmobilisation der LWS (rechte Gelenke). Der rechte Daumen liegt von rechts am oberen Partnerwirbeldorn, die linke Hand über dem unteren Partnerwirbel (s. Kap. 7.5.4.)

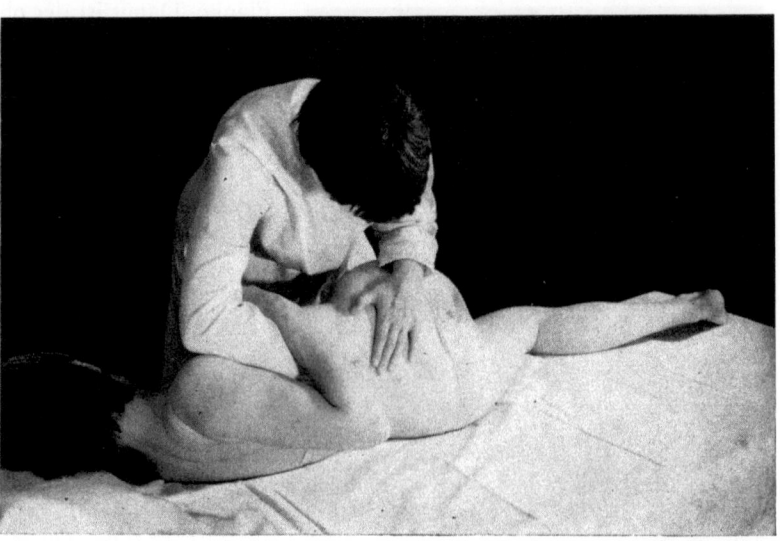

ler die Segmenteinstellung wie in Kapitel 6.7.3. beschrieben. Wichtig ist, daß die Vorspannung von oben bei der Selbstübung durch Schulteranteflexion erst vorgenommen wird, wenn das Nach-vorn-Kippen des Beckens mit gestrecktem Bein erfolgte. Der Blick ist nach vorn gerichtet und bleibt bei Anspannung *und* Entspannung in dieser Richtung. Diese Selbstübung nutzt die Schwerkraft während der Entspannungsphase. Der Patient stellt sich vor, das überhängende Bein ein wenig nach hinten einzuziehen, ohne es dabei zu bewegen. Nach 10-30 s Haltezeit wird entspannt, das Bein sinkt weiter ab, Becken und Wirbelsäule folgen, der Anteflexionszug wird verstärkt.

Die Übung bewirkt außer der Mobilisation in Anteflexionsrichtung eine Entspannung der lumbalen Rückenstrecker und dadurch eine Löschung von interspinalen Schmerzpunkten.

6.7.5. Mobilisation der Dorsalverschiebung in der unteren Lendenwirbelsäule nach postisometrischer Relaxation (Bild 6-50). Wenn bei der segmentalen Untersuchung im Dorsalschub (s. Kap. 6.4.7.) ein erhöhter Widerstand getestet wurde, bleibt der Patient in Untersuchungslage auf der Seite mit rechtwinklig angebeugten Beinen liegen. Bei Linkslage hat der Behandler den Zeigefinger der rechten Hand über dem oberen Partnerwirbel, unterstützt vom Kleinfinger der linken Hand, die darüber liegt. Den Oberschenkel stützt der Behandler gegen das obenliegende Knie. Diese einbeinige Technik behandelt das obenliegende Gelenk. Sie ist zur Behandlung besonders vorteilhaft.

Der Patient drückt den rechten Oberschenkel gegen den Behandlerwiderstand nach vorn mit minimaler Kraft. Die Richtung ist korrekt, wenn die tastenden Hände eine gerade merkbare Beugespannung erkennen. Nach 10-30 s Haltezeit wird entspannt. Unter nachlassender Spannung wird im eingestellten Wirbelsäulensegment die gelenkspielähnliche Dorsalverschiebung des unteren Wirbelpartners repetitiv 3- bis 5mal ausgeführt. Dazu schiebt der Behandler das Knie und damit das Becken des Patienten nach hinten. Diese Übung ist nur für die Segmente L4 bis S1 anwendbar. Der Schub allein am obenliegenden Bein behandelt bevorzugt das obenliegende LWS-Gelenk.

Bei doppelseitiger Störung muß die Behandlung auf beiden Seiten durchgeführt werden.

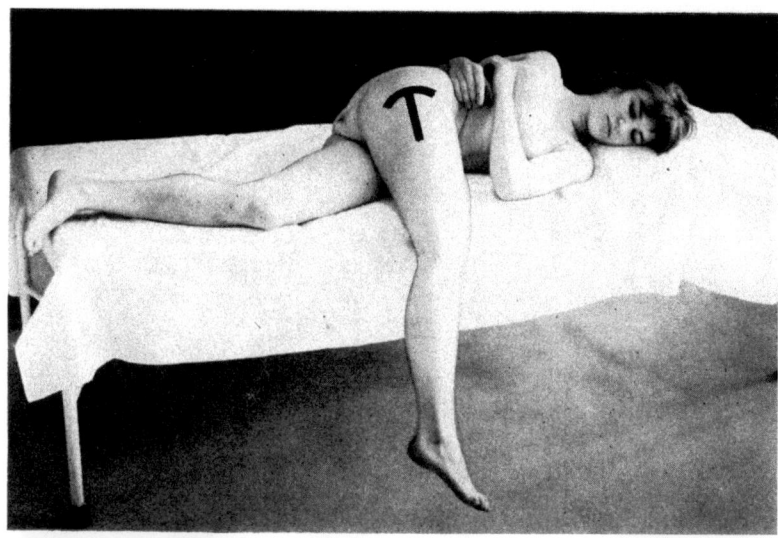

Bild 6-49
Selbstübung der Anteflexion der LWS nach postisometrischer Relaxation (s. Bild 6-4). Während der Anspannungsphase zieht der Patient das herabhängende Bein ganz leicht zurück (stumpfer Pfeil). Nach 30 s Lösung (s. Kap. 7.5.4.)

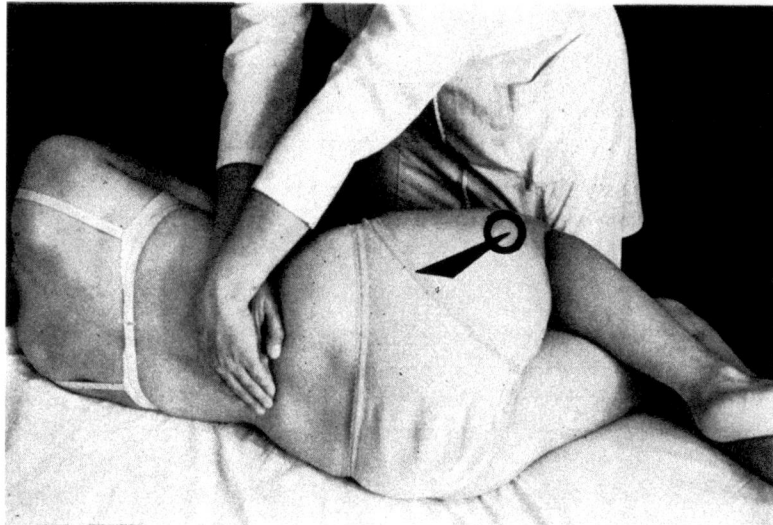

Bild 6-50
Ausgangsstellung zur Mobilisation der unteren LWS durch Dorsalverschiebung des obenliegenden Oberschenkels nach PIR. Diese Ausgangsstellung ist auch zur Untersuchung der obenliegenden Seite geeignet (vgl. Bild 6-21)

Fehler und Hinweise:
1. Die Hüftbeugung soll etwa 90° zur Beckenebene eingestellt werden und darf nicht aufgegeben werden. Die Stellung mit der relativ weichsten Federung am Segment ist die günstigste Ausgangsstellung für die Behandlung.
2. Das Becken darf nicht von dorsal mit den Händen fixiert werden.

6.7.6. Selbstübung der Rotation im Fersensitz *(Bild 6-51)* Der Patient sitzt aufrecht auf den Fersen, ein Polster unter der Knöchelgegend. Zur Übung der rechten Lumbalgelenke legt er die rechte Hand um den Nacken, den Unterarm an die rechte Kopfseite. Er blickt unter dem Arm nach rechts durch, der Oberkörper folgt der Blickwendung in die Rechtsrotation. Der Patient atmet dann langsam und lange ein und wendet während der Ausatmung den Blick etwas weiter nach rechts. Mit

88 Untersuchung und Behandlung des Beckens und der Lendenwirbelsäule

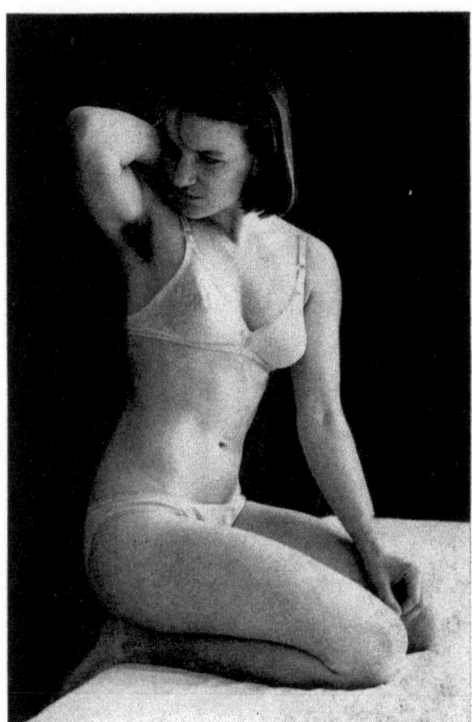
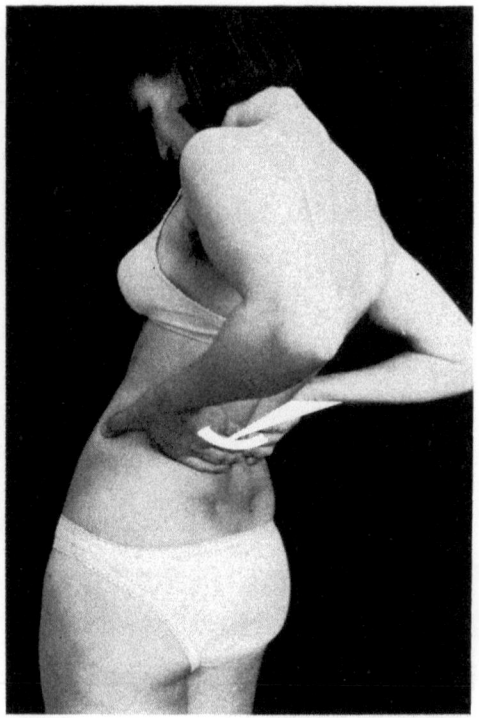

Bild 6-51 Selbstübung der LWS in Rechtsrotationseinstellung im Fersensitz (rechte Gelenke)

Bild 6-52 Mobilisierende Selbstübung der Retroflexion im Stehen mit Fixation von oben

jedem Atemzug gewinnt die Rotation etwas dazu. Der Patient nutzt 3–5 Atemzüge. Bei aufrechtem Sitz gelangt die Übungswirkung bis in die untere Lendenwirbelsäule.

Fehler:
1. Der Patient sitzt nicht symmetrisch auf beiden Fersen. Dadurch entsteht eine Seitneige der Wirbelsäule, die für diese Mobilisation nicht erwünscht ist.
2. Die gleiche Wirkung kann entstehen, wenn zu hoch, d. h. über den Ellbogen hinweg, geschaut wird.

6.7.7. *Selbstübung der Retroflexion im Stand – Fixation von oben (Bild 6-52).* Zur Übung eines LWS-Segmentes mit oberhalb liegender Hypermobilität (z. B. Steifigkeit L5 mit Hypermobilität thorakolumbal) fixiert der stehende Patient den oberen Partnerwirbel mit den Zeigefingerkanten über der Querfortsatzregion. Der Daumen wird nach vorn gerichtet seitlich am unteren Thorax abgestützt. Durch Verschiebung des Beckengürtels nach vorn wird die LWS lordosiert, bis die Bewegung, am oberen Partnerwirbel spürbar, gehalten werden muß. Der Patient schaut abwärts zum Boden. Die Einatmungsphase wird bewußt etwas verlängert. Ohne Änderung der Blickrichtung wird ausgeatmet, und während der Entspannung schiebt der Patient mit den Händen den oberen Partnerwirbel nach vorn, wobei sich die Lordose gezielt im Segment verstärkt. Nie darf dabei Schmerzspannung ausgelöst werden.

6.7.8. *Selbstübung der Retroflexion im Stand – Fixation von unten (Bild 6-53).*

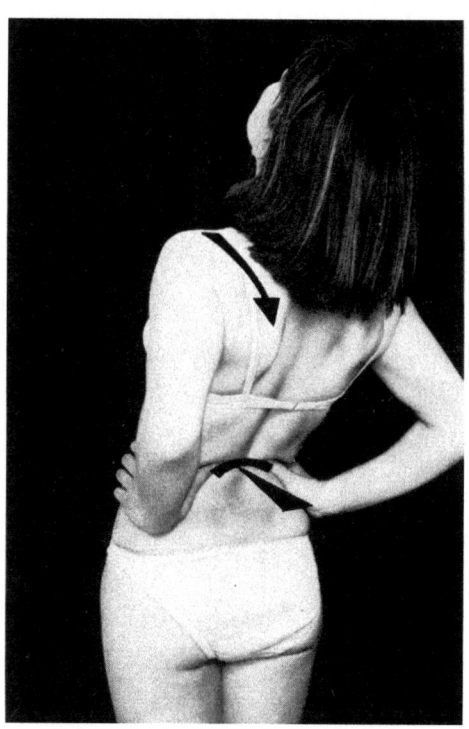

Zur Übung eines LWS-Segmentes mit unterhalb liegender Hypermobilität (z. B. Steifigkeitsneigung L4/5 mit Hypermobilität L5/S1) fixiert der stehende Patient den unteren Partnerwirbel. Er stützt dazu beide Daumen von unten gegen die Querfortsätze. Die übrigen Finger liegen nach vorn gewendet auf dem Beckenkamm. Der Patient schaut dann zur Decke, so weit zurück, bis die Rückbeuge als leichte Spannung am Segment tastbar wird. Er atmet langsam und lange ein. Während der entspannten Ausatmung bleibt der Blickpunkt fixiert. Dadurch wird verhindert, daß die Lordose sich weiter vergrößert. Weil der Fixationsschutz der Daumen nur mäßige Spannung abhalten kann, darf die Rückbeuge nicht weiter verstärkt werden.

Bild 6-53 Mobilisierende Selbstübung der Retroflexion mit Fixation der kaudalen Segmente durch Daumenabstützung

7. Untersuchung und Behandlung des Thorax und der Brustwirbelsäule

7.1. Vorbemerkungen zur funktionellen Anatomie

Rippen, Wirbelsäule und Sternum sind zur käfigähnlichen Konstruktion des Thorax verbunden. Er wird vorn durch das Sternum stabilisiert. Dorsal ist die Brustwirbelsäule beweglich eingebunden. Am vorderen Ende sind die Rippenpaare 1–7 durch Knorpelspangen fest-elastisch mit dem Brustbein und somit untereinander verbunden. Die Beweglichkeit der BWS wird dadurch erheblich eingegrenzt. Die 8.–10. Rippe sind über den knorpeligen Rippenbogen indirekt an das Sternum angeheftet. Die Bewegungshemmung der BWS wird nach unten zunehmend weniger wirksam [1]. Das 11. und 12. Rippenpaar endet stark verkürzt im Gewebe der dorsolatelaren Bauchwand. Die letzten 3 Bewegungssegmente der BWS werden von ihnen kaum behindert. Sie sind in allen Richtungen gut beweglich.

7.1.1. Anatomische Besonderheiten der Brustwirbelsäule (s. Bild 5-1).
Die Brustwirbelsäule ist der längste Abschnitt der Wirbelsäule (12 Wirbel und Bewegungssegmente). Sie hat die relativ niedrigsten Bandscheiben [5], die die geringe Beweglichkeit der meisten Segmente anzeigen. Die Dornfortsätze sind lang und schräg abwärts gerichtet. Ihre gut palpierbaren Spitzen liegen in der Höhe des nächsttieferen Wirbels. Die Gelenke befinden sich tief unter den Rückenstreckermuskeln. Die Gelenkspalte steht fast frontal und gering nach vorn gekippt: Der Neigungswinkel gegen die Deckplatte beträgt bei Th12 um 80°, bei Th1 etwa 60° [9]. Die Kippung wird also von unten nach oben stärker und nähert sich allmählich den Verhältnissen der HWS. Die Gelenke stehen in einem nach vorn offenen Bogen. Der dorsale Öffnungswinkel liegt bei Th2 bis 11 um 220° [9]. Bei dieser Gelenkstellung wäre jede Bewegungsrichtung möglich.

7.1.2. Anatomische Funktionsmerkmale des Brustkorbes.
An den 12 Brustwirbeln sind 12 Rippenpaare befestigt, jede Rippe mit 2 Gelenken. Das Kostotransversalgelenk verbindet sie mit dem Querfortsatz. Die Köpfchen der Rippen verbinden sich im Kostovertebralgelenk mit dem gleichnamigen Wirbelkörper (1., 11. und 12. Rippe) oder dem nächsthöheren Bandscheibenraum. Die Rippenköpfchen haben mit den Kanten der beiden benachbarten Wirbelkörper je eine Gelenkverbindung und dazwischen eine Bandbefestigung an der Bandscheibe [5, 10, 12]. Die Bewegungsachse der Rippe geht durch das Rippenköpfchen und das Kostotransversalgelenk. Diese Achsen verlaufen schräg von vorn innen nach hinten seitlich auseinandergespreizt, wodurch die Rippe bei Inspiration stärker nach vorn gehoben wird. Die Achsen der unteren Rippen divergieren weniger. Die Rippen führen eine flügelähnliche Bewegung aus [5].

7.1.3. Bewegungen der Brustwirbelsäule.
Die Summe von *Ante- und Retroflexion*

läßt sich aus den Angaben von Kapandji [5] für die BWS mit etwa 70° errechnen. Untersuchungen der maximalen Bewegungsausschläge der einzelnen thorakalen Segmente sind uns nicht bekannt. Bei klinischer Untersuchung läßt sich von Th1 an abwärts zunächst eine Abnahme der Bewegungsgrößen erkennen. Das Bewegungsminimum wird bei Th6 – 8 getastet. Unterhalb davon nehmen die Ausschläge schnell zu und erreichen bei Th12 ihren größten Wert, um dann abrupt in die geringe Beweglichkeit von L1 überzugehen. Daran ist das Übergangssegment klinisch zu erkennen.

Die *Rotationsbeweglichkeit* der BWS wird mit insgesamt 35° angegeben [5]. Segmentale Messungen der Drehbewegungen während des Gehens [3] zeigen die größten Rotationsausschläge im Bereich Th7 – 12. In Übereinstimmung damit steht die klinische Erfahrung, daß die größte Rotationsbeweglichkeit in der untersten BWS zu finden ist. Die Gesamtbeweglichkeit erscheint bei klinischer Untersuchung aber größer als die angegebenen Meßwerte. Bei jungen Menschen liegt der Rotationswinkel zu jeder Seite bei 60–80°. Bei steifem Bewegungstyp im späteren Erwachsenenalter kann er auf 30–40° zurückgehen.

Es ist eine Besonderheit der obersten BWS, daß sie nur der Kopfrotation in eine Drehbewegung folgt, etwa bis Th3 hinunter [7].

Die *Seitneigbewegung* der BWS wird für die ganze BWS mit 20° auf jeder Seite angegeben. Der Krümmungsbogen der langen BWS ist bei Seitneige deshalb viel flacher als der der LWS, die den gleichen Neigungswinkel auf nur 5 Segmente verteilt [5]. Seitneige und Rotation sind auch in der BWS miteinander synkinetisch verbunden. Bei Skoliose rotiert sie in Neigungsgegenrichtung. Während der Seitneigung schieben sich wie in der LWS die Gelenkfacetten der Neigungsseite ineinander, und auf der Gegenseite gleiten sie auseinander.

7.1.4. Bewegungen des Thorax. Thoraxbewegungen entstehen durch folgende 2 Kräfte:
– Die *elastischen Kräfte* der passiven Konstruktion streben eine bestimmte Ruhestellung an [1]) und
– die *Muskelkräfte* bewirken Bewegungen durch Verformung des Brustkorbes, auch gegen dessen Elastizität. Die Muskelkräfte wirken in verschiedenen Richtungen.

Die Bewegungen bzw. Verformungen des Thorax begleiten einerseits die beschriebenen Bewegungen der BWS und sind andererseits Teil der *Ventilation*. Die thorakalen Ventilationsbewegungen bewirken eine Erweiterung des Thoraxraumes während der Inspiration und eine Verkleinerung des Thoraxvolumens während der Exspiration. Dabei müssen die Muskelkräfte der Thoraxwand während der Inspiration den nach innen gerichteten Kräften der Zwerchfellkontraktion und der Bauchwandmuskulatur einen Gegenhalt bieten. Für die Thoraxmotorik steht die Ventilation so im Vordergrund, daß die Muskeln der Thoraxwand in die Kategorien Inspirations- und Exspirationsmuskeln eingeordnet werden [1].

Die inspiratorische Erweiterung des Thorax erfolgt nach vorn, hinten und seitlich. Die obere Hälfte erweitert sich vor allem im anteroposterioren Durchmesser, die untere vorwiegend seitwärts in den Flanken. Es scheint eine Korrelation zwischen einerseits flacher BWS-Krümmung und großer Thoraxexkursion während der Atmung und andererseits starker BWS-Kyphose und wenig beweglichem Thorax zu gehen [8]. Die Form der Thoraxbewegung ist von der Körperlage abhängig. Die inspiratorische Erweiterung führt in Bauchlage deutlich zur Kyphosierung der BWS und wird diagnostisch ausgenutzt (Atemwelle [11]).

Von einer normal funktionierenden Rippenmotorik erwarten wir, daß die Bewegungen symmetrisch erfolgen und daß sich die Interkostalräume während der Inspiration erweitern und während der Exspiration verschmälern. Darauf bauen Untersuchungsverfahren der Mobilität auf [2, 7]. An den oberen Rippen läßt sich durch Endfederung des elevierten Armes ein am Angulus tastbares Federn auslösen, das bei Funktionsstörungen härter ausfällt als an den benachbarten Rippen [6]. Hier scheint eine enge Korrelation zur Rippengelenkfunktionsstörung zu bestehen.

Literatur

[1] Campbell EJM, Agostini E, Newsom Davis J (1970) The Respiratory Muscles, 2nd edn. Lloyd-Luke, London
[2] Greenman PE (1979) Manuelle Therapie am Brustkorb. Manuel Med 17:17-23
[3] Gregersen GG, Lucas DB (zit. nach [5] figs 70, 71)
[4] von Hayek H (1960) The Human Lung. Hafner, New York. (zit. nach [1] fig 9)
[5] Kapandji IA (1974) The Physiology of the Joints, 2nd edn, vol III: The Trunk and the Vertebral Column. Edinburgh, London New York
[6] Kubis E (zit nach [7], 2. Aufl. 1977 und folgende)
[7] Lewit K (1987) Manuelle Medizin im Rahmen der medizinischen Rehabilitation, 5. Aufl. Barth, Leipzig

[8] Parow J (1972) Funktionelle Atmungstherapie, 3. Aufl. Georg Thieme, Stuttgart
[9] Putz R (1981) Funktionelle Anatomie der Wirbelgelenke. Normale und Pathologische Anatomie, Bd XLIII. Thieme, Stuttgart
[10] Rauber-Kopsch (1952) Lehrbuch und Atlas der Anatomie des Menschen, 18. Aufl, Bd I: Allgemeines – Skelettsystem – Muskelsystem. Thieme, Leipzig
[11] Tesařová A (1969) Diagnostik von Beweglichkeitsstörungen der Wirbelsäule während der Atmung. Manuel Med 7:29 bis 34
[12] Voss H, Herrlinger R (1985) Taschenbuch der Anatomie, 18. Aufl, Bd I: Einführung in die Anatomie, Bewegungsapparat. Fischer, Jena

7.2. Orientierende Untersuchung

Vorbeuge und Rückbeuge der BWS wurden bereits am stehenden Patienten mit der LWS zusammen beurteilt (siehe Kap. 5.5.). Zusätzliche Informationen bringt die Beobachtung der Atmung und die Gesamtrotation der Brustwirbelsäule im Reitsitz.
In dieser Stellung kann sofort die segmentale Untersuchung angeschlossen werden. In der physiotherapeutischen Befunderhebung ist die Beobachtung der Atemwelle in Bauchlage besonders wertvoll.
Nachteilig wirkt sich bei sitzender Untersuchung generell die nicht auszuschaltende posturale Muskelspannung aus, die die Beurteilung des Ergebnisses erschweren kann.

7.2.1. Retroflexion im Reitsitz oder im Stand (s. Bild 5-13 und 5-14).
Patient im Reitsitz am Bankende, Hände im Nacken verschränkt, Ellbogen zur Seite gerichtet. Der Behandler steht hinter ihm. Der Patient beugt sich aktiv zurück. Die Wirbelsäule folgt der Retroflexionsbewegung in harmonischem Bogen. Bereiche, die unharmonisch steilgestellt bleiben, weisen auf Funktionsstörung hin.
Im Stand wird die Prüfung in gleicher

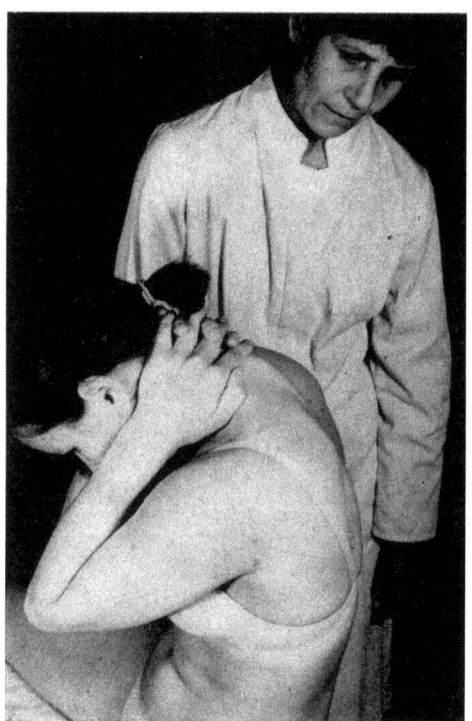

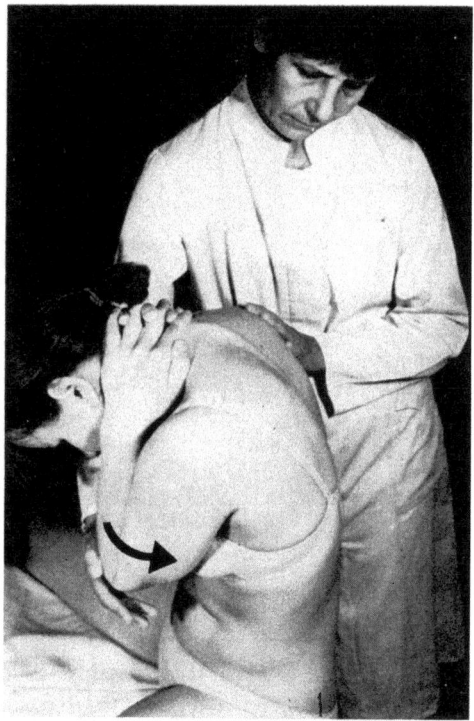

Bild 7-1 Aktive Anteflexion in der BWS im Sitzen

Bild 7-2 Orientierende passive Weiterführung der Anteflexionsbewegung. Der Gewinn an Bewegungsausschlag ist im Vergleich zu Bild 7-1 erkennbar

Weise aktiv durchgeführt, wie für die LWS beschrieben (s. Kap. 5.5., Bild 5-13 und 5-14). Schwindelpatienten sollen den Kopf nicht in den Nacken legen!

7.2.2. Anteflexion im Reitsitz oder im Stand (Bild 7-1 und 7-2, s. Bild 5-16).

Patient im Reitsitz am Bankende, Hände im Nacken verschränkt, Ellbogen nach vorn gerichtet. Der Behandler steht hinter ihm. Der Patient bewegt sich vor und buckelt die Wirbelsäule aus. Die Wirbelsäule bildet einen harmonischen Bogen. Der thorakolumbale Übergangsbereich ist normalerweise weniger gebeugt (s. Bild 7-1). Bereiche, die steilgestellt sind, weisen auf Funktionsstörung hin. Die Vorbeugeuntersuchung wird passiv weitergeführt, um neben der Information über die passive Beweglichkeit gleichzeitig die Schmerzprüfung des Interspinalbandes vorzunehmen. Der Behandler faßt die Ellbogen des Patienten von oben und führt sie abwärts in die Beugung. Die aktiv erreichte Anteflexionsstellung muß sich passiv vergrößern lassen (s. Bild 7-2). Fehlender Zuwachs kann sowohl den aktiven als auch den passiven Strukturen zugeordnet werden. Ob die Hemmung aus der Irritation eines Interspinalbandes resultiert, kann sofort anschließend differenziert werden.

7.2.3. Atembewegung in Bauchlage (Bild 7-3 und 7-4).

Patient in Bauchlage, der Behandler sitzt oder hockt zur Beobachtung der Wirbelsäulenbewegung seitlich neben ihm und steht am Kopfende zur Beobachtung der Thorax-Rippen-Bewegung.

Bild 7-3
Beobachtung der BWS-Bewegung, während die Atemwelle über den Rücken läuft. Der Blick geht tangential über den Rücken

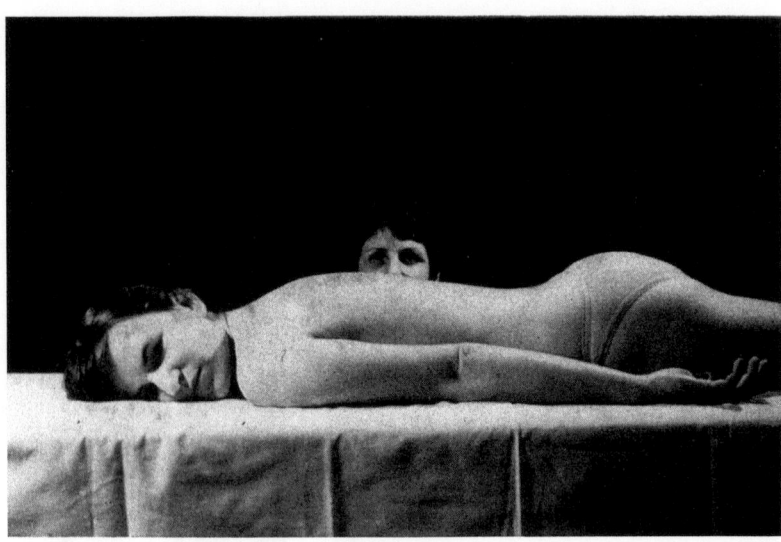

Durch Bewegung des Thoraxskeletts kann der Thoraxinnenraum bei Einatmung vergrößert, bei Ausatmung verkleinert werden. Der obere Thoraxraum erweitert sich dabei mehr in sagittaler, der untere mehr in seitlicher Richtung. In Bauchlage wird die Erweiterung nach hinten besonders deutlich. Die Bewegung folgt der Atmung von Segment zu Segment, sie läuft wie eine Welle vom Becken kranialwärts und zurück. In der Einatmung bewegt sich die Wirbelsäule im Sinne der Anteflexion, der Thorax weitet sich. In der Ausatmung flacht sich die Wirbelsäule ab, die Rippen senken sich, der Thorax verschmälert sich.
1. Bei Beobachtung von der Seite ist die *Wirbelsäulenbewegung* besser zu beurteilen. Der Behandler hat die Augen in Höhe der Wirbelsäule (s. Bild 7-3). Dorne, die von der Bewegungswelle nicht aufgespreizt werden, weisen auf blockierte Bereiche hin.
2. Vom Kopfende oder Fußende her ist *die Rippenbewegung* im Seitenvergleich zu beurteilen. Zuerst wird die Bewegung beider Thoraxhälften miteinander verglichen. Auffällige Asymmetrie verlangt die Untersuchung der einzelnen Rippen in ihrer Bewegung bei Ein- und Ausatmung. Die Bewegung der jeweilig gestörten Thoraxhälfte ist verringert. Die Inspek-

tion läßt sich durch *Palpation der Thoraxseiten* oder einzelner Rippen im Seitenvergleich ergänzen. Dazu werden die Daumen entweder von oben, aber auch von unten – Stellungswechsel des Behandlers – in die Zwischenrippenräume gelegt (s. Bild 7-4). Man spürt die Asymmetrie der Erweiterung und Verschmälerung des Raumes. Das wird auch als »Tiefstehen der Rippe« in maximaler Exspiration und als »Höherstehen« bei maximaler Inspiration beschrieben.

Asymmetrie der Rippenbewegung und unharmonische Entfaltung der BWS-Dorne bei der Atemwelle sind Hinweis auf:
● Wirbelsäulenfunktionsstörung,
● Muskelverspannung,
● reflektorische Schmerzhemmung bei Erkrankung innerer Organe.

7.2.4. *Seitenvergleich der Rotation im Reitsitz (Bild 7-5 und 7-6).* Patient im Reitsitz, Hände im Nacken verschränkt, Ellbogen nach vorn gerichtet. Der Behandler steht hinter dem Patienten. Der Reitsitz ist bei dieser Untersuchung wichtig, er dient der Beckenfixation. Hüftkranke, die keinen Reitsitz erreichen,

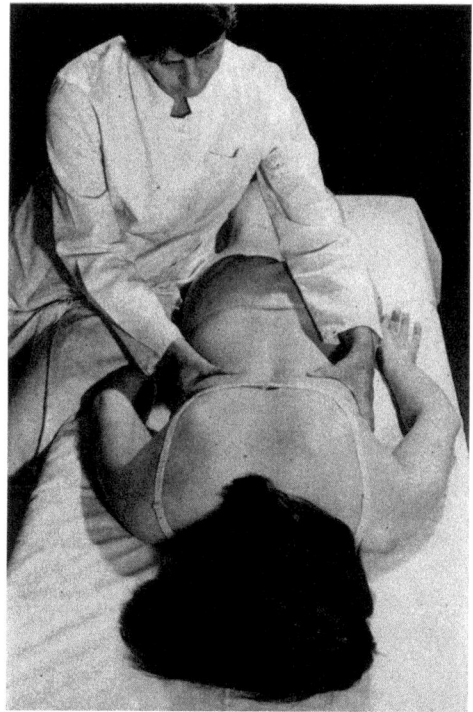

Bild 7-4 Palpatorische Erfassung der Bewegungssymmetrie an den unteren Rippen bei der Atmung

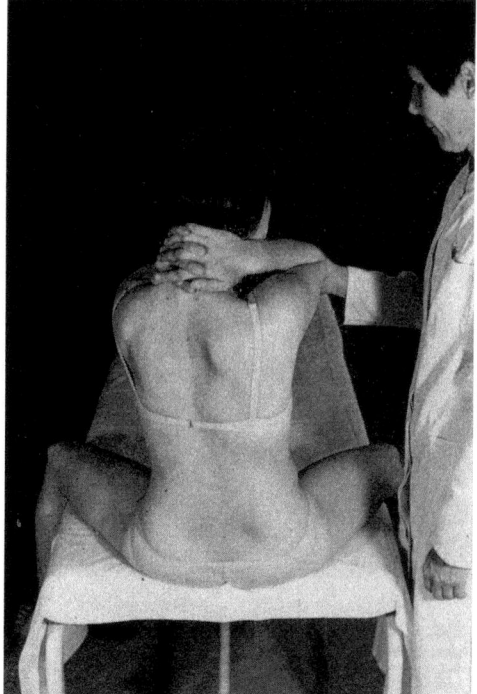

Bild 7-5 Orientierende Untersuchung der Gesamtrotation der BWS nach rechts in aktiver Bewegung mit Führung

sitzen normal und müssen dann die Knie zur Beckenfixation zusammendrücken. Verspannte Patienten kommen problemlos zum Reitsitz, wenn sie sich auf die Bankmitte setzen, im Langsitz zum Bankende rutschen und erst dann Füße oder Unterschenkel seitlich herunterhängen lassen.

1. Der Patient dreht seinen Oberkörper langsam nach der einen, nachfolgend nach der anderen Seite bis zum Bewegungsende (s. Bild 7-5 und 7-6). Blickwendung kann die Rotationsrichtung unterstützen. Der Behandler schätzt die beiderseits erreichten Rotationswinkel ein. Ihr Ausmaß sollte symmetrisch sein und etwa 50–60° erreichen. Einseitig geringere Rotation ist Hinweis auf Funktionsstörung.

2. Der Behandler steht hinter dem Patienten und faßt vorn um den Thorax des Patienten bis zur gegenseitigen Schulter und führt von dort die Rotation *passiv* bis zum Bewegungsende und vergleicht beide Richtungen. Er beurteilt den Bewegungsausschlag, und zusätzlich tastet er die Härte des Anschlages am erreichten Bewegungsende.

Auffällige Einschränkung und harter Anschlag bei der Rotationsprüfung sind Hinweis auf thorakolumbale Funktionsstörungen.

Asymmetrie der Rotation im Reitsitz ist Hinweis auf:
- Funktionsstörung der BWS,
- Funktionsstörung der Rippen,
- Muskelverspannung.

Starke Asymmetrie und erhebliche beiderseitige Einschränkung sind Hinweis auf:
- Funktionsstörung thorakolumbal mehrsegmental, evtl. pathomorphologisch bedingt (Frühzeichen Mb. Bechterew).

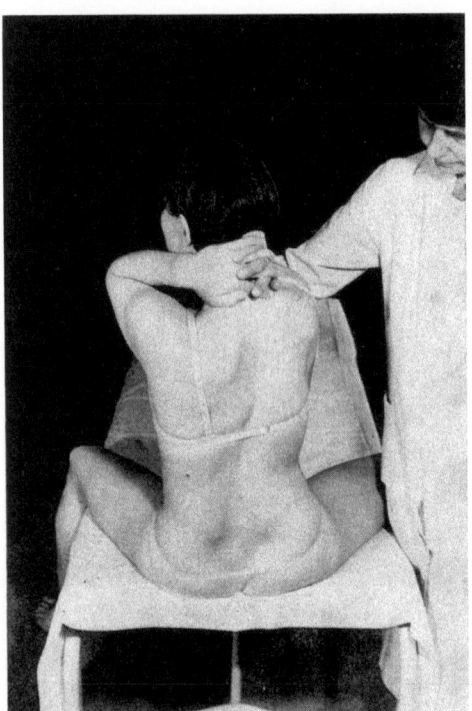
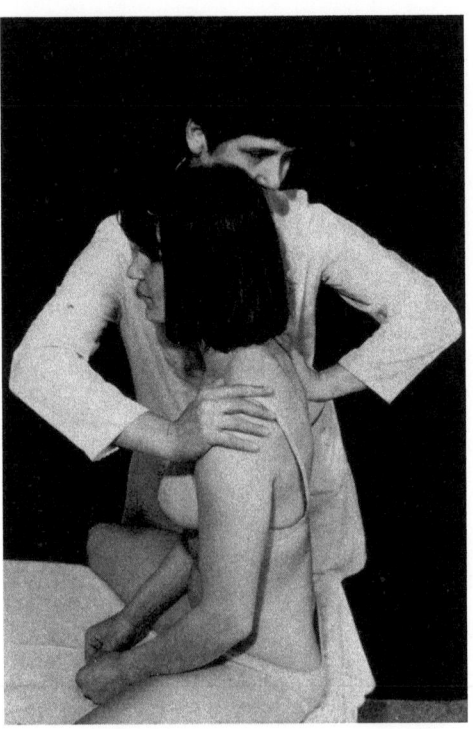

Bild 7-6 Orientierende aktive Linksrotation der BWS zum Seitenvergleich Bild 7-5

Bild 7-7 Isometrische Anspannung der Rotation gegen Widerstand

7.2.5. Isometrische Anspannung in allen Bewegungsrichtungen *(Bild 7-7 bis 7-10)*. Bei Verdacht auf Weichteilverletzungen und/oder Strukturstörung der Wirbelsäule ist auch an der Brustwirbelsäule die isometrische Prüfung vor den passiven und segmentalen Untersuchungen angezeigt. Beste Ausgangsstellung des Patienten ist der Reitsitz am Bankende. Der Widerstand gegen die *Rotations*richtung wird gleichzeitig an beiden Schultern gegeben, von hinten an der Schulter der Rotationsrichtung, an der anderen Schulter von vorn (s. Bild 7-7).

Widerstand gegen die *Retroflexion* gibt eine Hand am oberen Thorax von hinten mit Führungsgegenhalt der anderen am unteren Sternum (s. Bild 7-8).

Bei Prüfung der *Anteflexion* gibt die Hand am oberen Sternum den Widerstand, die andere Gegenhalt dorsal über der unteren Brustwirbelsäule (s. Bild 7-9).

Die *Seitneige* wird an der Schulter gehalten, zu der geneigt wird. Gegenhalt am gegenseitigen Beckenkamm (s. Bild 7-10).

7.2.6. Federungsprüfung *(Bild 7-11)*. Die Federungsprüfung wird in der BWS wie in der LWS durchgeführt und immer mit der LWS zusammen untersucht (siehe Kap. 6.4.4.).

7.3. Segmentale Untersuchung

7.3.1. Rotationsuntersuchung im Reitsitz – Anfangsrotation *(Bild 7-12)*. Patient im Reitsitz, Hände im Nacken verschränkt, Ellbogen vorn geschlossen. Der Behandler steht auf einer Seite. Der Patient

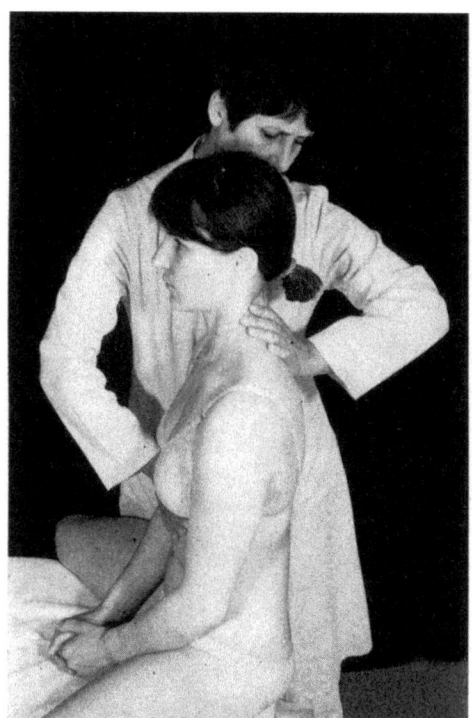 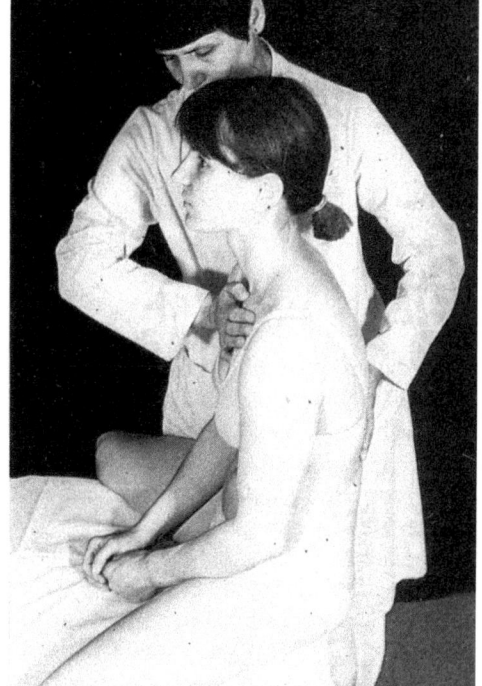

Bild 7-8 Isometrische Anspannung der Retroflexion gegen Widerstand

Bild 7-9 Isometrische Anspannung der Anteflexion gegen Widerstand

rotiert den Oberkörper aktiv in ruhigem Rhythmus in kleinen Ausschlägen von einer Seite zur anderen und wiederholt dies mehrfach.

Rhythmus und Ausmaß der Bewegung erlernt der Patient, indem der Behandler ihn (anfangs) mit einer Hand an den Ellbogen führt. Bei Rechtsrotation eines Wirbels weicht sein Dorn nach links ab, bei Linksrotation nach rechts. Die Rotation schreitet zunehmend von oben nach unten fort. Die Dornbewegung beginnt am oberen Partner eines Segmentes deshalb immer einen Zeitbruchteil früher als am unteren.

Der Behandler setzt die Kuppen der gestreckten Zeige- und Mittelfinger einer Hand auf benachbarte Dorne (s. Bild 7-12). Die Grundgelenke der Finger sind »entspannt gebeugt«. Sind die Finger leicht genug aufgesetzt, tragen die Dorne sie in ihrer Bewegung mit. Der Vorlauf des oberen Fingers zeigt die Funktionsfreiheit des Segmentes an. Bei bestehender Funktionsstörung bewegen sich beide Dorne und mit ihnen die Finger gleichzeitig, weil ein Wirbelpartner sofort den anderen mitnimmt. Die Bewegung wird nicht von den Fingerkuppen palpiert, sondern von den Grundgelenken wahrgenommen. Der Vorteil dieser Untersuchung liegt darin, daß bei geringem Kraftaufwand von Patient und Behandler Information über die gesamte Rotation der mittleren und unteren BWS *für beide Richtungen gleichzeitig* ohne Griffwechsel zu erreichen ist. Nur die tastenden Finger wandern von Segment zu Segment. Nachteil ist die ungewohnte Bewegungspalpation.

Fehler:

1. Der Patient bewegt sich zu schnell, die Folgebewegung der Wirbeldorne ist zeitlich nicht aufzulösen.
2. Der Patient bewegt sich zu weit, der

lange Rotationsweg verzögert den Fortgang der Untersuchung.
3. Der Behandler ist nicht entspannt und in der Palpation zu steif oder zu hart. Die Übertragung der Bewegung erfolgt nicht adäquat.

7.3.2. *Rotationsuntersuchung der mittleren und unteren Brustwirbelsäule im Reitsitz mit Endfederung (Bild 7-13 und 7-14).* Patient im Reitsitz, Hände im Nacken verschränkt. Ellbogen vorn geschlossen. Der Behandler steht zur Rechtsrotationsuntersuchung hinter ihm mehr rechts in leichter Grätschstellung, Gewicht zunächst auf dem rechten Bein. Er greift mit der rechten Hand unter der rechten Axelhöhle hindurch auf die linke Schulter und umschließt mit seinem Arm den vorderen oberen Thorax. Der Daumen der linken tastenden Hand nimmt über Weichteilverschiebung von lateral links zwischen den Dornen der Partnerwirbel Kontakt oder setzt 2 Zeigefinger auf den Querfortsätzen beider Partnerwirbel auf. Der Behandler steht in Körperkontakt direkt hinter dem Patienten (s. Bild 7-13). Über diesen Kontakt, verstärkt durch den Hebel am Schultergürtel, führt der Behandler die Rechtsrotation um die Wirbelsäulenachse des Patienten. Er selbst macht eine bogenförmige Bewegung um den Patienten herum (s. Bild 7-14). Bewegung und Endfederung werden getastet, sobald die Rotation im Segment ankommt. Abrupt einsetzende Endspannung, fehlende Endfederung und sehr kleine Bewegungsstrecke sprechen für Blockierung dieser Richtung des Segmentes.
Fehler:
Es besteht die Gefahr, daß die anfängliche Seitstellung des Behandlers beibehalten wird. Die Bewegung wird dann nicht aus dem Körper heraus, sondern allein aus den Armen geführt. Dabei bleibt der Patient nicht aufrecht sitzen, er wird zur Seite oder nach vorn bewegt, so daß eine Funktionsstörung vorgetäuscht

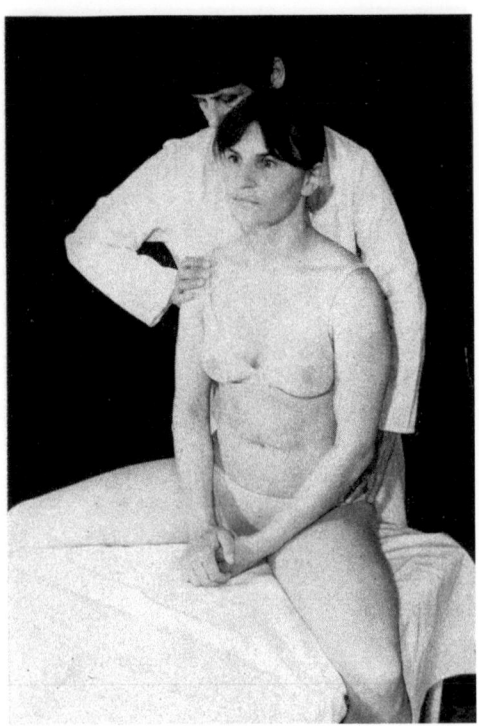

Bild 7-10 *Isometrische Anspannung der Seitneige nach rechts gegen Widerstand*

oder übersehen werden kann. Die Bewegung soll möglichst isoliert in dem Segment ablaufen, das gerade getastet wird.

7.3.3. *Rotationsuntersuchung der oberen Brustwirbelsäule im Reitsitz mit Endfederung (Bild 7-15 und 7-16).* Die oben beschriebene Rotation wirkt durch die Führung der geschlossenen Arme von der mittleren Brustwirbelsäule an auf die tieferen Abschnitte. Für den oberen Brustwirbelsäulenbereich (Th3–6) muß deshalb anders vorgegangen werden:
Patient im Reitsitz am Bankende. Er hat für die Rechtsrotationsprüfung die rechte Hand im Nacken, den Ellbogen zur Seite gerichtet. Der Behandler steht hinter ihm in leichter Grätschstellung mehr auf dem rechten Bein. Er greift mit seiner rechten Hand von vorn durch den gehobenen Arm des Patienten und legt die Hand auf das

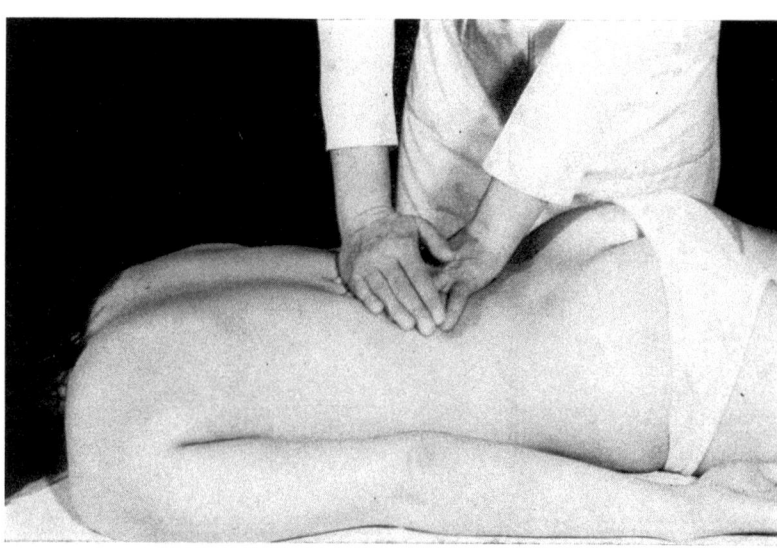

Bild 7-11 Federungsuntersuchung der unteren BWS in Bauchlage (vgl. Kap. 6.4.4.)

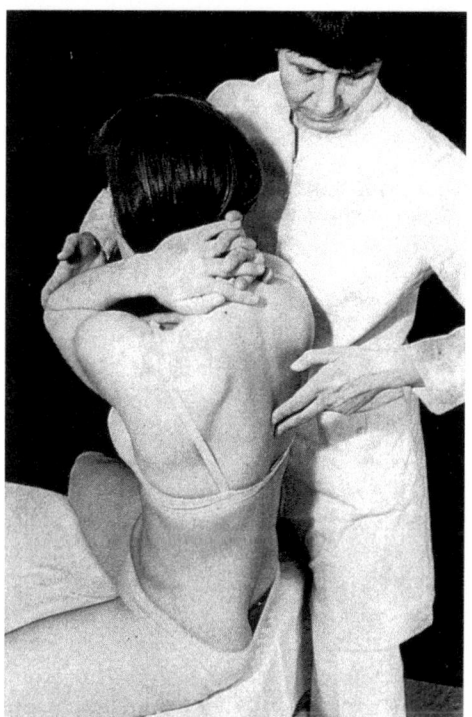

Bild 7-12 Untersuchung der segmentalen Rotation der BWS nach rechts in der Anfangsbewegung

gleichseitige Schulterblatt und die Patientenhand (s. Bild 7-15). Die Fingerspitzen sind auf den oberen Partnerwirbel des Segmentes gerichtet. Der Daumen der linken tastenden Hand nimmt über Weichteilverschiebung von lateral Kontakt am Dorn des unteren Partnerwirbels. Die langen Finger der tastenden Hand liegen auf der linken Schulter. Die Spannung wird von oben an das Segment herangeführt. Dabei ist das Schulterblatt gegen den Thorax zu drücken, weil der schräg angehobene Oberarm nach dorsal und in die Rotation geführt wird. Dazu dient der Unterarm des Behandlers in der Ellbeuge. Der Gegendruck der Hand gegen das Schulterblatt von dorsal her verhindert unerwünschte Oberkörperbewegungen. Die Untersuchungsbewegung wird bewußt an den gegenhaltenden Daumen der linken Hand herangeführt (s. Bild 7-16).

Zeichen der Blockierung sind plötzlich einsetzende Endspannung, fehlende Federung und die als »hart« empfundene Bewegung.

7.3.4. Retroflexionsuntersuchung im Reitsitz oder in Seitlage (Bild 7-17 und 7-18). Die *Ausgangsstellung in Seitlage* hat den Vorteil, daß der Patient gut entspannen kann, daß Größenunterschiede zwischen Patient und Behandler keine Rolle spielen und daß aus dieser Ausgangsstellung

100 *Untersuchung und Behandlung des Thorax und der Brustwirbelsäule*

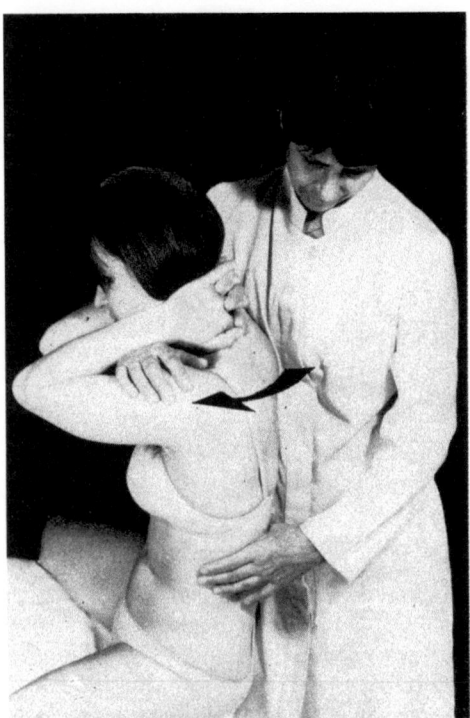

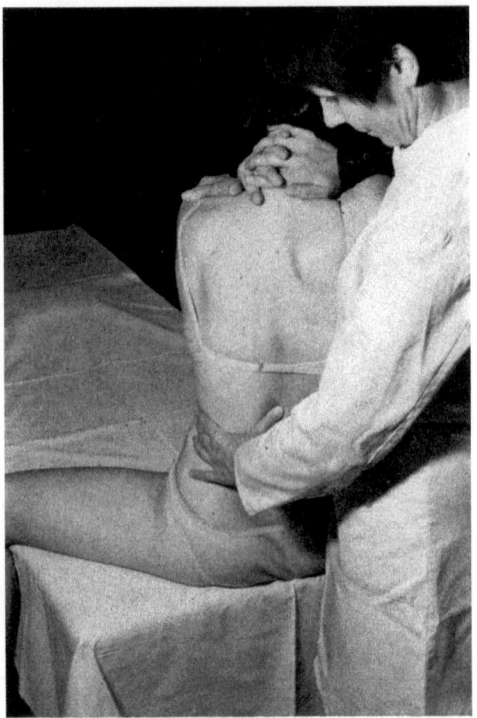

Bild 7-13 Ausgangsstellung für die Untersuchung der Rotation in der Endbewegung. Bewegungsführung von der Schulter her

Bild 7-14 Endstellung der segmentalen Rechtsrotationsuntersuchung. Palpation am Interspinalraum von der Rotationsgegenseite

sofort die Behandlung angeschlossen werden kann.
Die *Untersuchung im Sitzen* wird gewählt, wenn der Patient schon sitzt und der Behandler keine Kraftprobleme dabei hat.

Untersuchung im Reitsitz (s. Bild 7-17)
Patient im Reitsitz am Bankende, Hände im Nacken verschränkt, Ellbogen vorn geschlossen. Der Behandler steht direkt neben ihm, umfaßt mit einer Hand die Oberarme des Patienten von unten und führt von hier die Retroflexionsbewegung des Oberkörpers an das Segment heran. Der Patient läßt dabei die Arme auf dem Ellbogen des Behandlers »ruhen«. Die andere Hand stützt den Rücken mit der Handwurzel. Ein Finger tastet zwischen 2 Dornfortsätzen. Er spürt die Annäherung der Dorne und beurteilt den Spannungsverlauf bei Endfederung. Fehlende

Annäherung, abrupt einsetzende Endspannung und fehlende Endfederung sprechen für Funktionsstörung.

Untersuchung in Seitlage (s. Bild 7-18)
Patient in Seitlage, Beine angebugt, Hände im Nacken verschränkt, Ellbogen vorn geschlossen. Der Behandler steht in Brusthöhe vor ihm. Der kopfseitige Arm umfaßt die Oberarme von unten, und die Hand greift unter die untenliegende Schulter oder liegt stützend unter dem Kopf. So kann man den Kopf oder den ganzen Schultergürtel auf Hand und Unterarm aufladen. Bei niedriger Bank stützt der Behandler sein kopfseitiges Knie auf der Unterlage ab und legt den Ellbogen des tragenden Armes darauf. Der tastende Finger des anderen Armes liegt zwischen 2 Dornfortsätzen, Hand und Unterarm stützen von hinten weich den Patienten

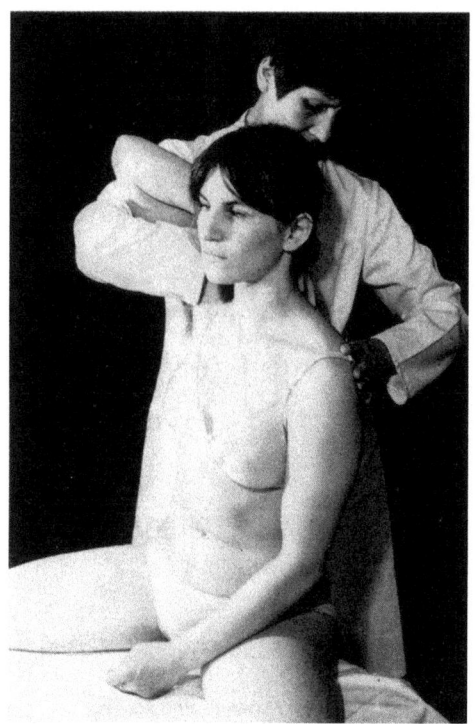
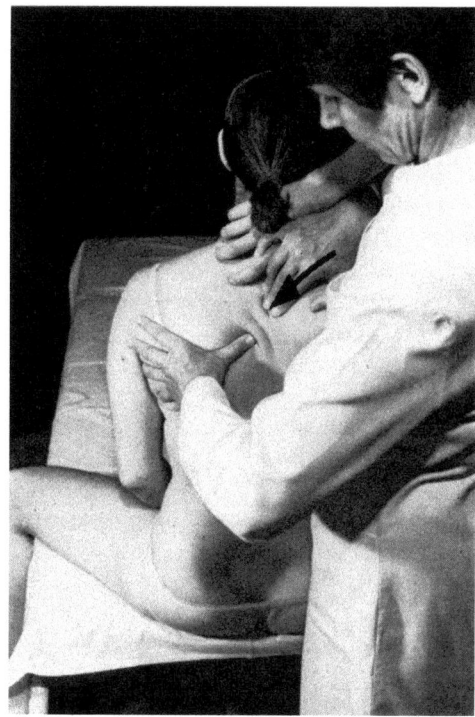

Bild 7-15 Segmentale Rotationsuntersuchung der oberen BWS nach rechts über den rechten Arm, Ausgangsstellung

Bild 7-16 Einstellung des Segmentes zur Rotationsuntersuchung der oberen BWS

und sichern die Seitlage. Die Bewegung des Behandlers kommt aus dem Körper. Die Bewegung wird bis an das Segment herangeführt. Fehlende Bewegung oder hartes Bewegungsende zeigen die Blockierung an. Es ist in diesen Fällen vorteilhaft, am Bewegungsende kurz abzuwarten und dann nochmals ganz langsam in die Retroflexion zu führen. So läßt sich eine Schmerzabwehr überwinden, die bei hypermobilen Segmenten eine Blockierung vortäuschen könnte.

Fehler:
Wenn die Ellbogen vorn nicht geschlossen bleiben, besteht die Gefahr, daß die Bewegung nicht unmittelbar in die Wirbelsäule übertragen wird, sondern zur Elevation der Schulter führt. Das wirkt sich vor allem bei hypermobilen Patienten nachteilig aus.

7.3.5. Anteflexionsuntersuchung im Reitsitz oder in Seitlage (Bild 7-19 bis 7-21).

Welche Ausgangsstellung gewählt wird, ist wie bei der Retroflexionsuntersuchung von Behandlergröße, Patientenkonstitution und geplantem Untersuchungs- und Behandlungsablauf abhängig. Im Untersuchungsablauf wird meist Segment für Segment von oben nach unten eingestellt, aber auch der umgekehrte Ablauf ist möglich. Die Anteflexionsuntersuchung in Seitlage eignet sich fast nur für die untere Brustwirbelsäule. In den Segmenten Th10–L1 kann sie auch in der für die Lendenwirbelsäule typischen Form durchgeführt werden.

Untersuchung im Reitsitz (s. Bild 7-19)
Patient im Reitsitz am Bankende, Hände im Nacken verschränkt, Ellbogen vorn geschlossen. Der Behandler steht seitlich,

stützt den Körper des Patienten mit seinem ab. Er umfaßt die Unterarme. Die andere Hand liegt auf dem Rücken, ein Finger zwischen 2 Dornfortsätzen. Der Behandler leitet aus dem Körper eine Vorbeugebewegung des Patienten ein, die er synchron mit den Unterarmen verstärkt. Durch die Ausbuckelung über einen zusätzlichen Stauchungsdruck gegen den Ellbogen wird das Bewegungsmaximum in das palpierte Segment geführt. Die tastende Hand beachtet im Bewegungsablauf die Spreizung der Dorne, den Spannungsverlauf und die Endfederung, vermittelt über das Interspinalband. Fehlende Dornspreizung, abrupt einsetzende Endspannung und fehlende Endfederung sprechen für Funktionsstörung.

Fehler:
1. Durch ungenügende Körperführung ist der Kraftaufwand für den Arm so groß, daß die zarte segmentgerichtete Bewegung nicht möglich ist.
2. Der ungezielt eingesetzte Stauchungsdruck bringt die Bewegung in andere, nicht palpierte Segmente.

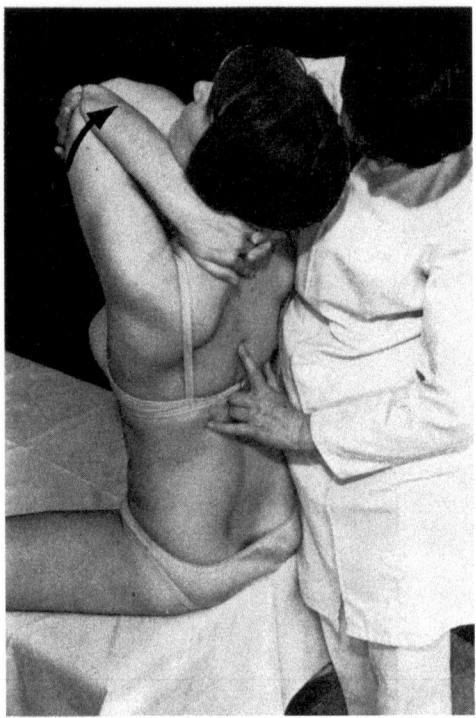

Bild 7-17   Segmentale Untersuchung der Retroflexion in der BWS im Sitzen

Untersuchung in Seitlage von oben
(s. Bild 7-20 und 7-21)
Patient in entspannter Seitlage, Hände im Nacken verschränkt, Ellbogen vorn geschlossen: Beine in Knie- und Hüftgelenk angebeugt, die Lendnwirbelsäule dadurch stabilisiert und aufgerichtet. Das erleichtert die Vorspannung in der Brustwirbelsäule. Der Behandler steht in Brusthöhe vor dem Patienten, umfaßt mit der kopfseitigen Hand die untenliegende Patientenschulter; sein Oberarm legt sich von kranial auf die Unterarme des Patienten. Der andere Unterarm liegt von hinten weich auf dem Patientenrücken, der tastende Finger zwischen 2 Dornfortsätzen (s. Bild 7-20). Bei niedriger Bank stützt der Behandler sein fußseitiges Knie zur eigenen Entspannung auf der Bank ab. Aus einer Körperbewegung zieht der Behandler die umfaßte Patientenschulter nach vorn und dabei die Brustwirbelsäule in die Anteflexion. Der Buckelungsdruck nach dorsal auf das Segment zu wird vom Oberarm des Behandlers gegeben. Gezielte Segmenteinstellung bei dieser Technik ist erst *von Th7 abwärts* zu erwarten. Der Stauchungsdruck des Oberarmes kann nicht auf höhere Segmente zielen.

Will man die *obere Brustwirbelsäule* in Seitlage untersuchen, kann die bewegungsführende Hand statt zur Schulter zu den verschränkten Patientenhänden in die zervikothorakale Region greifen und die Anteflexionsbewegung von dort führen (s. Bild 7-21). Urteil wie bei Untersuchung im Reitsitz.

Untersuchung in Seitlage von unten
Diese Untersuchung ist als Fortführung der Anteflexionsuntersuchung der Lendenwirbelsäule möglich (s. Kap. 6.4.5. und Bild 6-19). Sie erreicht die unterste Brustwirbelsäule bis maximal Th9/10.

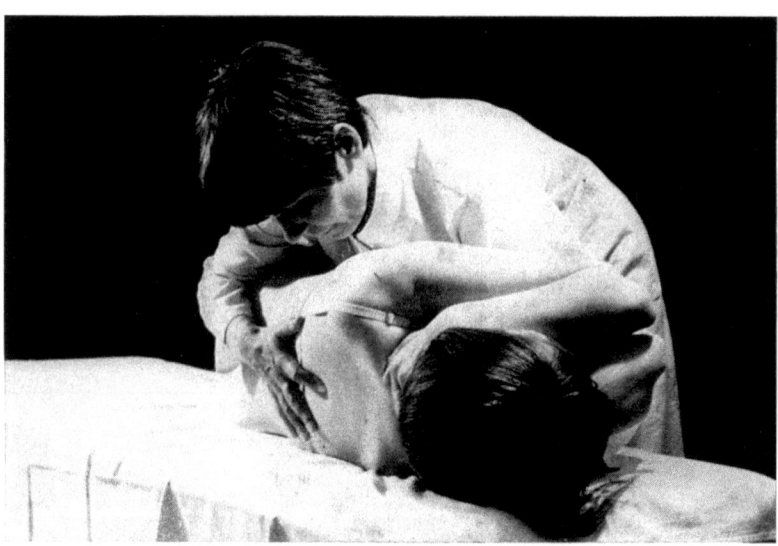

Bild 7-18 Segmentale Untersuchung der Retroflexion in der BWS in Seitlage. In der gleichen Ausgangsstellung wird die Mobilisation durchgeführt. Bei lumbaler Lordose werden die Beine gebeugt, um ein Ausweichen der Bewegung in die LWS zu vermeiden

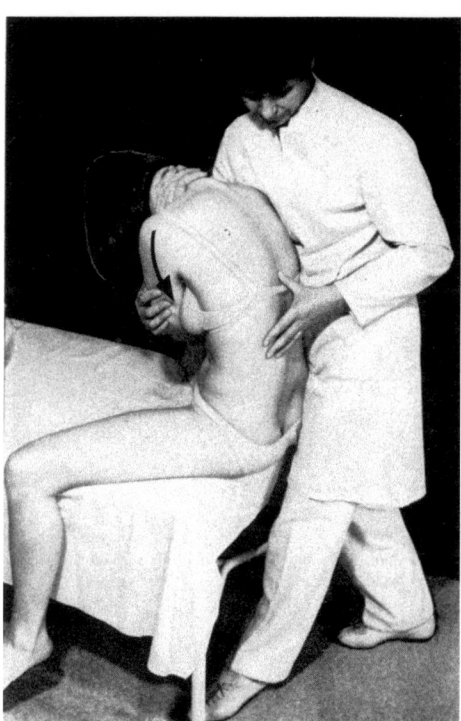

Bild 7-19 Segmentale Untersuchung der Anteflexion im Sitzen

Bankende, Arme vor dem Körper verschränkt. Der Behandler steht seitlich neben ihm, umschließt mit dem von vorn kommenden Arm die verschränkten Arme des Patienten und faßt die gegenseitige Schulter von oben und seitlich. Der Patient wird in maximale Beugung gebracht, die durch Druck von vorn gegen die Ellbogen gehalten wird (s. Bild 7-19). In dieser Stellung sind die Dornfortsätze aufgespreizt, und das Interspinalband ist gespannt. Der Daumen der von hinten kommenden tastenden Hand schiebt sich *von schräg unten* zwischen die Dorne. Dosierter Druck des Daumens auf das gespannte Band und gegen die Spitze des oberen Dornes darf keinen Schmerz auslösen. Schmerz spricht für Reizung des Interspinalbandes im geprüften Segment. Der Befund zieht die zarte, präzise Segmentbewegungsuntersuchung vor allem der Nachbarsegmente nach sich.

Fehler:
Der tastende Finger wird zu steil angesetzt, er tastet das Periost des unteren Dornes, nicht das Band.

7.3.6. *Prüfung der Interspinalbänder auf Schmerz.* Bei schmerzhafter, aber nicht eingeschränkter Beweglichkeit wird das Band geprüft: Patient im Reitsitz am

7.3.7. *Federungsuntersuchung der 2. bis 5. Rippe im Reitsitz oder in Seitlage (Bild 7-22, s. Bild 7-42)* Die Untersuchung

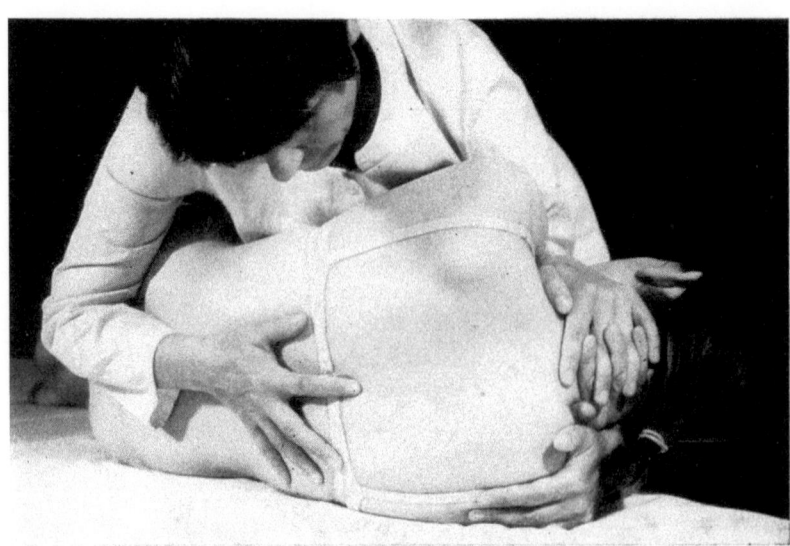

Bild 7-20 Segmentale Untersuchung der Anteflexion der mittleren BWS in Seitlage. Aus dieser Ausgangsstellung ist die Mobilisation möglich (s. Kap. 7.5.3.)

ist im Sitzen und in Seitlage durchführbar. Will man aus der Untersuchung sofort in die Behandlung übergehen, ist die Seitlage vorzuziehen.

Untersuchung im Reitsitz (s. Bild 7-22)
Patient im Reitsitz am Bankende (auch Sitzstellung ohne Beckenfixation ist möglich). Der rechte Unterarm liegt auf dem Kopf abgestützt, der Ellbogen ist dadurch maximal eleviert. Der Behandler steht links seitlich, stützt die Patientenschulter leicht mit dem Körper und faßt mit der linken Hand von vorn gegen den Ellbogen. Die andere Hand liegt mit dem Handteller auf der Wirbelsäule, die tastenden Finger lateral der Rückenstrekker rechts über der Rippe etwa am Angulus costae am Skapularand. Über weiteres Anheben am Ellbogen wird der Rumpf mit den Rippen retroflektiert. Ist die Endstellung erreicht, wird geprüft, ob sich ein Endfederungsdruck gegen den Ellbogen der Rippe mitteilt. Harter Anschlag und fehlende Endfederung sprechen für Funktionsstörung.
Der Schulterblattrand überdeckt in dieser Stellung oft einzelne Rippenwinkel. Die Spannungsabläufe sind dennoch tastbar, sie werden von den Schulterblattstrukturen vermittelt.

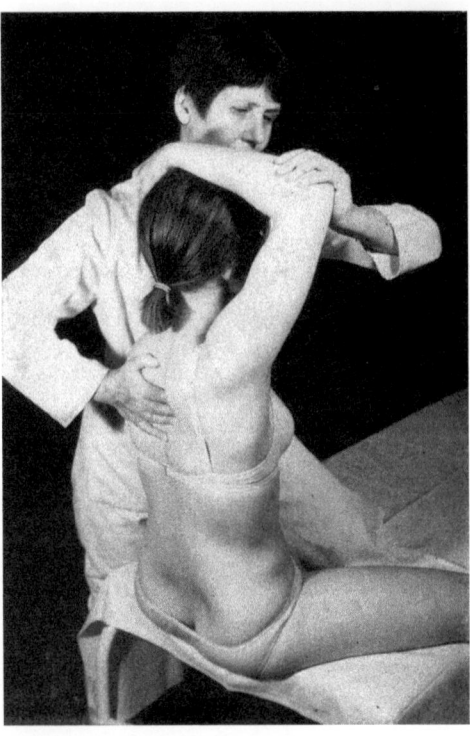

Bild 7-22 Federungsuntersuchung der 2.–5. Rippe rechts im Reitsitz

Fehler:
1. Wenn der Patient nicht am Körper des Behandlers angelehnt und nicht von der dorsalen Hand gestützt wird, kann eine

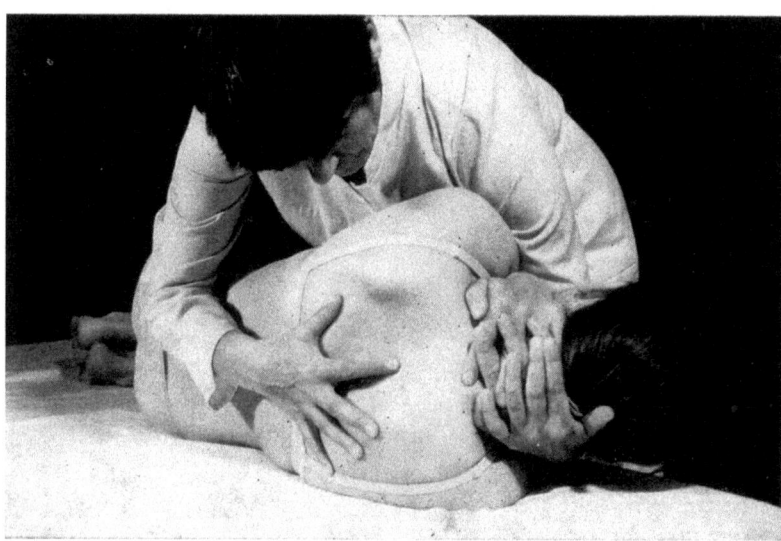

Bild 7-21 Segmentale Untersuchung der Anteflexion der oberen BWS in Seitlage. Aus dieser Einstellung ist die Mobilisation möglich (s. Kap. 7.5.3.)

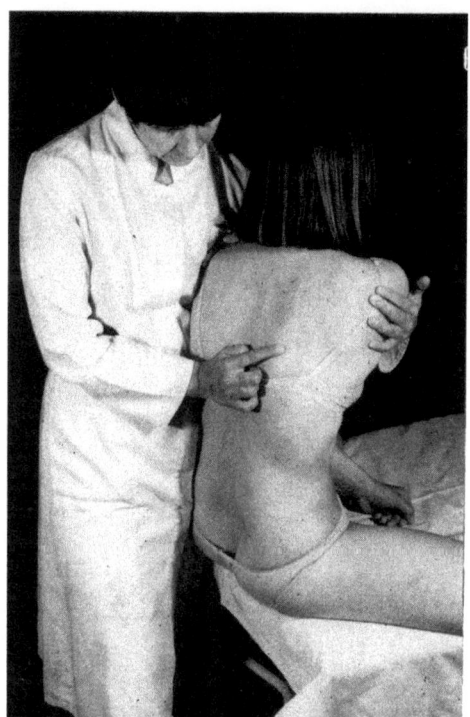

Bild 7-23 Palpation der Schmerzmaximalpunkte am Angulus costae

unkontrollierbare Wackelbewegung des Körpers entstehen.
2. Der Schub am Ellbogen wird nicht streng sagittal nach hinten, sondern seitwärts abweichend geführt. Dadurch entsteht eine Rotationsbewegung. Ursache ist meistens eine falsche Ellbogenhaltung, oder der Behandler steht auf der untersuchten Seite. Anstelle der Rippenfederung wird dann durch Rumpf- und Schulterblattbewegung eine Rippenbeweglichkeit vorgetäuscht.

Untersuchung in Seitlage (s. Bild 7-42)
Patient in Linksseitlage, rechte Hand und Unterarm hängen über dem Kopf, Oberarm maximal eleviert. Der Behandler steht vor ihm, faßt mit der rechten Hand von vorn in die Ellbeuge des Patienten und trägt den Arm. Der Daumen stützt sich gegen den ulnaren Epikondylus. Die tastenden Finger der anderen Hand liegen rechts lateral vom M. erector über dem Angulus costae der Rippe. Hand und Unterarm schienen gleichzeitig weich von dorsal den Thorax. Während der Ellbogen nach dorsal geführt wird, tasten die Finger die Federung. Wenn diese abrupt beendet wird, spricht das für die Blockierung.
Fehler:
Der Ellbogen wird nicht getragen, der Patient hält ihn selbst und entspannt deshalb nicht.

106 *Untersuchung und Behandlung des Thorax und der Brustwirbelsäule*

7.3.8. Palpation der Schmerzmaximalpunkte am Angulus costae (Bild 7-23) Der Patient sitzt und legt die rechte Hand auf seine linke Schulter. Der Behandler steht hinter ihm. Er faßt mit der linken Hand von vorn um ihn herum und zur rechten Schulter und dreht den Patienten maximal nach links. Dabei zieht er die rechte Schulter nach vorn. Die frei liegenden Rippenwinkel können mit der rechten Hand palpiert werden. Bei zarter Palpation sind reflektorische Veränderungen als Gewebs»quellung« oder Muskelverspannung zu tasten. Stärkerer Druck provoziert den Schmerz. Derartige Maximalpunkte treten bei Rippenfunktionsstörung auf, aber auch bei anders entstandenen Verspannungen des M. erector spinae (iliocostalis).

7.3.9. Seitneigungsuntersuchung im Reitsitz und Spannungspalpation während der Atmung (Bild 7-24 und 7-25) Patient im Reitsitz am Bankende, Arme entspannt hängend. Der Behandler steht hinter ihm. Seine rechte Hand stützt den Thorax von der rechten Seite her. Der Daumen weist nach dorsal. Die linke Hand führt von der Seite her an der linken Schulter in eine Seitneige der BWS (s. Bild 7-24). Dabei nähert sich der Dorn dem Daumen der haltenden Hand des unteren Partnerwirbels (s. Bild 7-25). Das Segment sinkt weich über den Daumen in die Neigung. Bei Funktionsstörung fehlt diese anschmiegende Neigung. Der Daumen wird zur Seite gedrückt, das Segment »sperrt sich«. Aus dieser Einstellung palpiert der Daumen neben dem Dorn, wie die Spannung in diesem Segment mit der Ein- und Ausatmung wechselt. Der Patient wird dazu aufgefordert, langsam und tief zu atmen. Daraus ergibt sich die Zuordnung zu Ein-Aus- oder Aus-Ein-Segmenten für die mobilisierende Behandlung.

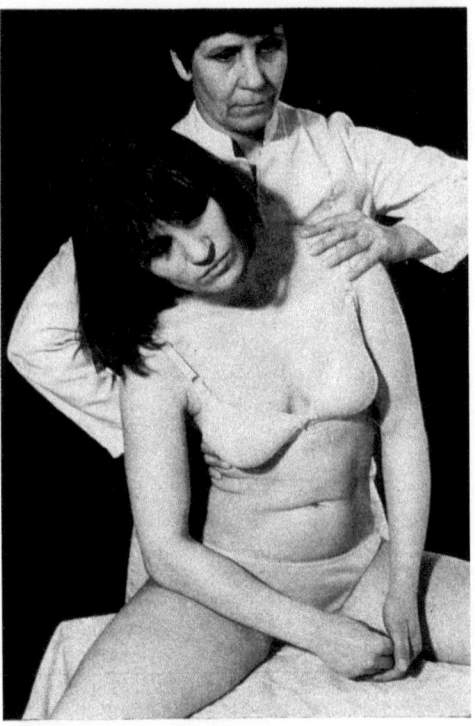

Bild 7-24 Einstellung der BWS in Seitneige zur Palpation des segmentalen Spannungsverhaltens während der Atmung, Ausgangsstellung

7.4. Traktionen und Weichteiltechniken an der Brustwirbelsäule

7.4.1. Traktion im angelehnten Sitz (Bild 7-26 und 7-27). Der Behandler steht in kleinem Ausfallschritt hinter dem Patienten. Dieser sitzt entspannt an den Behandler angelehnt. Zur Behandlung der oberen und mittleren BWS legt der Patient die Hände auf die gegenseitige Schulter. Der Behandler greift mit seiner linken Hand den rechten und mit der rechten Hand den linken Patientenellbogen (s. Bild 7-26).

Zur Behandlung der unteren BWS legt der Patient die Unterarme aufeinander und die Hände über die gegenseitigen Ellbogen. Der Behandler legt seine Arme

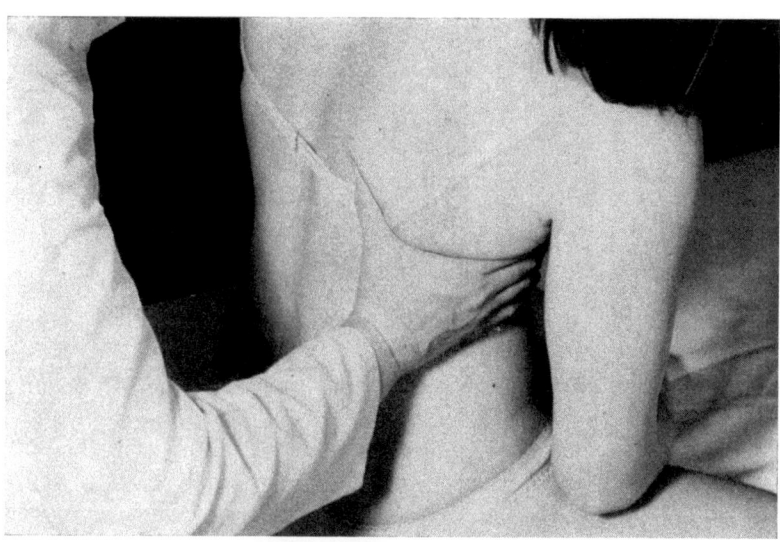

Bild 7-25 Handeinstellung am Segment, Detail zu Bild 7-24. Der Daumen liegt neben dem Dorn des unteren Partnerwirbels

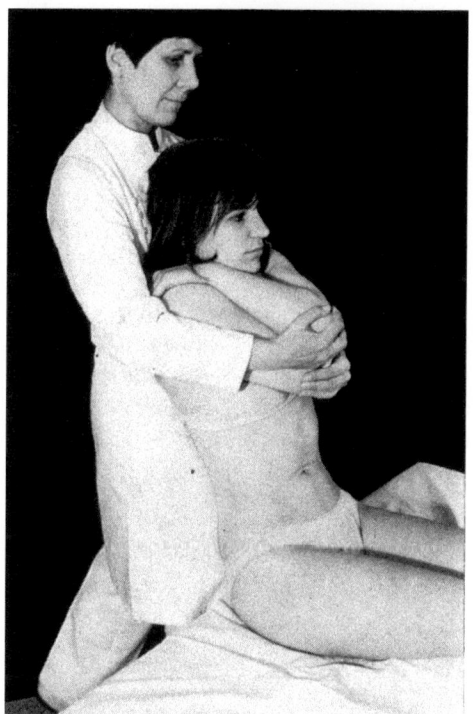

Bild 7-26 Unspezifische Traktion der oberen BWS im Sitzen. Die Behandlerhand greift jeweils den gegenseitigen Patientenellbogen

wenn bei gestreckten Behandlerarmen die Ellbogen des Patienten gut umfaßt werden können. Durch Gewichtsverlagerung auf das hintere Bein werden die Ellbogen an den Körper herangezogen. Unter Führung der Arme seitlich am Thorax wird die Brustwirbelsäule passiv gestreckt. Auf der Höhe der Traktion ist einige Sekunden zu halten. Die Zugkraft wird dann nicht abrupt, sondern langsam nachgelassen.

7.4.2. *Traktion in Retroflexion nach postisometrischer Relaxation (Bild 7-28 und 7-29).* Der Patient sitzt auf dem Stuhl oder seitlich auf der Bank. Die Füße sind zur Stabilisierung überkreuzt. Der Patient stützt die übereinandergelegten Unterarme am oberen Thorax des Behandlers ab. Der Behandler steht bei niedrig sitzendem Patienten mit gering gespreizten Füßen vor ihm und stützt die Knie gegen die des Patienten. Bei höher sitzendem Patienten stützt er ein Knie gegen die gekreuzten Unterschenkel und steht im Ausfallschritt (s. Bild 7-28). Er umfaßt den Thorax und legt die Finger quer über den oberen Partnerwirbel (s. Bild 7-29). Durch Rückverlagerung des Gewichtes entsteht die Traktionsspannung im Segment. Die

an die Thoraxseiten und die Hände von vorn auf die Patientenellbogen (s. Bild 7-27). Die Sitzhöhe ist am günstigsten,

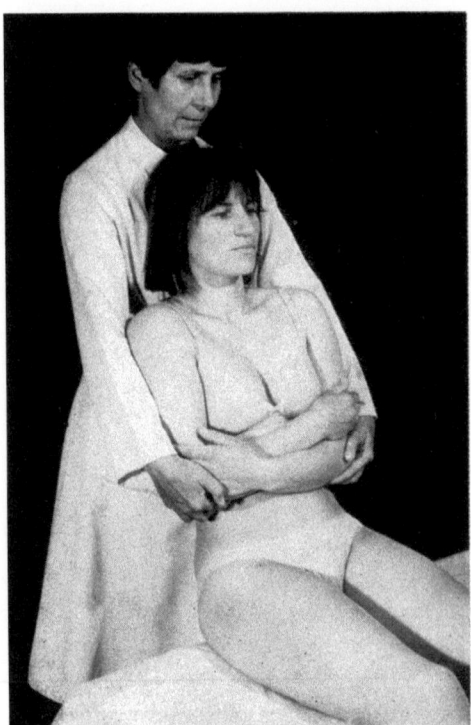
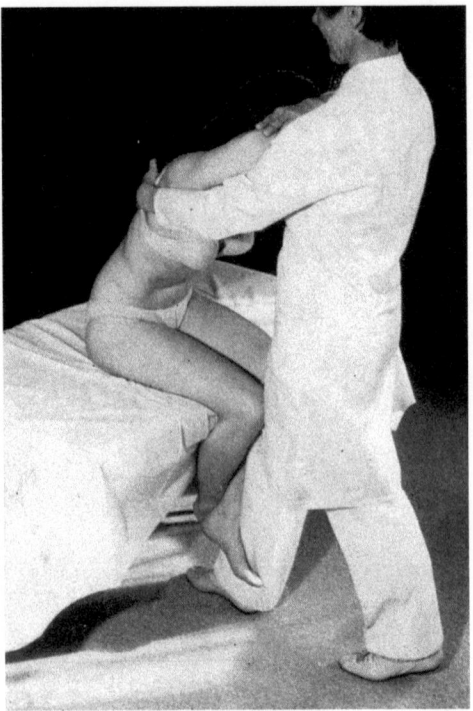

Bild 7-27 Unspezifische Traktion der BWS im Sitzen. Die Technik wirkt vor allem auf die untere und mittlere BWS ein

Bild 7-28 Traktion der BWS mit Segmenteinstellung in Retroflexion nach postisometrischer Relaxation. Ausgangsstellung mit Abstützen der Patientenbeine

Spannung während der Einatmung und das Nachgeben der Spannung während der Ausatmung werden zur Mobilisation genutzt.

Die Wirkung kann verstärkt werden, wenn sich der Patient während der Einatmung mit geringer Kraft gegen die Hände des Behandlers ausbuckelt oder seine Unterarme etwas abwärts drückt. Nach 10–30 s Haltezeit wird mit der Ausatmung entspannt. Der Behandler führt den Entspannungsgewinn in eine verstärkte Retroflexion und Traktion.

Fehler:
1. Der Patient überkreuzt die Füße nicht. Entspannter Sitz und Abstützen der Knie sind dann nicht möglich.
2. Die aktive Ausbucklung ist zu stark, sie läuft bis in die LWS. Die Segmentwirkung wird geringer.
3. Der Behandler drückt zu stark gegen das Segment (in die Retroflexion) und erzeugt eine Abwehrspannung. Die Traktionswirkung geht verloren.

7.5. Gezielte Mobilisation der Brustwirbelsäule – segmental

7.5.1. *Retroflexionsmobilisation in Seitlage nach postisometrischer Relaxation* (s. Bild 7-18). Der Patient liegt auf der Seite mit angebeugten Beinen. Die Hände sind im Nacken verschränkt, die Ellbogen vorn geschlossen. Der Behandler steht vor dem Patienten und greift mit der kopfseitigen Hand unter die Schulter oder unter den Kopf. Sein Oberarm stützt sich von kaudal gegen die Ellbogen (s. Untersuchung Kap. 7.3.4.).

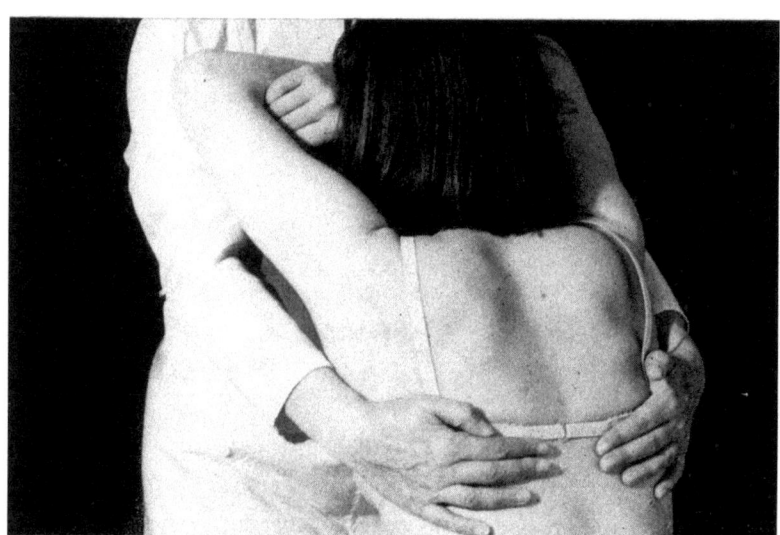

*Bild 7-29
Detail zu
Bild 7-28
Handhaltung
bei der Traktion am oberen
Partnerwirbel
(Rippenbögen)*

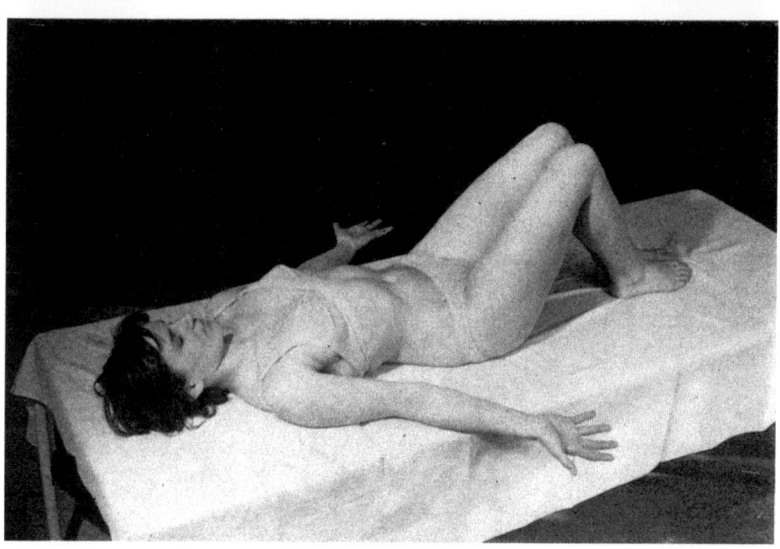

*Bild 7-30
Selbstübung für
die Retroflexion in
Rückenlage*

Der vom Kopf abgewendete Arm des Behandlers liegt am Rücken, die Hand fixiert den unteren Partnerwirbel. Der Patient erhält den Auftrag, mit dem Ellbogen gegen den Behandlerarm fußwärts zu drücken. Wenn am Segment die Spannung ankommt, entspricht das der geforderten Minimalkraft. Nach 10–30 s Haltezeit mit Einatmung folgt die Entspannung unter Ausatmung. Der Behandler führt den Patienten je nach Entspannungsgewinn am Schultergürtel zur neuen Retroflexionsspannung im Segment.

7.5.2. Selbstübung der Retroflexion in Rückenlage oder im Sitzen (Bild 7-30).
Patient in Rückenlage, Beine zum Ausgleich der LWS-Lordose aufgestellt. Bei Kyphose wird der Kopf unterpolstert. Arme schräg seitlich ausgestreckt, die Handinnenflächen zeigen nach oben (zur Decke), Finger leicht gespreizt. Einer Einatmungsphase folgt eine Ausatmungsphase, in der der Patient die Oberarme nach dorsal drückt, die Fingerspitzen »verlängert« und fußwärts schaut. Genaue Segmenteinstellung ist nicht möglich. Die

*Bild 7-31
Anteflexions-
mobilisation im
Sitzen nach
postisometri-
scher Relaxa-
tion. Der untere
Partnerwirbel
ist durch ein
Polster abge-
stützt*

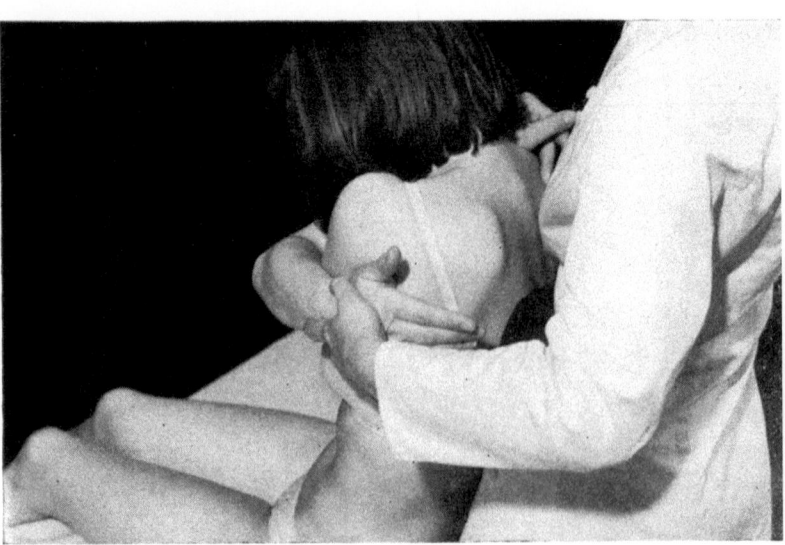

Armhaltung bestimmt lediglich die erreichbare Region. Sie entspricht etwa der Höhe, in der die Hände liegen.
Bei angelehntem Sitzen führt der Patient die gestreckten Arme in Höhe des gestörten Segmentes nach dorsal, die Hände werden außenrotiert und die Finger kräftig gespreizt. In der Einatmung läßt diese Vorspannung etwas nach, in der Ausatmung wird sie verstärkt. Das Kinn bleibt angezogen.
Fehler:
Im Sitzen wird die LWS nicht stabilisiert, sondern in der Ausatmung hyperlordosiert, der Mobilisationseffekt in der BWS bleibt aus. Dann empfiehlt sich die Durchführung in Rückenlage. In Rückenlage dürfen Kopf und Schultern nicht angehoben werden.

7.5.3. Anteflexionsmobilisation der oberen Brustwirbelsäule in Seitlage nach postisometrischer Relaxation *(s. Bild 7-20, 7-21).* Patient in Seitlage, Beine angebeugt, Hände im Nacken verschränkt, Ellbogen vorn geschlossen. Der Behandler steht vor ihm. Die kopfseitige Hand greift oberhalb der Ellbogen unter dem Kopf zur unten liegenden Schulter. Der Oberarm legt sich von kranial auf die Ellbogen und führt

sie an den Patientenkörper heran. Der fußseitige Unterarm liegt auf dem Patientenrücken, 2 Finger halten die Querfortsätze des unteren Partnerwirbels. Das entspricht der Untersuchungsstellung von Patient und Behandler (s. Kap. 7.3.5. »Untersuchung in Seitlage von oben«). Der Patient erhält den Auftrag, mit den Ellbogen gegen den haltenden Behandlerarm kopfwärts zu drücken. Wenn am Segment die Spannung ankommt, entspricht das der geforderten Minimalkraft. Nach 10-30 s Haltezeit folgt die Entspannung. Der Behandler führt den Patienten in weitere Anteflexion – entsprechend dem Entspannungsgewinn – und läßt dann in das Segment gezielt einatmen. Aus neuer Vorspannungseinstellung im Segment wiederholt der Patient den isometrischen Gegendruck.

7.5.4. Anteflexionsmobilisation der unteren Brustwirbelsäule in Seitlage. Die Übung entspricht dem Vorgehen in der Lendenwirbelsäule: als Fremdmobilisation Kapitel 6.7.3. (s. Bild 6-47 und 6-48) und als Selbstübung Kapitel 6.7.4. (siehe Bild 6-49). Die Segmenteinstellung erfolgt von unten her.

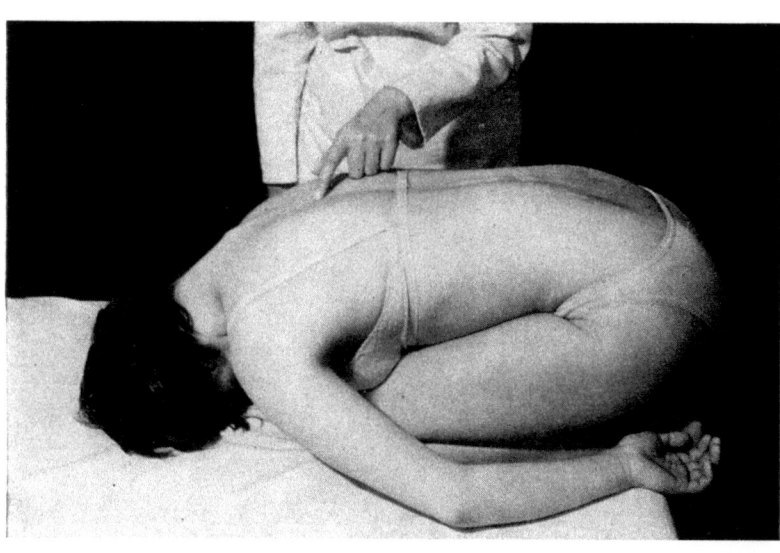

Bild 7-32
Selbstübung der Anteflexion. In der Einübungsphase gibt der Behandler Kontakt am gestörten Segment, um die Inspiration dorthin zu leiten

7.5.5. Anteflexionsmobilisation mit einem Polster (Traktion nach postisometrischer Relaxation, Bild 7-31).

Der Patient sitzt mit verschränkten Armen in einer für das Anlehnen günstigen Sitzhöhe. Der Behandler steht hinter ihm, legt zwischen sich und den Patienten ein kleines prallelastisches Polster mit dem Oberrand auf den Dorn des unteren Partnerwirbels. Der Behandler faßt mit jeweils der gegenseitigen Hand den Ellbogen des untenliegenden Armes und die Hand des obenliegenden. Diese Patientenhand ist in Höhe des behandelten Segmentes zu halten. Die Vorspannung wird durch Zug am Ellbogen an den oberen Partner herangeführt und dann durch Zug an der anderen Hand verstärkt. Der Patient erhält den Auftrag, die Ellbogen nach vorn gegen die Hand des Behandlers mit geringer Kraft zu drücken. Nach 10–30 s Haltezeit wird entspannt. Der Entspannungsgewinn ermöglicht eine weitere Anteflexion des Segmentes.

7.5.6. Selbstübung in Anteflexion – »Päckchenstellung« (Bild 7-32).

Patient im Fersensitz, senkt den Oberkörper nach vorn, bis der Kopf mit dem Scheitel die Unterlage erreicht, und legt die Arme entspannt, d. h. im Schultergelenk innenrotiert, neben dem Körper ab. In dieser Stellung sind die oberen Schulterblattfixatoren entspannt, und die Hochatmung ist gehemmt. Die lagerungsbedingte Verstärkung der Dorsalatmung mobilisiert die Anteflexion der BWS-Segmente. Der Patient lernt gezielt, die Einatmung (Anteflexionsspannung) in das zur Funktionsstörung neigende Segment zu leiten und kann die Übung dann zu Hause ausführen.

7.5.7. Rotationsmobilisation im Reitsitz nach postisometrischer Relaxation (Bild 7-33 und 7-34).

Der Patient sitzt am Bankende im Reitsitz. Der Behandler steht hinter ihm und greift für die Rechtsrotation mit der rechten Hand unter der rechten Patientenschulter durch zur linken Schulter. Die Stellung entspricht der Rotationsuntersuchung Kapitel 7.3.2. Der linke Daumen liegt von links am Dorn des unteren Partnerwirbels. Der linke Arm kommt streng von seitlich links (s. Bild 7-33). Der Oberkörper wird dann nach rechts gedreht, bis im eingestellten Segment leichte Spannung erkennbar ist. Dann erhält der Patient den Auftrag, sich gegen den Halt des Behandlers mit ge-

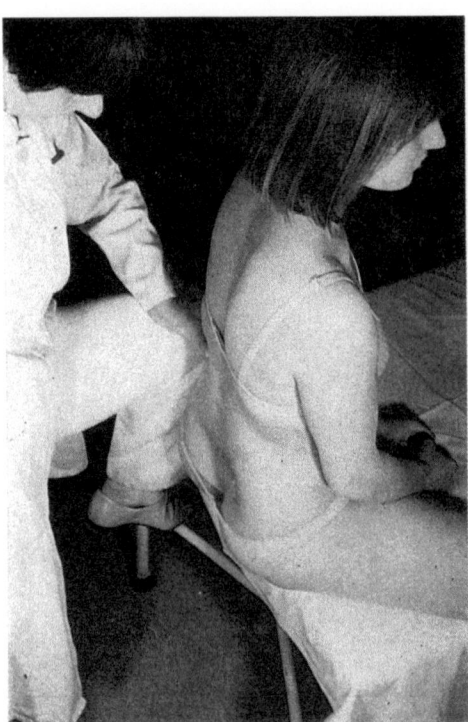 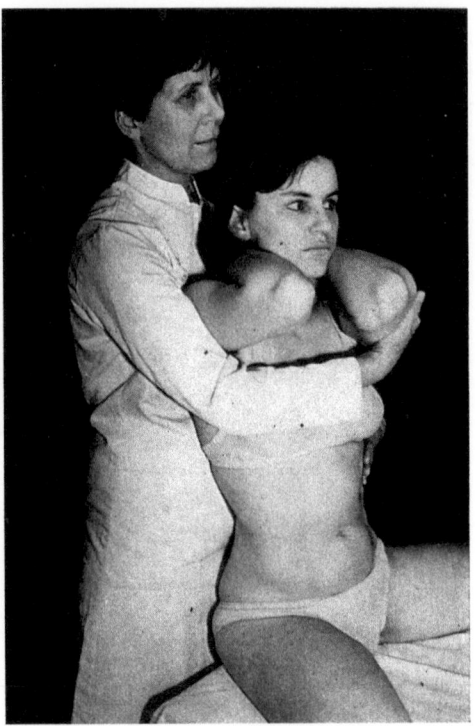

Bild 7-33 Segmenteinstellung für die Rechtsrotationsmobilisation der BWS mit dem palpierend fixierenden Daumen von der Gegenseite am unteren Partnerdorn. Zur besseren Darstellung wurde auf den Körperkontakt (s. Bild 7-34) verzichtet

Bild 7-34 Nach Gegenhalteinstellung des Bildes 7-33 wird der Patient bis an die Vorspannung im Segment in die Rechtsrotation geführt (s. Kap. 7.5.7.). Zur Blickwendungsmobilisation schaut der Patient dann nach links (Spannung)

ringer Kraft nach links – in die Gegenrichtung – zu drehen. Eine Bewegung darf nicht zustande kommen. Die Anspannung ist korrekt, wenn sie am tastenden Daumen gerade erkennbar wird (s. Bild 7-34).
Nach 10–30 s Haltezeit wird während der Ausatmung entspannt, nachdem zuvor ein Einatmungskommando eine weitere Spannungszunahme bewirkt hat. Der Behandler spürt den Entspannungsgewinn und führt den Patienten an der Schulter weiter in die Rechtsrotation.

7.5.8. Rotationsmobilisation im Reitsitz mit Blickwendung (Bild 7-34 und 7-35).
In gleicher Ausgangsstellung wie bei der vorausgegangenen Mobilisation wird die aktive Bewegung automatisiert: Nach Spannungseinstellung der Rechtsrotation im Segment wird vom Patienten Blickwendung nach links gefordert (s. Bild 7-34). Der Daumen am Segment tastet bei richtiger Ausführung die Muskelspannung. Am Ende der 10–30 s Haltezeit folgt eine tiefe Einatmung. Dann wird der Blick während der Ausatmung nach rechts seitlich gewendet (s. Bild 7-35). Der Behandler spürt den Entspannungsgewinn und erlaubt dem Patienten die zunehmende Rechtsrotation bis zur neuen Segmentspannung.

7.5.9. Rotationsmobilisation der oberen Brustwirbelsäule nach postisometrischer Relaxation (Bild 7-36). Patient im Reitsitz

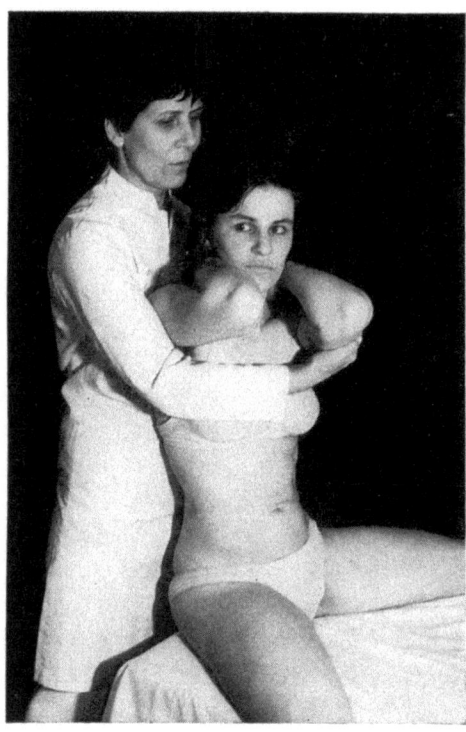 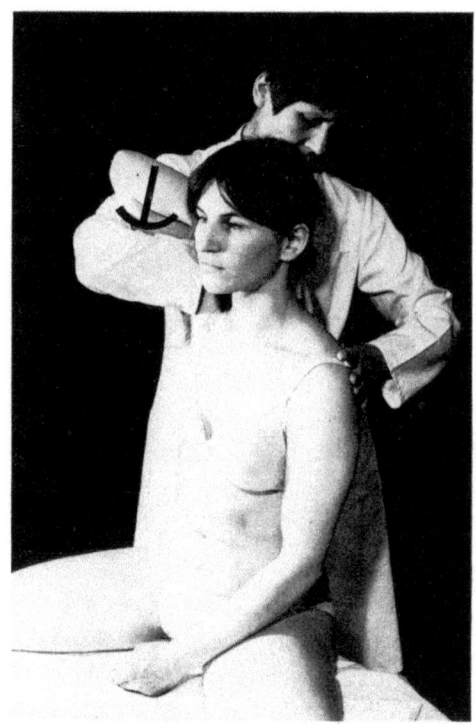

Bild 7-35 In der Mobilisationsphase schaut der Patient anschließend so weit nach rechts, daß eine leichte Rotationsspannung in der gestörten Richtung entsteht, tastbar mit dem fixierend palpierenden Daumen (s. Bild 7-33)

Bild 7-36 Rotationsmobilisation der oberen BWS über den rotationsseitigen Arm nach postisometrischer Relaxation. Der stumpfe Pfeil zeigt die Druckrichtung des Patienten in der isometrischen Anspannungsphase

am Bankende. Der Behandler steht hinter ihm. Bei einer Rechtsrotationsstörung hebt der Patient den rechten Arm und legt die Hand in den Nacken. Der Behandler trägt mit seinem rechten Arm die Ellbeuge und legt die rechte Hand auf die des Patienten und auf den oberen Schulterblattrand. Der palpierende linke Daumen liegt von links am Dorn des unteren Partnerwirbels. Die Behandlung kann also aus der Untersuchung (s. Kap. 7.3.3. und Bild 7-16) hervorgehen.

Zur PIR drückt der Patient den Ellbogen nach vorn einwärts mit geringer Kraft (s. Bild 7-36). Die Anspannung ist korrekt, wenn der palpierende Finger gerade die Muskelanspannung tastet. Nach 10 bis 30 s folgt nach langsamer Einatmung die Entspannung, und nach der Ausatmung stellt der Behandler über den Arm die dazugewonnene Rotation am Segment ein.

Häufigster *Fehler* bei diesen Rotationsmobilisationen ist das Verlassen der aufrechten Körperachse, wenn der Behandler nicht genau hinter dem Patienten steht.

7.5.10. *Seitneigemobilisation im Sitz mit Blick-Atmungs-Technik für Ein-Aus-Segment (Bild 7-37 und 7-38)*. Patient im Reitsitz am Bankende oder seitlich auf der Bank. Der Behandler steht direkt hinter ihm. Zur Rechtsneigungsmobilisation legt der Behandler seine rechte Hand an die rechte Thoraxseite, der Daumen

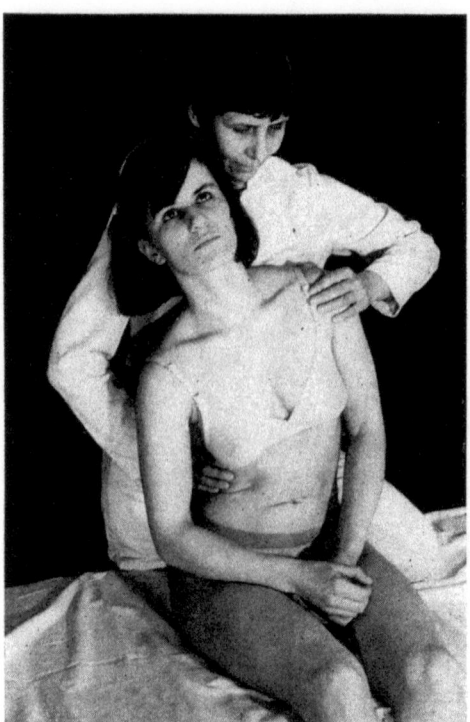 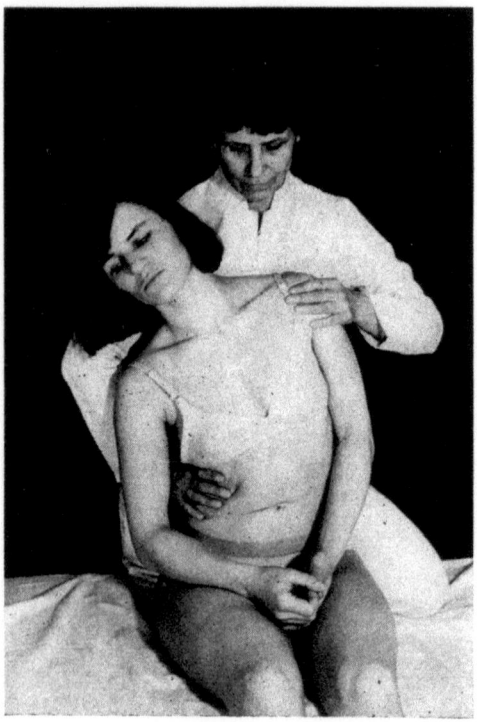

Bild 7-37 Seitneigemobilisation eines Ein-Aus-Segmentes. Während der verlängerten Einatmung ist der Blick aufwärts gerichtet

Bild 7-38 Ausatmungsphase der Seitneigemobilisation eines Ein-Aus-Segmentes. Der Blick ist abwärts gerichtet

weist schräg aufwärts in Richtung auf den Dornfortsatz des unteren Partnerwirbels. Der Patient wird weich über diese Hand geneigt. Dabei nähern sich Daumen und Dornfortsatz. Unterhalb des eingestellten Segmentes bleibt der Rumpf aufrecht. Die Einstellung entspricht damit der Untersuchungsstellung (s. Kap. 7.3.8.). Der Patient atmet langsam ein und aus. Im Ein-Aus-Segment steigert sich die Spannung bei Einatmung und läßt bei Ausatmung nach.

Zur Behandlung wird der Patient aufgefordert, stirnwärts zu blicken und langsam tief einzuatmen (s. Bild 7-37). Danach senkt er den Blick bodenwärts und atmet geräuschlos aus. Die Entspannung äußert sich in einem Absinken des Thorax über der haltenden Hand (s. Bild 7-38). Die Schwerkraft ist also die mobilisierende Kraft. Der Behandler führt die Absinkbewegung an der Schulter und verhindert ein Abweichen des Thorax nach vorn oder hinten.

Fehler:

1. Die Ausatmung wird zu stark forciert, der Patient preßt. Die auftretende Allgemeinspannung löscht die mobilisierende Wirkung der segmenteigenen Entspannung.

2. Harter Fixationsdruck am Dorn des unteren Partnerwirbels bewirkt schmerzbedingte Abwehrspannung, wirkt damit ebenfalls gegen den Mobilisationsmechanismus.

3. Der Behandler drückt von der Schulter passiv in die Neigung und löst damit Widerstand aus.

4. Fehlerhafte Reihenfolge der Aufträge. Der Patient muß zuerst den Blickwendungs- und dann den Atemauftrag erhalten.

Fehler:
1. Das Spannungsverhalten des Segmentes wird nicht erkannt.
2. Ein Blickwendungsauftrag wirkt beim Aus-Ein-Segment störend.
3. Der Behandler schiebt den Patienten in die Seitneigerichtung, dann kann die haltende Hand die Bewegung im eingestellten Segment nicht bremsen.

7.5.12. Selbstübung in Seitneige und Rotation im Sitz (Bild 7-39). Bei einer Störung der Rechtsseitneigung bzw. Rechtsrotation sitzt der Patient mit einem Polster unter dem rechten Gesäß. Die Hände sind im Nacken verschränkt, Ellbogen nach vorn gerichtet. Dadurch entsteht eine Schiefebene des Beckens nach links. Ihr folgt die Wirbelsäule mit einer Rechtsseitneige. Der Patient schiebt den Schultergürtel so weit nach links, bis der Scheitel der Neigung im gestörten Bereich liegt (»zur Seite ausbuckeln«) und bringt durch Rotation von oben – nach rechts – das Scheitelsegment in Vorspannung.

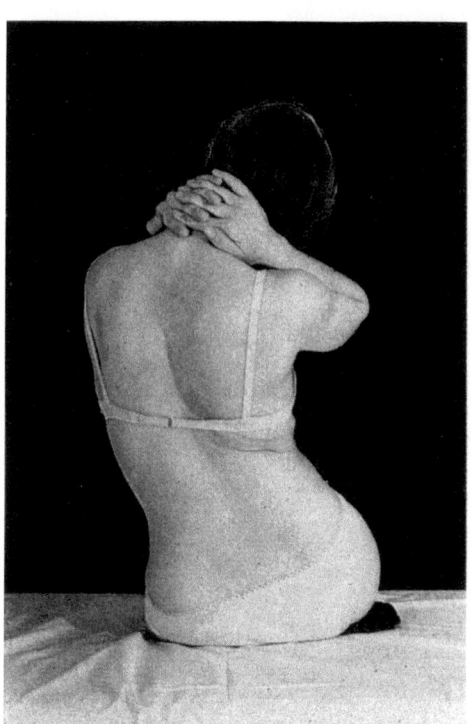

Bild 7-39 Selbstübung in Seitneige und Rotation in der gleichen Richtung im Sitz

Übungsablauf: Der Patient schaut unter seinem Ellbogen nach rechts und folgt dem Blick mit Kopf und Schulterdrehung bis an das Segment im Scheitelpunkt der Neigung.
1. Weiches rhythmisches Spannen und Entspannen der Rechtsrotation mobilisiert aktiv repetitiv.
2. Die Blickwendung nach rechts wird gehalten. Der Patient atmet mehrmals gezielt links in den ausgebuckelten Bereich.

7.5.11. *Seitneigemobilisation im Sitz mit Atmungstechnik für Aus-Ein-Segment.* Ausgangsstellung von Patient und Behandler sowie Segmenteinstellung wie bei der Untersuchung (s. Bild 7-24 und 7-25) und wie bei der vorhergehenden Technik (s. Kap. 7.5.10.). Im sogenannten Aus-Ein-Segment steigert sich die Spannung auf der Höhe der Ausatmung und läßt bei Einatmung nach. Die Unterschiede sind weniger merkbar als beim Ein-Aus-Segment. Zur Behandlung wird der Patient aufgefordert, langsam und lange auszuatmen. Bei ruhiger, nicht verlängerter Einatmung sinkt der Thorax über die haltende Hand ab, d. h., nach erfolgter Entspannung wirkt die Schwerkraft mobilisierend. Die resultierende Bewegung wird vom Behandler geführt, aber nicht verstärkt. Blickwendungen werden nicht gefordert.

7.6. Mobilisation des thorakolumbalen Überganges mit Psoashilfe

7.6.1. *Rotationsmobilisation in Seitlage mit Psoasfixation (Bild 7-40).* Bei einer Rechtsrotationsblockierung von Th12 legt sich der Patient in Linksseitlage, rechtes Bein in Knie und Hüfte gebeugt, am

116 *Untersuchung und Behandlung des Thorax und der Brustwirbelsäule*

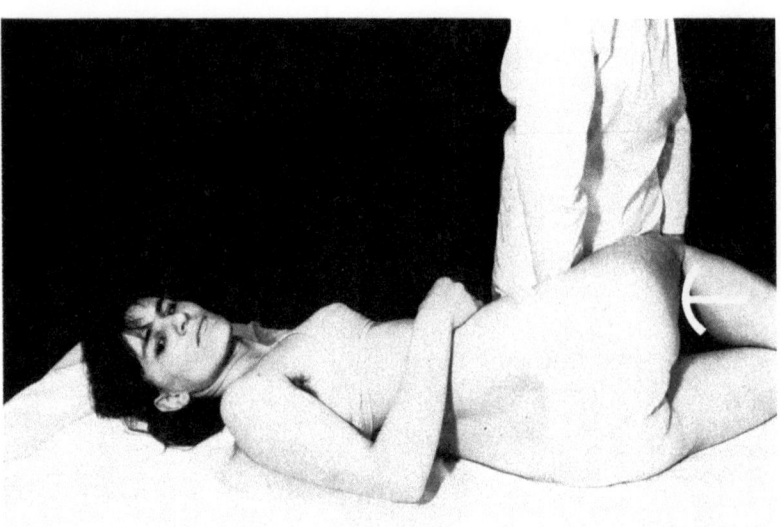

*Bild 7-40
Rotations-
mobilisation
des thora-
kolumbalen
Überganges mit
Psoasfixation
der LWS. Die
Augen bleiben
nach hinten
gerichtet*

linken, fast gestreckten Knie eingehängt. Der Behandler steht seitlich vor dem Becken des Patienten, der sein rechtes Knie von hinten gegen den Behandleroberschenkel drückt. Unter ständig gehaltenem Druck (Psoasspannung zur Fixierung der LWS) schaut der Patient nach rechts, wobei Kopf und Oberkörper nach rechts rotieren. Die Segmenteinstellung wird von oben durch den nach hinten unten gerichteten Blick gesichert, von unten durch Psoasanspannung. Der Behandler kann mit der linken Hand im thorakolumbalen Segment den Spannungsverlauf kontrollieren. Die Druckerhöhung des Oberschenkels gegen das Behandlerbein muß vor allem in der Ausatmung immer erneut gefordert werden. Der Patient atmet mehrmals ruhig und langsam ein und aus. Die einseitige Psoasfixation der LWS ermöglicht die mobilisierende Blickwendungsrotation des darüberliegenden Segmentes Th12. Die Mobilisationswirkung äußert sich in zunehmendem Absinken des Oberkörpers nach hinten.
Bei guter Mitarbeit des Patienten kann der Behandler den Haltedruck gegen den Patientenoberschenkel am Ende der Ausatmung mehrmals rhythmisch erhöhen. Das erzeugt eine zusätzliche, repetitive Mobilisationswirkung von kaudal her.

7.6.2. Selbstübung der Rotation thorakolumbal in Seitlage (Bild 7-41). Der Patient liegt zur Übung der Rechtsrotation auf der linken Seite. Das rechte Bein wird etwa rechtwinklig gebeugt und auf der Unterlage auf einem Polster abgelegt. Die Finger der linken Hand liegen unter dem Knie, die Handwurzel drückt gegen die Dorsalseite oberhalb der Kniescheibe. Gegen den Widerstand dieser Hand wird der Oberschenkel in die Beugung gedrückt, ohne ihn anzuheben. Die dabei entstehende Spannung wird für die Dauer der Übung gehalten. Der rechte Arm liegt entspannt auf der Körperseite. Der Patient schaut nach hinten (rechts) und atmet langsam ein und aus. Vor allem bei der Ausatmung muß er bewußt an das Halten der Psoasspannung denken, weil es dabei schwierig ist.
Fehler:
1. Ungenügende Psoasspannung in der Ausatmung bei Mobilisation über die Atmung.
2. Anspannung nicht in reine Beugung, sondern auch in Abduktion der Hüfte, Beinanheben durch falsch angelegte Hand (Finger nach oben) erzeugt Tensorspannung und provoziert bei Wiederholung möglicherweise Schmerz.

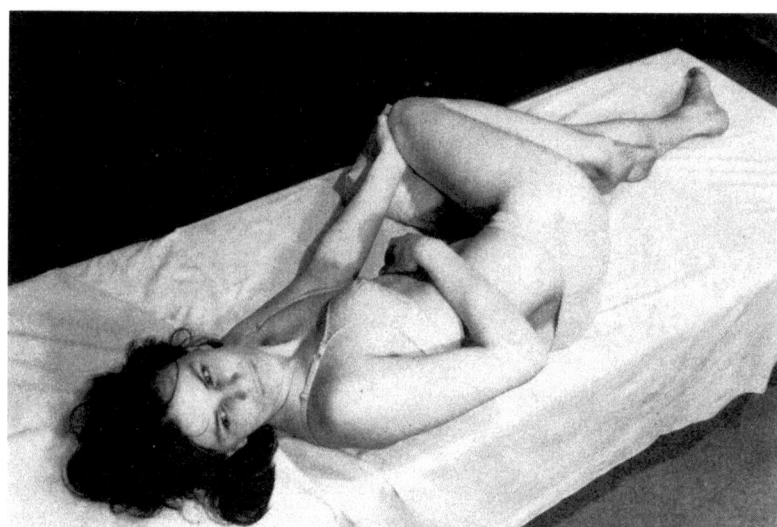

Bild 7-41
Selbstübung der Rotation thorakolumbal in Seitlage. Der Patient drückt das rechte Knie gegen das Polster und den eigenen Arm

7.7. Mobilisation der Rippen

7.7.1. Mobilisation der 2.–5. Rippe in Seitlage nach postisometrischer Relaxation *(Bild 7-42)*. Bei rechtsseitiger Rippenfunktionsstörung liegt der Patient auf der linken Seite. Der rechte Arm liegt eleviert auf der Kopfseite. Der Unterarm hängt über den oberen Bankrand. Der Behandler steht vor ihm, legt seine rechte Hand in die Ellbeuge des gehobenen Armes und die linke auf die gestörte Rippe mit Palpation am Angulus costae. Er führt den rechten Arm so weit nach dorsal, daß an der Rippe gerade eine Spannung fühlbar wird. Das entspricht der Untersuchungsstellung (s. Kap. 7.3.7.), aus der die Behandlung direkt hervorgehen kann. Dazu drückt der Patient seinen Ellbogen langsam mit geringem Druck in die haltende Hand des Behandlers. Wenn die Spannung unter den tastenden Behandlerfingern über dem Angulus costae spürbar wird, sind Richtung und Kraft korrekt. Die erforderliche Minimalkraft ist erreicht. Die Spannung wird 10–30 s gehalten, und mit der Ausatmung gekoppelt folgt der Entspannungsauftrag. Wenn die Spannung spürbar nachläßt, wird der Ellbogen weiter nach hinten geführt, bis erneute Vorspannung tastbar wird.

Fehler:
1. Der geführte Ellbogen wird nicht getragen, der Patient kann deshalb nicht entspannen.
2. Der Ellbogen wird so stark nach dorsal geführt, daß der Patient gegenspannt und in eine lumbale Lordose ausweicht.

7.7.2. Selbstübung der Rippenmobilisation (2.–5. Rippe) im Sitzen *(Bild 7-43)*. Der Patient sitzt vorgebeugt mit leicht gespreizten Beinen. Bei rechtsseitiger Störung hängt der rechte Arm zwischen den Beinen, der linke neben den Beinen herab. Der Patient läßt die linke Schulter absinken und dreht den Kopf ein wenig nach rechts. Der Behandler legt einen Finger auf die gestörte Rippe. Der Patient buckelt dort aus, indem er den rechten Arm einwärts dreht. Der Patient atmet gezielt in das eingestellte Gebiet. Er verstärkt die Wirkung durch »Verlängern« der gespreizt-gestreckten Finger beider Arme. In der Ausatmungsphase sinkt die linke Schulter weiter abwärts. Über den Schultergürtel überträgt diese Bewegung die Spannung in die gestörte Region und wirkt so mobilisierend. Sobald der Patient die Spannungseinstellung verstanden hat,

Bild 7-42
Mobilisation der 2.–5. Rippe nach postisometrischer Relaxation. Der Patient muß seinen Arm entspannt in die Hand des Behandlers legen. Diese Lage eignet sich auch zur Befunderhebung (s. Kap. 7.3.7.)

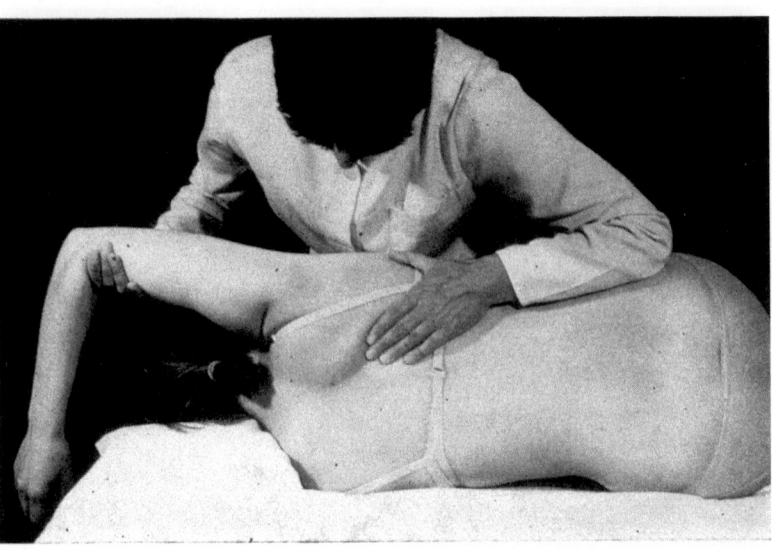

führt er die Übung zu Hause ohne Kontrolle weiter, je Übung mit 5 Atemzügen.
Fehler und Hinweise:
Wenn sich der Patient zu stark nach links neigt, bringt er die Spannung in die untere BWS. Die Wirkung geht verloren. Dann ist es manchmal günstiger, den linken Arm zwischen den Beinen und den rechten daneben hängen zu lassen.

7.7.3. *Drucktechnik an den unteren Rippen in Bauchlage (Bild 7-44).* Bei Schmerz, Verspannung und verminderter Atmungsbewegung der unteren Rippen legt sich der Patient zur Behandlung entspannt auf den Bauch. Der Behandler steht seitlich neben ihm. Zum aufwärtsgerichteten Druck legt der Behandler beide Daumen weich gegen den unteren Rippenrand. Bei einer rechtsseitigen Störung steht er dazu links unterhalb. Der Druck kann gegen die Atmung verstärkt werden. Zum abwärts gerichteten Druck legt er beide Daumen weich gegen den oberen Rippenrand und steht auf der gleichen Seite oberhalb. Der Druck kann gegen die Einatmung verstärkt werden (s. Bild 7-44). Der Behandler gibt Widerstand in der Einatmung gegen die Rippenhebung und folgt der Senkung bei Ausatmung.
Im unteren Thoraxbereich spielen Muskel-

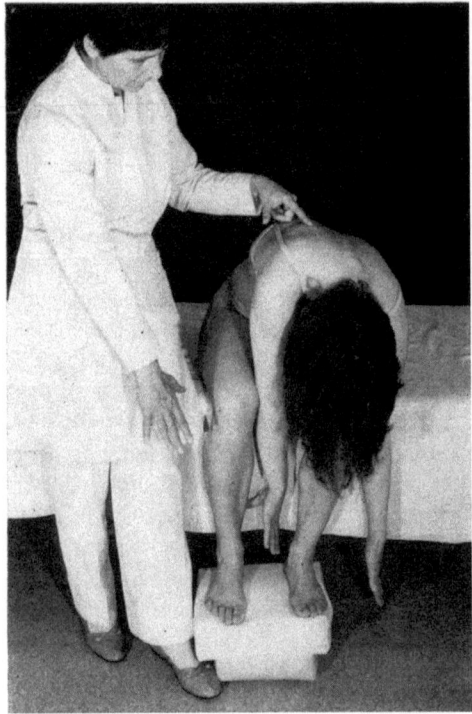

Bild 7-43 *Selbstmobilisation der oberen Rippen im Sitzen durch gezieltes Atmen in den gestörten Bereich*

verspannungen oft eine große Rolle in der Bewegungshemmung. Der Behandlungserfolg stellt sich manchmal erst nach Druckbehandlung mehrerer Rippen ein.

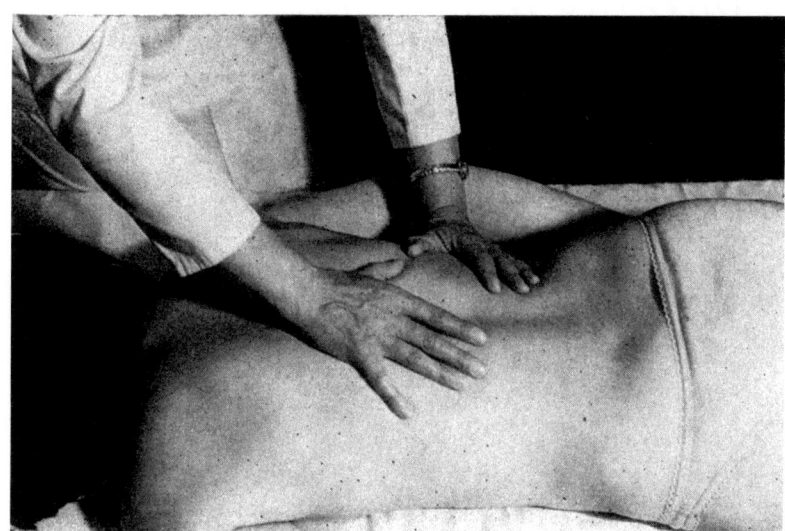

Bild 7-44 Passive Mobilisation der unteren Rippen durch Druck der Daumen gegen den Rippenrand von oben, wenn der Behandler auf der gleichen Seite steht (im Bild) oder von unten her, wenn der Behandler auf der Gegenseite steht

8. Untersuchung und Behandlung der Halswirbelsäule und der Kopfgelenke

8.1. Vorbemerkungen zur funktionellen Anatomie

Die Halswirbelsäule hat in vieler Beziehung eine Sonderstellung. Schon äußerlich setzt sich ihr Abschnitt vom übrigen Rumpf deutlich ab.

8.1.1. Anatomische Besonderheiten der Halswirbelsäule (Bild 8-1).

Die Halswirbelsäule hat 7 Wirbel. Die *Spinalnervenwurzeln* tragen, im Gegensatz zu denen der übrigen Wirbelsäule, die Ordnungszahl des *darunter*liegenden Wirbels. Dadurch erhielt die Wurzel zwischen dem 7. Halswirbel und dem 1. Brustwirbel die Bezeichnung C8. Diese Wurzel versorgt ein gleichnamiges Segment mit Dermatom, Myotom und Enterotom, hat aber keinen gleichnamigen Wirbel. Damit bestehen auch *8 zervikale Bewegungssegmente* (s. Bild 5-2 oben). Das Bewegungssegment zwischen Kopf und Atlas erhält die Bezeichnung Okziput/C1, abgekürzt O/C1 oder C0/1.

Eine weitere Besonderheit der Halswirbelsäule ist ihre Beziehung zur *A. vertebralis*. Diese tritt von unten in die entsprechende Öffnung des Querfortsatzes von C6 ein und verläuft aufwärts, schließlich in einer Schleife nach außen zum Querfortsatz des Atlas und dann nach hinten und einwärts dorsal um die Massa lateralis des Atlas herum in das Foramen magnum des Hinterhauptes.

Die *Aufgaben* der grazilen Halswirbelsäule bestehen:

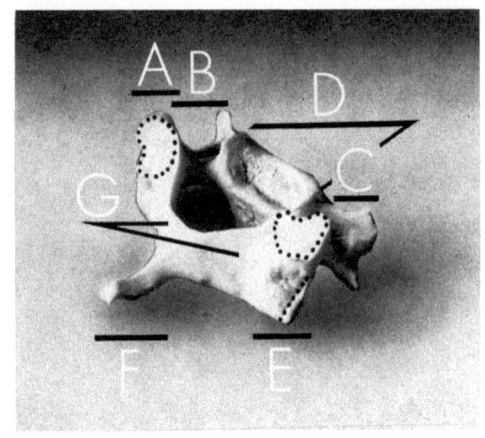

Bild 8-1 Halswirbel schräg von hinten oben gesehen
A = *linke obere Gelenkfläche (punktiert umrandet)*, B = *linker Querfortsatz*, C = *rechter Querfortsatz mit Einblick in das Foramen für die A. vertebralis*, D = *Wirbelkörper mit Aufsicht auf die querovale Deckplatte (auf der die Bandscheibe liegt), die seitlich hochgezogenen Kanten sind zu erkennen*, E = *oberer und unterer Gelenkfortsatz liegen unmittelbar untereinander*, F = *der Dornfortsatz entspringt von G, dem Bogen (vgl. Bild 5-2 oben)*

– im Tragen des relativ schweren Schädels in allen Körperpositionen,
– in der Gewährleistung einer sehr großen Kopfbeweglichkeit und
– in der Schutzfunktion für besonders wichtige Teile des Rückenmarkes und für die A. vertebralis.

Den positiven und negativen Beschleunigungen der modernen Verkehrstechnik ist die Halswirbelsäule in besonderem Maße ausgesetzt, weil diese am Schädel angreifen.

Eine Reihe *morphologischer Besonderheiten* der Halswirbelsäule haben unmittelbare Beziehung zur Funktion, zum pathogenetischen Potential und zu den Untersuchungs- und Behandlungsmethoden. Die querovalen Bandscheiben der Segmente C2/3–C6/7 sind seitlich durch kammartig hochgezogene Kanten der Deckplatte des unteren Wirbelkörpers verschmälert und aufwärts gekrümmt. Hier haben die benachbarten Wirbelkörper engen Kontakt (s. Bild 8-1 D). Diese Bandscheibenform begünstigt nicht alle Bewegungsrichtungen in gleichem Maße. Vor- und Rückbeuge werden bevorzugt.

Die Gelenke unterhalb des 3. Halswirbels stehen fast frontal. Die Gelenkspalte im Segment C2/3 haben einen dorsalen Öffnungswinkel von weniger als 180°. Die Gelenkflächen (s. Bild 8-1 A) sind stark nach vorn gekippt, in der mittleren HWS stärker. Sie stehen um 65–55° gegen die Deckplattenebene [9].

Die Gelenkflächenstellung (s. Bild 5-2)
– begünstigt Ante- und Retroflexion. Sie führt dabei zu einer anteroposterioren Wirbelkörperverschiebung;
– behindert die Seitneige und Rotation, die beide als Synkinese auftreten [4];
– ermöglicht seitliche Verschiebungen im Sinne des Gelenkspiels.

Der *Querfortsatz* entspringt unterhalb des Foramen intervertebrale (s. Bild 5-2 oben) mit 2 Spangen, zwischen denen die Öffnung für den Durchtritt der A. vertebralis (C1–6) frei bleibt (s. Bild 8-1 B, C). Die Querfortsätze bieten vielen Muskeln Ansatzmöglichkeiten. Sie sind rinnenförmig gestaltet. Darin liegt der zugehörige Spinalnerv. Intervertebralforamen und Querfortsatz weisen nach vorn außen. Die gut palpierbaren Strukturen um die Querfortsätze sind meistens sehr empfindlich und schmerzen auf Druck. Sie sind deshalb für einen haltenden Kontakt von vorn und seitlich bei der Untersuchung und Behandlung ungeeignet.

Dorn- und Gelenkfortsätze (s. Bild 8-1 E, F) ermöglichen dagegen die fixierende Palpation gut. Deshalb soll die haltende Hand auch bei lateraler Bewegungsrichtung von schräg hinten an den Wirbel angelegt werden. Die *Wirbelbögen* der Halswirbelsäule lassen sich problemlos von hinten mit einer Hand umgreifen, von einem Gelenkfortsatz zum anderen über den Dorn hinweg. Das wird für die segmentale Untersuchung genutzt, die dadurch sehr präzise möglich ist.

Die *Dornfortsätze* der Halswirbelsäule sind von Axis an schräg nach abwärts gerichtet. Der Atlas trägt keinen Dorn, nur einen kleinen Höcker am hinteren Bogen. Die Dorne sind sehr individuell gestaltet, meistens am Ende verdickt oder sogar gespalten. Sie dienen Muskeln und Bändern (Lig. nuchae) als Ansatz. Der Dorn von Axis ist der breiteste und als kranialster Dornfortsatz unterhalb des Hinterhauptes gut palpierbar. Er überdeckt den kleinen Dorn von C3 so weit, daß dieser meistens nicht palpiert werden kann. In der unteren Halswirbelsäule werden die Dorne schmaler und länger. Sie gleichen sich der thorakalen Form allmählich an. Der Dorn C7 bleibt auch bei voller Rückbeuge tastbar, während sich der von C6 so an ihn anschmiegt, daß er während der Retroflexion in der Tiefe zu verschwinden scheint. Das ist für die Zählung der Brustwirbel von Bedeutung [5].

8.1.2. Funktionelle Anatomie der zervikokranialen Bewegungssegmente.

Zwischen dem 2. und 3. Halswirbel liegt das kranialste Bewegungssegment mit einer Bandscheibe zwischen den Wirbelkörpern. Dieses Bewegungssegment C2/3 hat die geringste Beweglichkeit in der Halswirbelsäule. Möglicherweise wirkt es als Puffer zwischen den eigentlichen Halswirbelsegmenten und den Kopfgelenken.

Als *Kopfgelenke* werden die ersten beiden Bewegungssegmente der Wirbelsäule zusammengefaßt.

Der 1. Wirbel – Atlas, der Träger des Kopfes – ist ein Ring ohne Wirbelkörper (Bild 8-2). Zwei seitliche Knochenmassive (Massae laterales) werden vorn durch einen kurzen und hinten durch einen weiten Bogen verbunden. Seitlich liegen die kräftigen Querfortsätze, die nach dorsal in die Bogenwurzel übergehen. Die Querfortsätze sind die einzigen gut tastbaren Strukturen des Atlas. Sie sind vor und hinter dem Mastoid erreichbar. Die Massae laterales tragen oben und unten die Gelenkflächen. Die oberen steigen nach lateral, aber auch nach vorn und hinten schalenförmig an. Die schaukelstuhlähnlichen Kondylen des Hinterhauptbeines passen sich dieser sehr variablen Gestalt an [10]. Wenn man beide *Atlas-Kondylen-Gelenke* gedanklich verbindet, entsteht eine querovale Schale. Sie erlaubt Bewegungen in der Sagittal- und Frontalebene, Rotation nur geringfügig. Bei Vorbeuge gleiten die okzipitalen Gelenkflächen in den Schalen der Atlasgelenkflächen nach dorsal, bei Rückbeuge nach ventral. Bei Seitneigung des Kopfes liegt die sagittale Bewegungsachse erheblich oberhalb der Kondylen, und die Kondylen bewegen sich gegenüber dem Atlas zur Neigungsgegenseite [2–4]. Die Bewegungen des Segmentes sind in allen Kopfstellungen möglich. Sie können nicht durch Kopfdrehung gesperrt werden.

An der Rückseite des vorderen Atlasbogens liegt eine Gelenkfläche für den Kontakt mit der Vorderseite des Axiszahnes (Dens axis). An der Rückseite des Axiszahnes liegt eine gelenkähnliche Verbindung mit dem Atlasquerband (Bild 8-3). Die tragenden oberen Gelenkfortsätze des Axis liegen wie Schultern seitlich neben dem Wirbelkörper und oberhalb der Querfortsätze. Von vorn gesehen fallen die Gelenkspalte zwischen C1 und C2 von innen nach außen ab. Die Massa lateralis des Atlas hat die Form eines

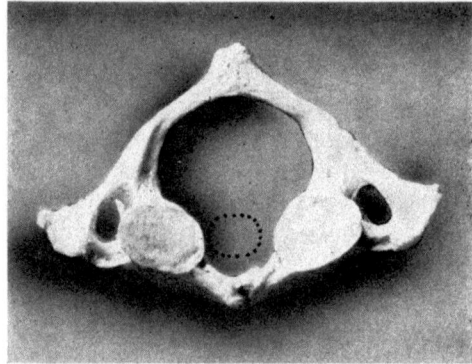

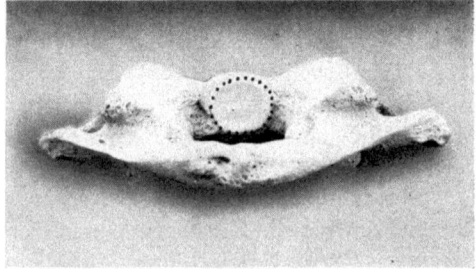

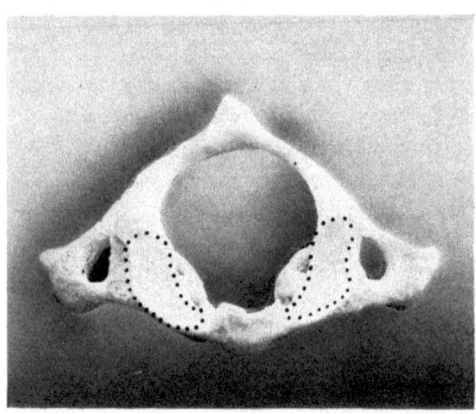

Bild 8-2 Atlas in 3 Ansichten
oben = *Unterseite des Wirbels (punktiert: Lage des Dens axis)*, Mitte = *Blick von hinten (punktiert: Gelenkfläche für den Dens axis)*, unten = *Oberseite mit den Gelenkflächen für die Kondylen (punktiert)*

Prismas. Sie schiebt sich wie ein Keil zwischen den Hinterhauptkondylus und die Axisschulter auf beiden Seiten. Diese 4 Gelenke des *Bewegungssegmentes C1/2* ermöglichen in erster Linie die Rotation um die Achse des Dens axis. Vor- und Rückbeugebewegungen sind möglich:

Bei Vorbeuge gleitet der vordere Atlasbogen am Dens abwärts. Sein unterer Rand drückt sich gegen den Dens, der obere löst sich von ihm. Ein straffes Atlasquerband verhindert stärkeres Abwinkeln. In Rückbeuge gleitet der vordere Atlasbogen am Dens aufwärts zur Spitze hin.
Die Seitneige im Segment C1/2 wurde bisher nicht röntgenologisch belegt.
Die Segmente C0/1 und C1/2 haben keine Bandscheiben. Sie werden durch Bandzüge zwischen Axis und Vorderrand des Foramen magnum und durch das Lig. nuchae in ihren Beziehungen gehalten. Die Last des Kopfes muß von den 2 seitlichen Gelenkpaaren getragen werden. Trotzdem verfügen sie über eine große Beweglichkeit. Eine Reihe kurzer Muskeln führt die spezifischen aktiven Bewegungen der obersten Halswirbelsäule in gemeinsamem Zusammenwirken aus. Palpatorisch sind die tiefen Nackenmuskeln in Anteflexion am liegenden Patienten über dem darunterliegenden Atlasbogen erreichbar. Für die Etagenorientierung eignen sich der markante mittelständige Axisdorn und die Querfortsatzspitzen des Atlas. Die Bewegungen verteilen sich auf beide Segmente unterschiedlich. An der Vor- und Rückbeuge beteiligen sich beide. Bei der Seitneige-Rotations-Synkinese übernimmt C1/2 die Rotation und C0/1 die Seitneige.

8.1.3. Beweglichkeitsprüfung. Die Übersichtsuntersuchung der Halswirbelsäule läßt sich in fast allen Richtungen als pauschale Gesamtbewegung und als zusätzliche Regionaleinstellung für die oberste HWS sowie die zervikothorakale Übergangsregion durchführen. Die Informationen aller Einstellungen weisen dann auf den weiteren gezielten Untersuchungsweg hin.

Anteflexion
Wenn das Kinn zur Fossa jugularis geführt wird, entsteht eine pauschale Vorbeuge der HWS. Kopfgelenke und zervikothorakaler Übergang sind dabei nicht in der möglichen Endstellung. Kopfnicken (Kinn an den Hals heranziehen) führt zu einer umschriebenen maximalen Anteflexion der obersten HWS. Vorschieben des Kopfes bringt die unterste HWS isoliert in Anteflexion (deshalb als Zwangshaltung bei Wurzelkompressionen). Die Anteflexion wird durch Band- und Muskelspannung begrenzt, vor allem in der unteren und mittleren HWS.
Funktionsstörungen der Anteflexion lassen sich im Segment C0/1 nachweisen. Zur Prüfung der Funktionsbewegung wird der Kopf gegen den gehaltenen Atlas passiv anteflektiert. Zur Prüfung des zugeordneten Gelenkspiels wird der Kopf gegen den von dorsal abgestützten Atlas nach dorsal verschoben.

Retroflexion
Bei der Rückbeuge der ganzen Halswirbelsäule verlagert sich das Kopfgewicht nach hinten. Dabei wandert das Kinn im Bogen aufwärts und rückwärts. Wenn das Kinn nach vorn oder vorn-oben geführt wird, entsteht eine isolierte Rückbeuge der obersten Segmente, meistens zusammen mit einer Vorbeuge der untersten HWS. Wenn der Kopf mit wenig angehobenem Kinn nach hinten verschoben wird, entsteht eine umschriebene Retroflexion des zervikothorakalen Überganges. Die Rückbeuge im ganzen wird durch die Spannung der vorderen Halsweichteile gebremst. Im einzelnen Segment kann es zum »Facettenschluß« und zum Gegeneinanderdrücken der Bögen und Dornfortsätze kommen.
Funktionsstörungen der Rückbeuge finden sich vor allem im zervikothorakalen Übergang. Passiv segmentale Funktionsuntersuchung oder besser segmentale Dorsalverschiebung als gelenkspielähnliche Technik zwischen C5 und Th3 führen zur Diagnose.
Funktionsstörungen der Retroflexion C0/1 werden als Endfederungsprüfung bei ge-

drehtem Kopf erkannt. Dabei lassen sich Seitenunterschiede erkennen.
Die Summe von *Vor- und Rückbeuge* in der HWS unterhalb C2 ist im Erwachsenenalter bei C5/6 am größten. In den Segmenten C0/1 und C1/2 wurde diese Summe mit je 10–18° gemessen [1, 6]. Bei Kindern liegen größere Meßwerte und andere Verteilungen vor [8].

Rotation
Die Kopfdrehung setzt sich bei aufrechter Haltung bis in die obere Brustwirbelsäule fort. Daher erklärt sich die Diskrepanz zwischen anatomischen Meßwerten der HWS und klinischen Messungen der Kopfbewegungen. Die ersten 10–20° Kopfdrehung von der Mittelstellung nach rechts und links laufen im Atlas-Axis-Gelenk ab. Das entspricht den häufigsten Kopfbewegungen im Alltag. Die übrige Halswirbelsäule ist dadurch vor den für sie belastenden Rotationsbewegungen geschützt. Bei der Untersuchung der Gesamtrotation ist der passive Ausschlag nur wenig größer als der aktive. An der *Endstellung* von 60–80°, bei jungen Erwachsenen noch mehr, ist das Segment C1/2 mit 20–40° beteiligt [7]. Oberhalb von 80° Rotation zu jeder Seite sprechen wir von Hypermobilität [11].
Die Rotationsuntersuchung in Kopfvorbeuge betrifft die obere HWS, die untere ist dabei durch Bandspannung gesperrt. In Rückbeuge ist dagegen die obere HWS gesperrt und der zervikothorakale Übergang aufgerichtet. Seine Bewegungssymmetrie wird dann geprüft.
Funktionsstörungen der Rotation sind mit Ausnahme des Segmentes C0/1 in der ganzen HWS möglich, finden sich aber besonders häufig bei C1/2 und C2/3.
In Rotationsendstellung wird eine Federung auch am Atlasquerfortsatz tastbar und auf das Segment C0/1 bezogen. Gestörte Federung weist auf eine Funktionsstörung dieses Segmentes hin, deren Richtung gezielt untersucht werden muß.
Kopfdrehungen von 30–60° sperren die

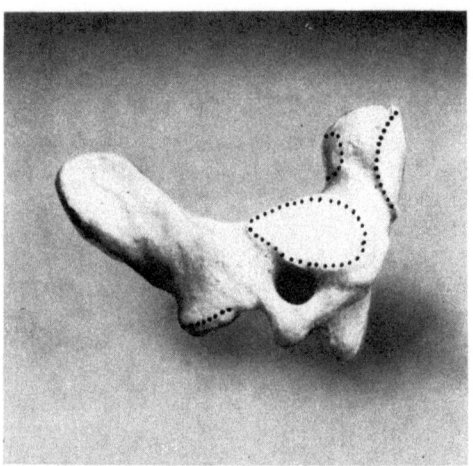

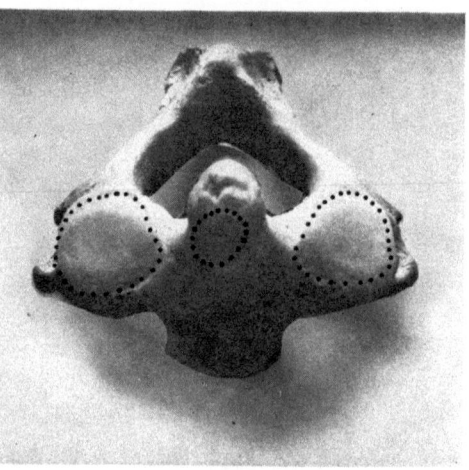

Bild 8-3 Axis in 2 Ansichten
oben = *von der Seite*, unten = *von vorn oben gesehen. Die 6 Gelenkflächen des Wirbels sind, soweit sichtbar, an den Rändern punktiert*

Segmente von C1/2 abwärts und erleichtern dadurch die Untersuchung und Behandlung von C0/1.
Zwischen *Rotation und Seitneige* besteht in der ganzen HWS eine feste Synkinese. Bei der Untersuchung ist sie am besten am Dorn von Axis zu erkennen: Bei Seitneige nach rechts weicht der Dorn nach links ab. Die Seitneigung ist demnach mit einer gleichsinnigen Rotation verbunden. Das gilt für die Segmente von C2/3 abwärts. Die Rotation von Axis ist die

stärkste in der HWS. Diese Rotationssynkinese reicht bei Linksneigung meistens bis in die obere BWS, bei Rechtsneigung meistens nur bis C5. Jirout beschrieb diesen Tatbestand als latente Skoliose [2]. Deshalb muß die HWS zur Verriegelung bei Seitneige zur Gegenseite rotiert werden. Anders sind die Verhältnisse in den Kopfgelenken. Wenn bei Seitneige der Kopf nicht gedreht wird, dreht sich Axis gewissermaßen unter dem Atlas weg in die beschriebene Rotation. Bei Rechtsneigung macht Axis zur Sagittalebene eine Rechtsrotation. Atlas führt demnach im Segment C1/2 eine relative Linksrotation gegenüber Axis aus. Diese gegensinnige Synkinese gilt für die Kopfgelenke auch, wenn man primär den Kopf dreht [4]. Dann entsteht eine entgegengesetzte Seitneigung bei C0/1. Wird der Kopf etwa 60° nach rechts gedreht, ist die Neigung von C0/1 nach links schon nahezu in Endstellung. Dagegen läßt sich in diesem Segment nach rechts eine große Seitneigung ausführen, die aus den Neigungswinkeln beider Seiten besteht. Bedeutung hat dieser Tatbestand für die Endfederungsprüfung der Seitneigung C0/1.

Literatur

[1] Brocher JEW (1955) Die Occipito-Cervical-Gegend. Thieme, Stuttgart
[2] Jirout J (1968) Die Rolle der Axis bei Seitneigung der Halswirbelsäule und die »latente Skoliose«. Fortschr Geb Röntgenstrahlen Nukl med 109:74-81
[3] Jirout J (1970) Die Kippung der Halswirbel in der sagittalen Ebene bei Seitneigung der Halswirbelsäule. Fortschr Geb Röntgenstrahlen Nukl med 112:793-797
[4] Kapandji IA (1974) The Physiology of the Joints, 2nd edn, vol III: The Trunk and the Vertebral Column. Churchill Livingstone, Edinburgh London New York
[5] Lewit K (1987) Manuelle Medizin im Rahmen der medizinischen Rehabilitation, 5. Aufl. Barth, Leipzig
[6] Lewit K, Krausová L (1963) Messungen von Vor- und Rückbeuge in den Kopfgelenken. Fortschr Geb Röntgenstrahlen Nukl med 99:538-543
[7] Lewit K, Krausová L (1967) Mechanismus und Bewegungsausmaß in den Kopfgelenken bei passiven Bewegungen. Z Orthop 103:323-333
[8] Markuske H (1978) Wert und Grenzen der funktionellen Röntgendiagnostik der Halswirbelsäule. Dtsch Ges wesen 33: 2449 bis 2452
[9] Putz R (1981) Funktionelle Anatomie der Wirbelgelenke. Thieme, Stuttgart New York, Bild 11 und 12
[10] Rude J (1984) Zur Morphologie der Okzipitalkondylen und Gelenkmechanik des oberen Kopfgelenkes. Manuel Med 22:101 bis 106
[11] Sachse J (1986) Untersuchung der Überbeweglichkeit (Hypermobilität). Beiheft mit Diareihe ÄF/D-R 31 der Akademie für Ärztliche Fortbildung der DDR, Berlin

8.2. Orientierende Untersuchung im Sitzen

Die orientierende Untersuchung der HWS verbindet die aktive Bewegung des Patienten mit der passiven Weiterführung der Bewegung durch den Behandler bis zum Endanschlag. Wurden in der Gesamtbewegung Einschränkungen festgestellt, kann durch Etagenprüfung die Region eingegrenzt werden, die vermutlich die Bewegungsstörung verursacht. Dort erfolgt

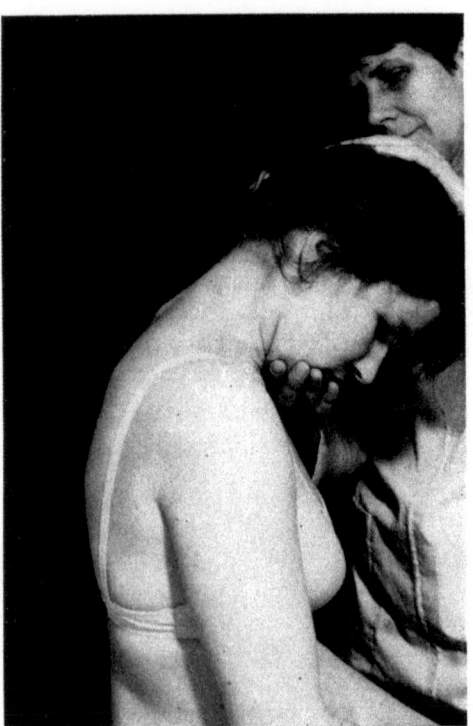 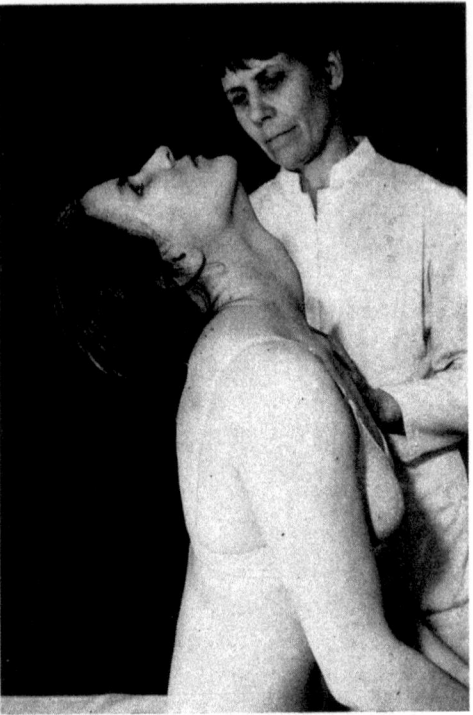

Bild 8-4 Nach aktivem Bewegungsbeginn wird die Anteflexion des Kopfes vom Hinterkopf aus passiv weitergeführt

Bild 8-5 Aktive Retroflexion der HWS. Harmonische Synkinese von Kopf und HWS wird in der bogenförmigen Kinnbewegung sichtbar

dann die gezielte segmentale Untersuchung. Bei allen orientierenden Untersuchungen sitzt der Patient. Die Untersuchung ist am besten möglich, wenn beide Füße bei rechtwinklig gebeugten Hüft- und Kniegelenken auf dem Boden stehen. Zusätzlich stützt der Behandler den Patienten von hinten mit seinem Körper ab. Eine Kyphosierung im zervikothorakalen Übergang bedingt eine HWS-Lordose mit Bewegungsminderung, kann also Funktionsstörungen vortäuschen.

8.2.1. Anteflexion aktiv und passiv (Bild 8-4) Bei der *aktiven Anteflexion* wird der Bewegungsablauf betrachtet, d. h. ob sich alle Segmente an der Bewegung beteiligen oder ob eine Region lordosiert oder steilgestellt bleibt. Bei freier Beweglichkeit sollte das Kinn bis an das Sternum herangeführt werden können. Ist das nicht möglich, schließt sich die *passive Prüfung* des Hemmungswiderstandes an. Der Behandler legt das Kinn in eine Hand und schiebt mit der anderen Hand am Hinterkopf weich in die weitere Anteflexion. Die Bewegung ist durch die Band- und Muskelspannung begrenzt. Vorzeitige Spannungserhöhung spricht für reflektorische Schmerzhemmung, Funktionsstörung, verkürzte Muskulatur oder verkürztes Lig. nuchae.

Behinderte Anteflexion ist Hinweis auf:
● Funktionsstörung der Anteflexion,
● Verspannung der kurzen Nackenstrecker,
● Verkürzung der Nackenmuskulatur oder des Lig. nuchae,
● Hypermobilität der Kopfgelenkregion mit Bandschmerz.

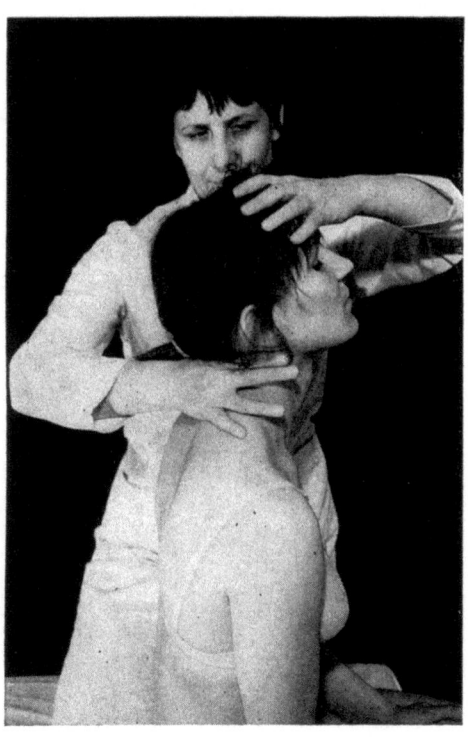 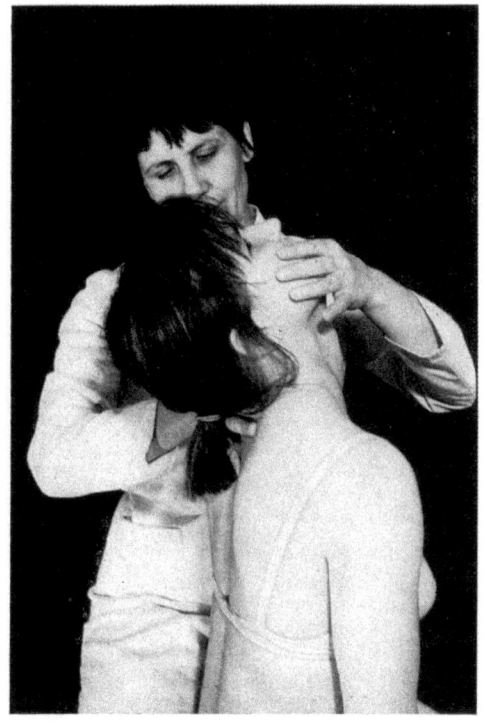

Bild 8-6 Passive Retroflexion der oberen HWS durch Führung an der Stirn

Bild 8-7 Passive Retroflexion der unteren HWS durch Führung am Kinn. Die flach aufgelegte, tastende Hand des Arztes beurteilt die zervikothorakale Region

8.2.2. *Retroflexion aktiv und in drei Etagen passiv (Bild 8-5 bis 8-7).* Der Patient beugt den Kopf aktiv zurück. Der Behandler steht seitlich und betrachtet den Bewegungsablauf (s. Bild 8-5). Die Bewegung muß bis in die obere BWS laufen. Zervikothorakale Unbeweglichkeit ist sichtbar und tastbar. Störungen des Bewegungsablaufes lassen sich am Anheben des Kinns ohne Rückführung des Kopfes erkennen.

Wenn der Patient Schmerzen während der Retroflexionsbewegung angibt, muß die passive Untersuchung in drei Etagen angeschlossen werden:

Nacheinander stützt der Behandler mit der Daumen-Zeigefinger-Gabel einer Hand die Bögen C3, C6 und Th1 ab und legt Kopf und HWS darüber durch Führung an der Stirn (s. Bild 8-6) oder am Kinn (s. Bild 8-7) mit der anderen Hand. Ein weiches Heranlegen der HWS an die haltende Hand wird erwartet. Steifigkeit und Schmerz der oberen Etage können die orientierende Prüfung der weiteren Etagen unmöglich machen. Läßt sich die Retroflexion bis in die untere Etage führen, schließt sich die Palpation mit der flachen Hand über C6 und Th3 an. Auch hier soll die Region der Bewegung weich nachgebend aufnehmen. Hartes »Stehenbleiben« verlangt segmentale Untersuchung auf Funktionsstörung.

Behinderte Retroflexion ist Hinweis auf:
- Funktionsstörungen der HWS, vor allem
- Kopfgelenkregion,
- zervikothorakalen Übergang,
- Muskelverspannung,
- Atlasbogenschmerz.

128 Untersuchung und Behandlung der Halswirbelsäule und der Kopfgelenke

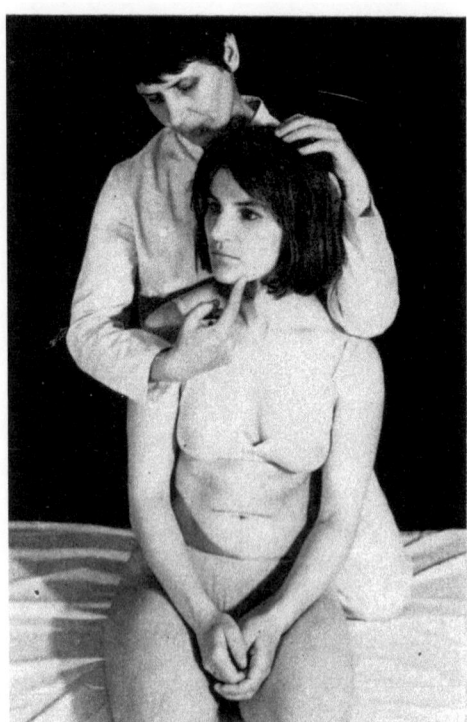

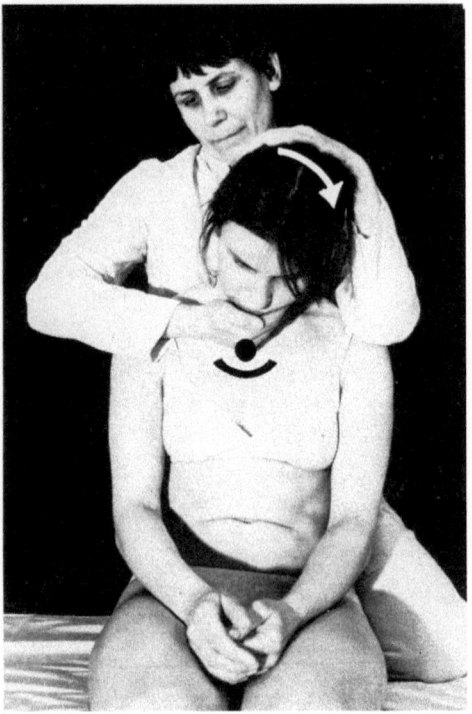

Bild 8-8 Aktive Rotation der HWS mit passiver Weiterführung. Der tastende Finger am Kinn beurteilt den Endwiderstand

Bild 8-9 Orientierende Untersuchung der Kopfgelenkrotation bei maximaler Kopfanteflexion (s. 8.2.4.)

Ängstliche Abwehr bei der Retroflexion ist Hinweis auf:
- Schwindel (A. vertebralis),
- radikuläre Kompression.

8.2.3. Rotation mit aufrechter Kopfhaltung (Bild 8-8).
Der Behandler legt den rechten Zeigefinger vorn links an das Kinn des Patienten und nimmt mit der linken Hand Kontakt an dessen Hinterkopf. Nach Auftrag rotiert der Patient den Kopf nach rechts. Der Bewegungswinkel wird vom Behandler registriert und danach die Rotation mit dem Zeigefinger am Kinn weich bis zum passiven Anschlag weitergeführt. Die Hand am Hinterkopf verhindert Ausweichbewegungen nach hinten und zur Seite. Zur Bewegung in die Gegenrichtung wechselt der Behandler seine Hände. Zur Beurteilung dienen die Bewegungsanschläge im Seitenvergleich und Unterschiede im Endwiderstand der passiven Endrotation. Der Kopf darf nicht nach hinten ausweichen!

Rotationsasymmetrie ist Hinweis auf:
- Funktionsstörung in der HWS,
- Muskelverspannung.

8.2.4. Rotation mit abgestützter Kopfanteflexion (Bild 8-9).
Der Patient senkt seinen Kopf nach vorn und beugt dabei die HWS maximal. In dieser Stellung ist die Beweglichkeit der unteren HWS durch Bandspannung begrenzt. Zur Prüfung der Rechtsrotation liegt die rechte Hand des Behandlers am Sternum und stützt das Kinn des Patienten unverrückbar ab. Die andere Hand nimmt großflächig weich

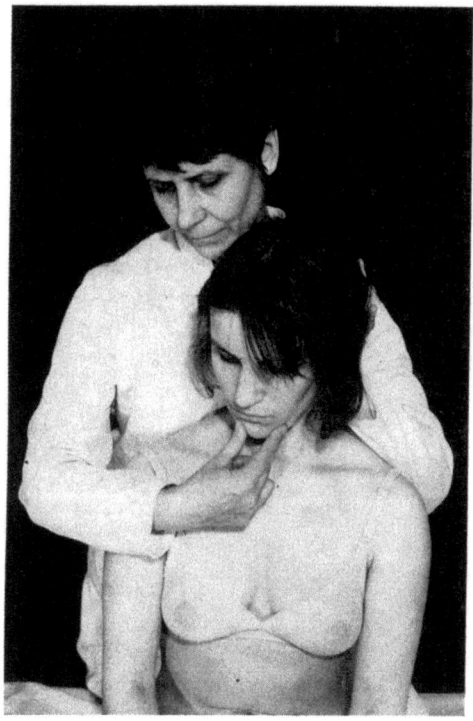 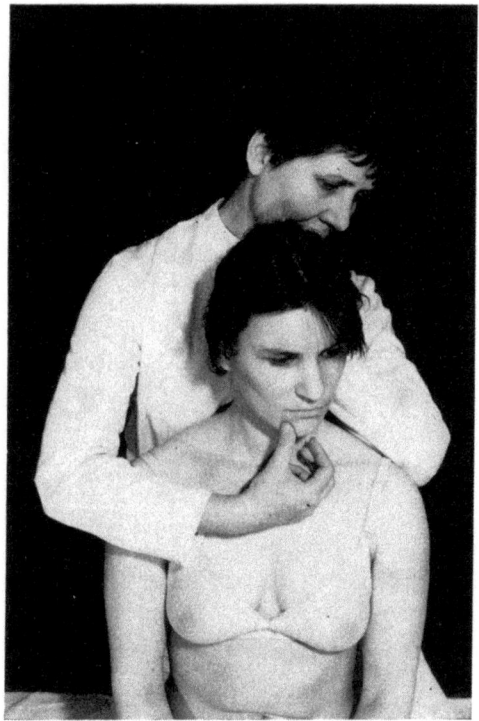

Bild 8-10 Orientierende Untersuchung der Kopfrotation nach rechts mit angezogenem Kinn (C2/3)

Bild 8-11 Vergleichende Rotation nach links zu Bild 8-10

Kontakt an der rechten Hinterkopfseite und führt mit geringem Seitneigedruck nach links den Kopf in die Rechtsrotation. Das Resultat ist eine Rotation der Kopfgelenke mit Neigung zur Gegenseite. Es wird also die Funktionsfähigkeit einer Synkinese geprüft. Der größte Bewegungsausschlag dieser Bewegung liegt am Hinterhaupt. Das Kinn bleibt in der Schale der haltenden Behandlerhand liegen. Zur Prüfung der Gegenseite greifen die Hände um. Die Prüfung verdeutlicht Funktionsstörungen in der Kopfgelenkregion.

Fehler:
1. Die maximale Anteflexion wird bei der Prüfung aufgegeben. Dadurch kann die Rotation bis in die HWS weiterlaufen. Das Kinn behält dann keinen Kontakt zur stützenden Behandlerhand.
2. Der Fehler wird nicht bemerkt, wenn der Behandler die Hand nicht ans Sternum drückt und eine Kinnbewegung erlaubt.

Bewegungsasymmetrie bei Anteflexion ist Hinweis auf:
● Funktionsstörung der Kopfgelenkregion (Seitneige/Rotation),
● Verspannung der Nackenmuskulatur.

8.2.5. *Rotation bei angezogenem Kinn Bild 8-10 und 8-11).* Der Behandler hält das Kinn des Patienten zwischen Daumen und Zeigefinger einer Hand und nimmt mit der anderen Hand Kontakt am Hinterkopf (s. Bild 8-10). Er zieht das Kinn »an die Binde« und erreicht eine isolierte Anteflexion der Kopfgelenke. Mit geringem Führungsdruck am Kinn rotieren die Finger den Kopf nacheinander zur einen und zur anderen Seite bis an den

*Bild 8-12
Rotation des Kopfes in Retroflexion. Sie wird weich schiebend mit den großflächig angelegten Behandlerhänden geführt als orientierende Untersuchung der zervikothorakalen Region*

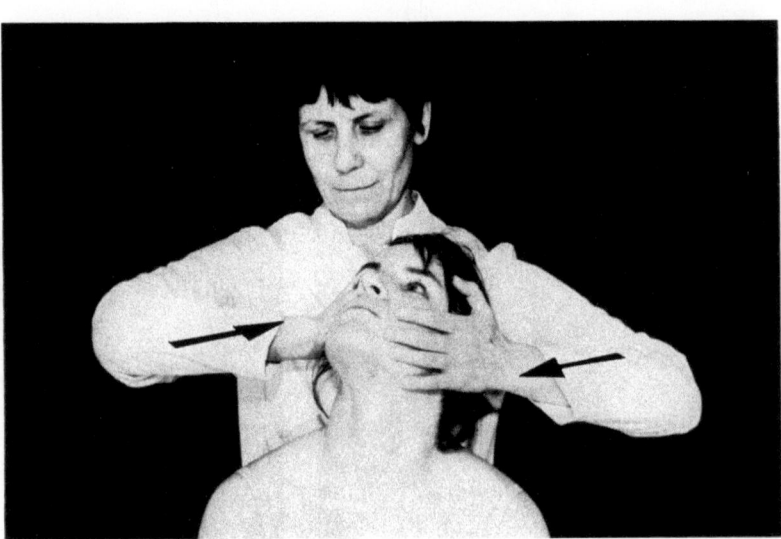

Endwiderstand heran. Die Hand am Hinterkopf verhindert Ausweichbewegungen (s. Bild 8-11). Bei dieser Technik ist ein Umgreifen nicht erforderlich. Asymmetrien des Rotationswinkels und der Härte des Endwiderstandes können auf Funktionsstörungen des Segmentes C2/3 bezogen werden.
Fehler:
Zu starke Rotationsführung verleitet zum Auflösen der Vornickung.

Rotationsasymmetrie bei angezogenem Kinn ist Hinweis auf:
● Funktionsstörung des Segmentes C2/3,
● Verspannung der Nackenmuskulatur.

8.2.6. *Rotation in Retroflexion des Kopfes (Bild 8-12).* Die Retroflexion hemmt die Rotationsbewegung der oberen HWS. Eine Prüfung der Rotation in Kopfretroflexionsstellung um die senkrecht nach oben verlängerte Körperachse läßt deshalb Rückschlüsse auf die Funktion des zervikothorakalen Überganges zu. Die Indikation für diese Untersuchung ist streng zu stellen, d. h., die Retroflexionsuntersuchung muß deren Verträglichkeit bewiesen haben.
Der Patient führt die Retroflexion aktiv aus. Der Behandler übernimmt den Kopf und legt zur Rechtsrotation die rechte Hand an den Hinterkopf von der Rotationsseite her, die andere an das Kinn von der Rotationsgegenseite (s. Bild 8-12). Beide Hände schieben gleichzeitig in die Rotation. Zur Prüfung der Gegenrichtung greifen die Hände um. Beurteilt wird die Symmetrie der Rotationswinkel.
Fehler:
Am Rotationsende wird die Bewegung »weitergedrückt«. Dabei entsteht eine Seitneige, der Kopf gerät aus der Achse.

Rotationsasymmetrie in Retroflexion ist Hinweis auf:
● Funktionsstörung der zervikothorakalen Region,
● Funktionsstörung der oberen Rippen,
● Muskelverspannung.

8.2.7. *Seitneige aktiv und in drei Etagen passiv (Bild 8-13 bis 8-15).* Der Patient neigt den Kopf aktiv zur einen, danach zur anderen Seite. Der Behandler steht hinter ihm, betrachtet die Bewegung und schätzt das Bewegungsausmaß ein (s. Bild 8-13). Harmonischer Ablauf und symmetrischer Bewegungsausschlag werden erwartet. Bei eingeschränkter Beweglich-

Orientierende Untersuchung im Sitzen

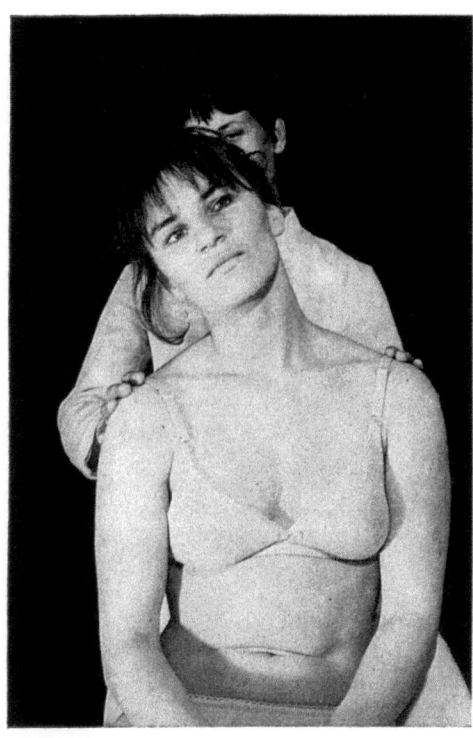

Bild 8-13 Betrachtung von Bewegungsablauf und -ausmaß der aktiven Seitneige. Bei Einschränkung folgt passive Prüfung in Etagen

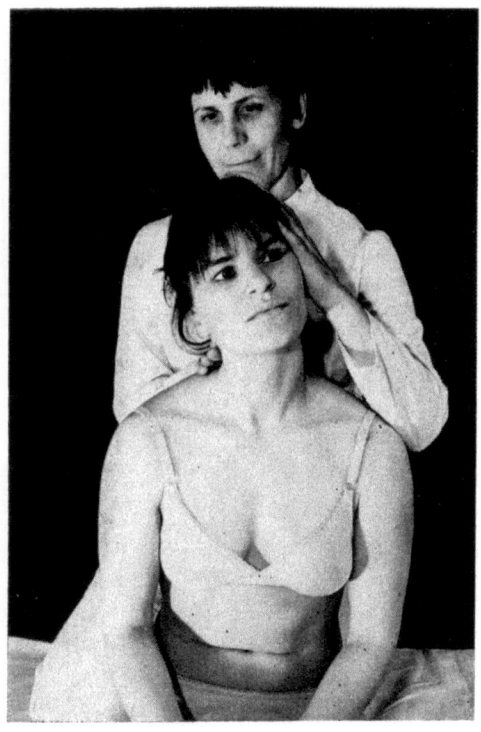

Bild 8-14 Passive Seitneige der oberen Etage mit Abstützung von C2 und Bewegungsführung am Kopf

keit einer Seite schließt sich die passive Untersuchung in 3 Etagen an.
Nacheinander stützt der Behandler mit der Zeigefingerkante einer Hand den Wirbelbogen C2, C5 und den Wirbel Th1 von der Seite am Dornfortsatz ab. Er neigt den Kopf mit der anderen Hand darüber (s. Bild 8-14). Weiches Absinken der HWS über der haltenden Hand wird erwartet. Steifigkeit und Schmerz sprechen für die Funktionsstörung der untersuchten Etage. Schmerz der höheren Etage hemmt die Seitneige darunter. Bei Schmerz muß die führende Hand deshalb mit dem Daumenballen die darüberliegenden Segmente von laterodorsal schienen. Die am Ohr liegenden Fingerspitzen führen die Seitneige des Kopfes (s. Bild 8-15).
Fehler:
1. Die stützende Hand liegt über schmerzhaften Strukturen (Querfortsätze).

2. Zu großer Krafteinsatz erzeugt Abwehr.

Behinderte Seitneige ist Hinweis auf:
- Funktionsstörung der Lateralflexion (in allen Etagen möglich),
- Verspannung der seitlichen Halsmuskeln.

8.2.8. Gedrehte Seitneige C0/1 (Bild 8-16).
Der Behandler steht hinter dem Patienten. Die rechte Hand des Behandlers wird sagittal gehalten, von unten mit der Zeigefingerkante in die Grube unter dem Hinterkopf geschoben. Mit der linken Hand führt er den Kopf an der linken Stirnseite in etwa 45° Rotation nach links. Aus dieser Stellung legt der Behandler den Kopf wie zur Seitneigung weich über den rechten Zeigefinger. Normalerweise ist

132 Untersuchung und Behandlung der Halswirbelsäule und der Kopfgelenke

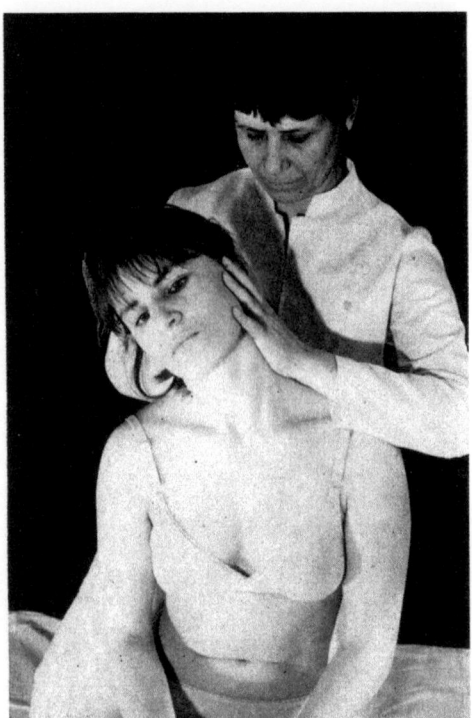

Bild 8-15 Passive Seitneige der unteren Etage mit Abstützung von Th1 und Schienung der oberen HWS-Segmente durch die führende Hand. Im vorliegenden Fall vergrößert sich das Bewegungsausmaß bei geschienter HWS deutlich im Vergleich zur aktiven Prüfung

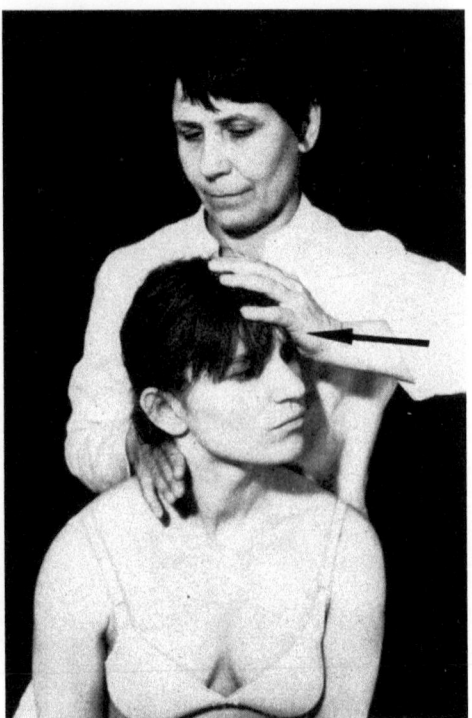

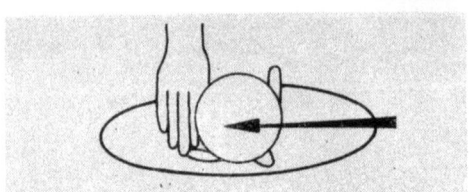

Bild 8-16 Orientierende Untersuchung C0/1. Der zur linken Seite gedrehte Kopf wird passiv über die radiale Handkante gelegt, die in der Grube unter dem Okziput liegt

eine kleine weiche Absinkbewegung über dem rechten Zeigefinger tastbar. Steifigkeit, die die haltende Hand beiseite zu schieben scheint, weist auf Funktionsstörung hin.
Weiche Neigungsbewegung bei gedrehtem Kopf ist Hinweis auf:
● freie Funktion von Seitneige/Retroflexion C0/1.

8.3. Schmerzprüfung durch isometrische und passive Spannung

Bei dieser Prüfung darf *keine* Bewegung zugelassen werden. Der Behandlerwiderstand soll nur gering sein, und der Patient muß wissen, daß er sich lediglich dagegen stützen soll. Nur dann kann der auftretende Schmerz auf den Muskel bzw. die Muskelansätze bezogen werden. Die Prüfung ist nach jedem Schädel-HWS-Trauma obligat, Weichteilverletzungen sind dabei die Regel.
Sind bei der isometrischen Prüfung alle Richtungen schmerzhaft, kann es sich neben einer neurotischen Schmerzverarbeitung vor allem um ernstere (traumatische oder destruktive) Gewebsläsionen und Kontinuitätstrennung der Band-

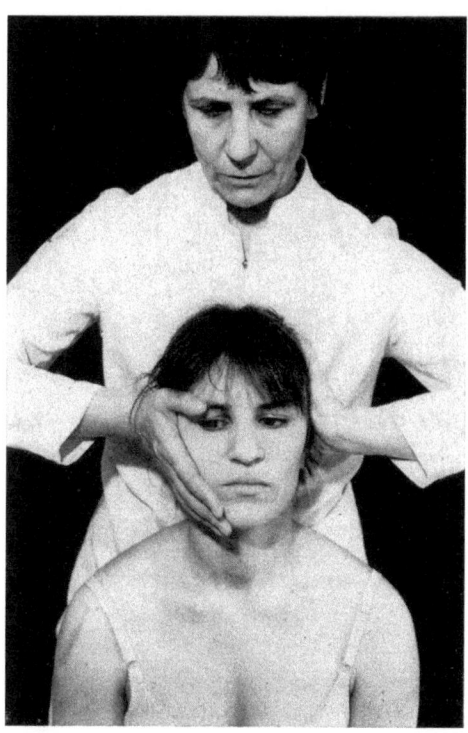

Bild 8-17 *Isometrische Rotationsspannung mit rotationsseitigem Gegenhalt am Kinn und gegenseitig am Hinterkopf*

scheibe oder des knöchernen Bereiches handeln. Schonende gezielte Diagnostik ist unbedingt sofort angezeigt.

8.3.1. Isometrische Rotationsspannung

(Bild 8-17). Der Widerstand zur isometrischen Rotationsspannung wird mit einer Hand rotationsseitig am Kinn geführt, mit der anderen gegenseitig am Hinterkopf gegeben. Die Arme des Behandlers können dabei weich auf den Schultern des Patienten abgestützt werden.

8.3.2. Isometrische Anteflexionsspannung

(Bild 8-18 und 8-19). Der Widerstand zur isometrischen Anteflexionsspannung (s. Bild 8-18) wird mit beiden Händen unter dem Kinn gegeben. Die Unterarme des Behandlers, der den Patienten an sich ab-

gestützt hat, liegen weich auf den Schultern des Patienten. Bei dieser Prüfung werden die tiefen Halsbeuger erfaßt. Wird der Widerstand an der Stirn gegeben, sind auch die oberflächlichen Halsbeuger in die Prüfung einbezogen (siehe Bild 8-19). Der Patient neigt bei dieser Prüfung dazu, das Kinn nach vorn zu schieben, d. h. in den Kopfgelenken zu reklinieren. In diesem Fall kann der auftretende Schmerz auch aus einer Funktionsstörung der Kopfgelenke und aus schmerzhaft verspannten kurzen Nackenstreckern kommen.

8.3.3. Isometrische Retroflexionsspannung

(Bild 8-20). Der Widerstand zur isometrischen Retroflexionsspannung wird mit beiden Händen am Okziput gegeben. Die Ellbogen des Behandlers stützen von vorn den Schultergürtel des Patienten, der am Behandler angelehnt sitzt.

8.3.4. Isometrische Seitneigespanung

(Bild 8-21). Der Widerstand zur isometrischen Seitneigespannung wird von einer Hand gegeben, die gleichzeitig dem Hals und dem Kopf dorsolateral auf der Neigungsseite anliegt. Die andere Hand stabilisiert die Gegenschulter von der Seite.

Schmerz bei isometrischen Prüfungen ist Hinweis auf:
- Weichteilläsion,
- Läsion im Muskel mit seinen Ansätzen,
- mögliche Fraktur (Röntgenkontrolle!).

Schmerz bei isometrischen Prüfungen in allen Bewegungsrichtungen ist dringlicher Hinweis auf:
- Bandscheibenläsion,

8.3.5. Anteflexionstest in Rückenlage als Bandschmerztest

(Bild 8-22). Patient in Rückenlage, der Behandler steht am Kopf-

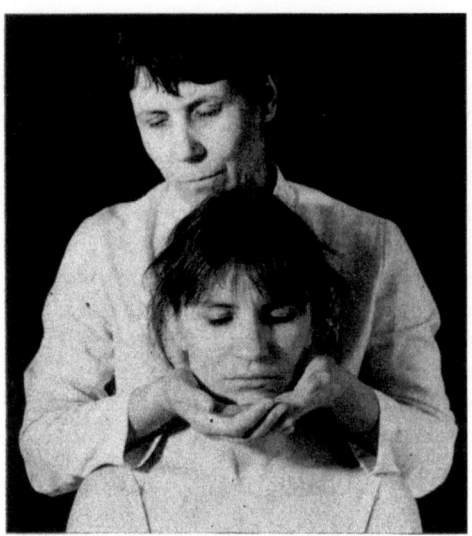

Bild 8-18 Isometrische Anteflexionsspannung mit Gegenhalt am Kinn

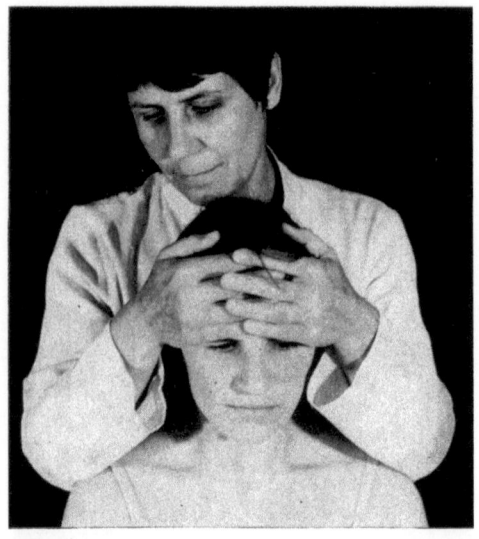

Bild 8-19 Isometrische Anteflexionsspannung mit Gegenhalt an der Stirn

ende. Er nimmt den Kopf in beide Hände und führt ihn passiv in die Anteflexion. In dieser Stellung wird der Kopf 10 s gehalten. Der nach Latenz auftretende Schmerz ist ein Bandschmerz und wird dem Lig. transversum atlantis zugeordnet. Es ist vorwiegend bei Hypermobilität der Kopfgelenkregion irritiert.

Maximalpunkte in verspannten tiefen kurzen Extensoren können ebenfalls Ursache des auftretenden Schmerzes sein. Man tastet die Verspannung in dieser Stellung am hinteren Atlasbogen. Sie tritt bei Hypermobilität und Retroflexionsblockierung C0/1 auf.

Sofortschmerz bei der Anteflexionsprüfung spricht eher für eine Anteflexionsblockierung.

Sofortschmerz im Anteflexionstest ist Hinweis auf:
- Anteflexionsblockierung.

Latenzschmerz im Anteflexionstest ist Hinweis auf:
- Atlasbogenschmerz oder
- Bandschmerz.

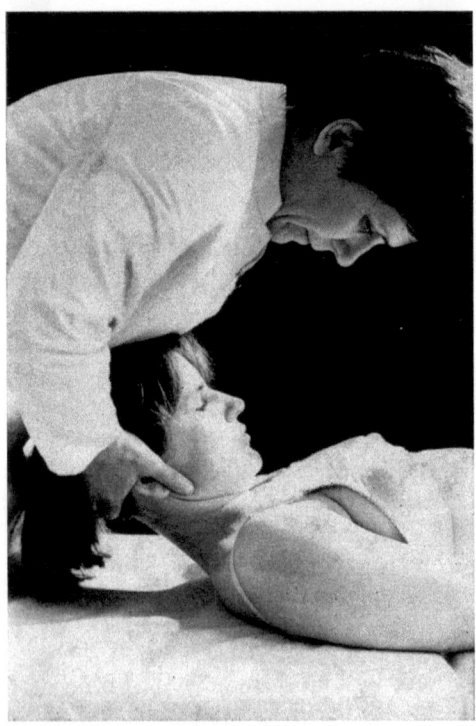

Bild 8-22 Gehaltene Anteflexion des Kopfes zur Prüfung auf Bandschmerz

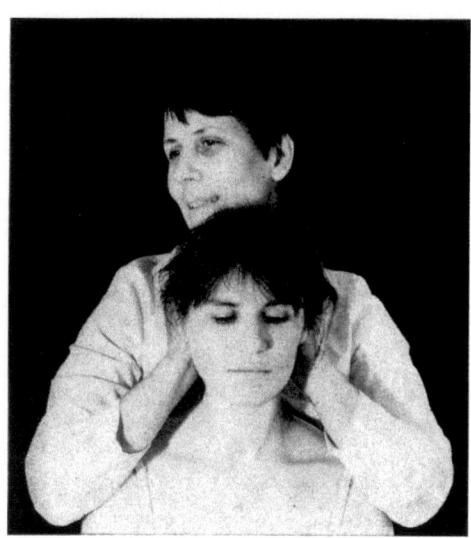 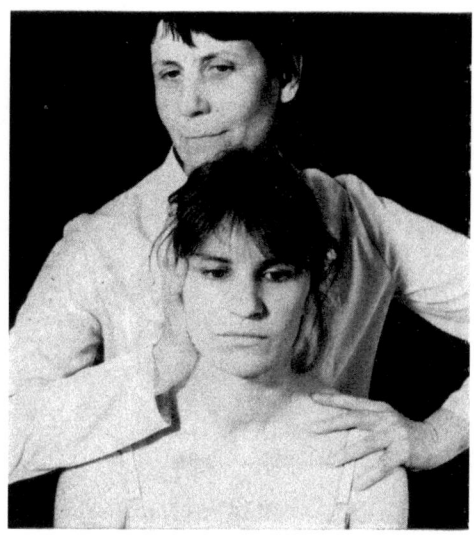

Bild 8-20 Isometrische Retroflexionsspannung mit Gegenhalt am Okziput

Bild 8-21 Isometrische Seitneigespannung mit Gegenhalt am Hals und Kopf mit Stabilisierung der gegenseitigen Schulter

8.4. Segmentale Untersuchung der Halswirbelsäule und der Kopfgelenke – Rotation

Die Rotation läßt sich im Liegen nicht, im Sitzen gut untersuchen. Die posturale Muskelspannung muß in Kauf genommen werden. Wie bei der orientierenden Untersuchung sitzt der Patient aufrecht mit gutem propriozeptiven Bodenkontakt seiner Füße. Er wird von hinten vom Behandler abgestützt. Die anderen Bewegungsrichtungen werden bevorzugt im Liegen untersucht.

8.4.1. Rotationsuntersuchung im Segment C1/2 (Bild 8-23 und 8-24).

Der Patient sitzt aufrecht, der Behandler steht hinter ihm. Er umfaßt mit der Zeigefinger-Daumen-Gabel einer Hand weich den Axisbogen, um ihn tastend zu halten. Die andere Hand führt die Kopfrotation bis zur merkbaren Spannung unter der haltenden Hand, in einer Richtung mit weichem Daumendruck (s. Bild 8-23), in der anderen mit weichem Zeigefingerzug am Kinn (Bild 8-24). Die Rotationswinkel und der Endwiderstand werden im Seitenvergleich beurteilt. Asymmetrie ist Zeichen der Blockierung der Rotation in Richtung des kleineren Rotationswinkels.

8.4.2. Rotationsuntersuchung der Segmente C2-6 (Bild 8-25).

Auf die Rotationsendstellung C1/2 aufbauend, werden nacheinander die darunterliegenden Segmente nun in *einer* Richtung fortlaufend, untersucht. Es ist günstig, die Seite zu untersuchen, auf der der Daumen der haltenden Hand liegt. Die tastend haltende Hand verschiebt sich jeweils um einen Wirbel kaudalwärts. Das ist meist nur bis C6 möglich. Die andere Hand rotiert den Kopf, am Kinn führend, bis an die Spannungsgrenze. Es wird ein kontinuierlicher Bewegungszuwachs von Segment zu Segment erwartet. Fehlender Bewegungszuwachs spricht für Blockierung. In manchen Fällen ist sogar eine Abnahme des Rotationsausschlages zu beobachten, wenn die schmerzhafte Blockierung reflektorisch muskulär geschützt wird. Die tastend haltende Hand nimmt

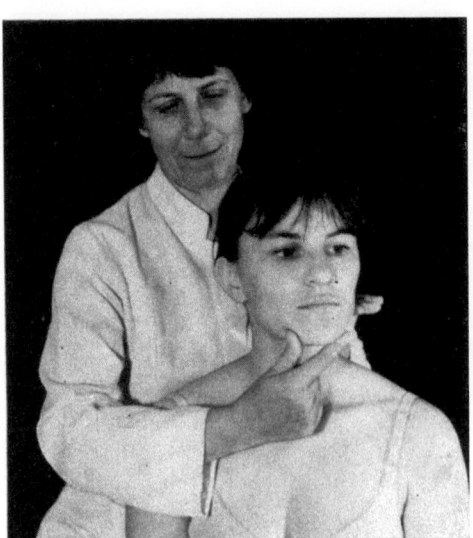
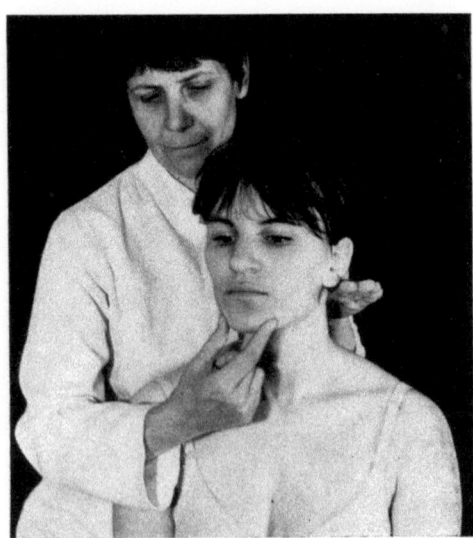

Bild 8-23 Prüfung der Rotation von C1/2 nach links. Führung des Kopfes am Kinn

Bild 8-24 Rotationsprüfung C1/2 nach rechts zum Vergleich mit Bild 8-23

als zusätzliche Information auch hier die Härte der Spannung in Endstellung des Segmentes auf.

Nach Durchlaufen einer Seite wird nach Händewechsel gleichsinnig die Rotation zur anderen Seite untersucht.

Fehler:

1. Haltende Hand und führende Finger üben zu starken Druck aus, das Spannungs-Bewegungsende wird nicht spürbar oder durch Druckschmerz reflektorisch früher vorgetäuscht.
2. Eine Hyperlordose der HWS durch fehlerhaften Sitz des Patienten oder zu starken Druck der haltenden Hand wird nicht beachtet.
3. Zu starker Zug des Führungsfingers zieht den Kopf in die Seitneige. Dadurch wird ein Verriegelungsmechanismus erzeugt.

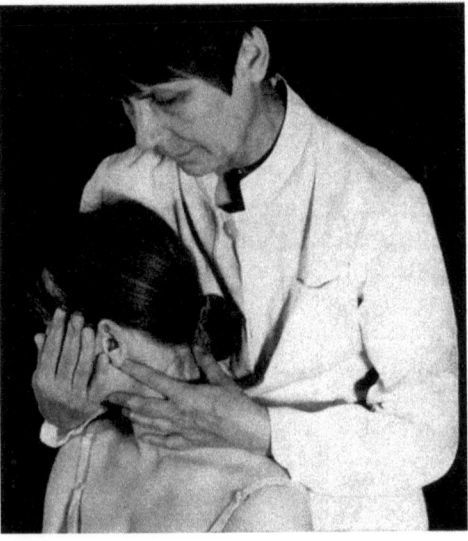

Bild 8-27 Federungsuntersuchung C0/1 bei maximaler Rechtsrotation des leicht nach vorn geneigten Kopfes

8.4.3. Rotationsuntersuchung der zervikothorakalen Region (Bild 8-26).

Die Rotation C6 bis Th2 wird während aktiver Kopfrotation untersucht. Die Rechtsrotation eines Wirbels trägt seinen Dorn nach links, die Linksrotation trägt ihn nach rechts. Die Bewegung schreitet von kranial nach kaudal fort. Die tastenden Finger, Daumen und Zeigefinger beider Hände (s. Bild 8-26) nehmen die Bewegungsunterschiede benachbarter Dorne in ihrer Hin- und Herbewegung auf. Sie

Segmentale Untersuchung der Halswirbelsäule und der Kopfgelenke – Rotation 137

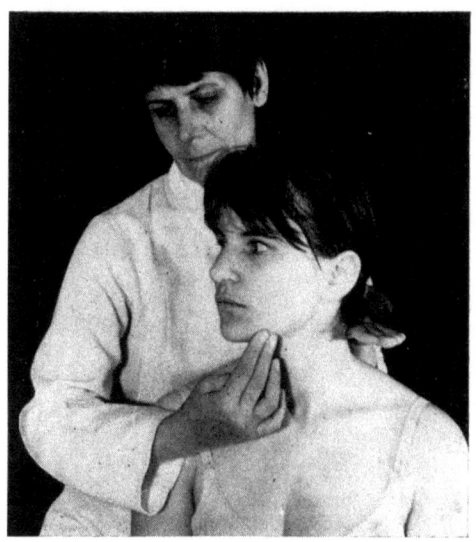

Bild 8-25 Rotationsuntersuchung der Segmente C2–6, fortlaufend nach rechts. Im Bild ist die Rechtsrotation C5/6 dargestellt. Der Bewegungszuwachs gegenüber der Rotation C1/2 (s. Bild 8-24) ist deutlich erkennbar

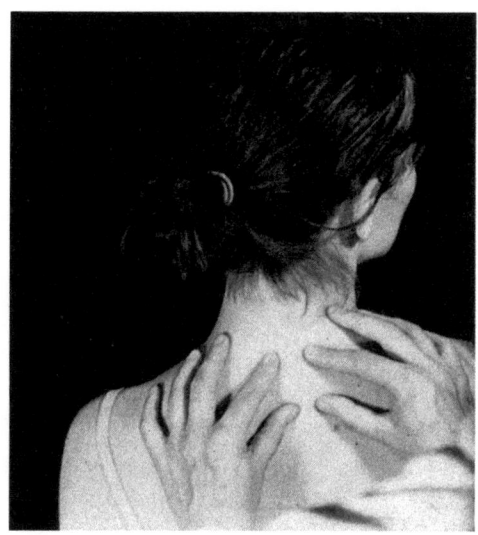

Bild 8-26 Rotationsuntersuchung zerviko-thorakal durch Palpation und Beobachtung der Dornbewegung. Im vorliegenden Fall wird das Segment C7/Th1 in Rechtsrotation untersucht. Als Zeichen der Funktionsfreiheit läuft der C7-Dorn nach links vor

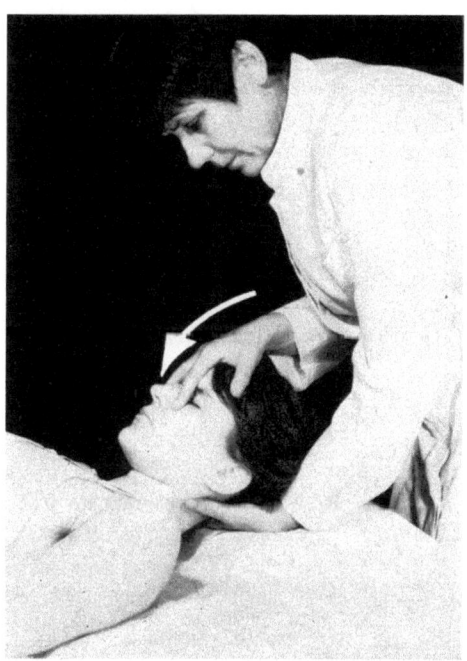

Bild 8-28 Anteflexionsuntersuchung C0/1. Atlas wird von dorsal abgestützt. Führung an der Stirn

tasten bei Linksrotation die Bewegung des kranialen Dorns nach rechts, bei Rechtsrotation die Bewegungsdifferenz nach links. Erwartet wird jeweils ein Vorlauf des oberen Partnerwirbeldorns.

8.4.4. *Federungsuntersuchung C0/1 in Endrotation der Halswirbelsäule (Bild 8-27).* Der Patient sitzt an den Behandler angelehnt. Dieser führt den Kopf aus leichter Vorbeuge mit beiden Händen in maximale Rechtsrotation bei gering gebeugter HWS; der Kopf erscheint dadurch leicht nach links geneigt. Die folgende Federungsprüfung ist nur möglich, wenn die beschriebene Stellung abwehrfrei zu erreichen ist. Der Behandler legt den palpierenden linken Zeigefinger in den Winkel zwischen Mastoid und Unterkieferast links, d. h. über den linken Querfortsatz des Atlas. Die Finger der rechten Hand liegen auf der linken Gesichtsseite (Jochbein) und üben einen

Bild 8-29 Retroflexionsprüfung zwischen Okziput und Atlas mit spannungsfrei rotiertem Kopf. Die linke Hand am Kinn führt die Bewegung, die rechte palpiert rechts unter dem Okziput

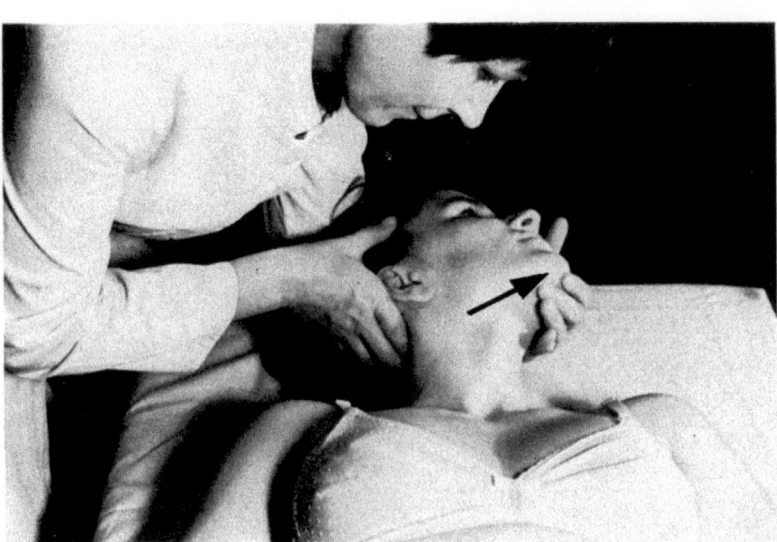

kleinen weichen Federungszug nach rechts (im Sinne der Rechtsrotation) aus. Über dem Querfortsatz C1 ist eine Federungsbewegung tastbar. Unverändert hart bleibende Spannung spricht für Funktionsstörung.

Fehler:
1. Der Federungszug wird mit zu großem Bewegungsausschlag durchgeführt.
2. Der palpierende Finger wird zu tief in den Halsweichteilen aufgesetzt.
3. Durch Zug am Unterkiefer täuscht dessen Bewegung eine Federung vor.

8.5. Segmentale Untersuchung der Halswirbelsäule und der Kopfgelenke – Ante- und Retroflexion

8.5.1. Untersuchung der Anteflexion C0/1 in Rückenlage (Bild 8-28). Patient in Rückenlage. Der Behandler steht am Kopfende. Seine Handfläche legt er entspannt auf die Bank und nimmt darin den Hinterkopf des Patienten auf. Daumen und Zeigefinger dieser Hand stützen von dorsal beidseits den Atlasquerfortsatz ab. Die andere Hand wird mit dem Handteller auf die Stirn gelegt. Die Schwimmhaut zwischen Zeigefinger und Mittelfinger liegt auf der Nasenwurzel, die Fingerspitzen befinden sich auf den Jochbögen. Mit dieser Hand führt der Behandler den Kopf des Patienten in die Anteflexion, bis die Spannung an den abstützenden Fingern das Ende der Bewegung anzeigt. Weiches Federn in die Anteflexion, ausgelöst an der Stirn oder beidseits am Jochbogen, wird zwischen beiden Händen wahrgenommen. Harter Endwiderstand ohne weiches Nachgeben spricht für Funktionsstörung. Eine Seitendifferenzierung ist selten möglich.

Fehler:
1. Statt mit den Fingern palpierend zu stützen, wird mit den Fingerspitzen drückend fixiert. Der Atlasbogen wird schmerzhaft gereizt, die Bewegung dadurch reflektorisch gehemmt.
2. Über der Nasenwurzel bzw. im Augenbrauenbereich bestehende Schmerzpunkte können von der bewegenden Hand irritiert werden, was zusätzliche Spannung erzeugt.
3. Die Hand am Gesicht erzeugt durch ungünstige Lage Abwehr.

8.5.2. Untersuchung der Retroflexion C0/1 in Rückenlage (Bild 8-29). Patient in Rük-

Segmentale Untersuchung – Ante- und Retroflexion

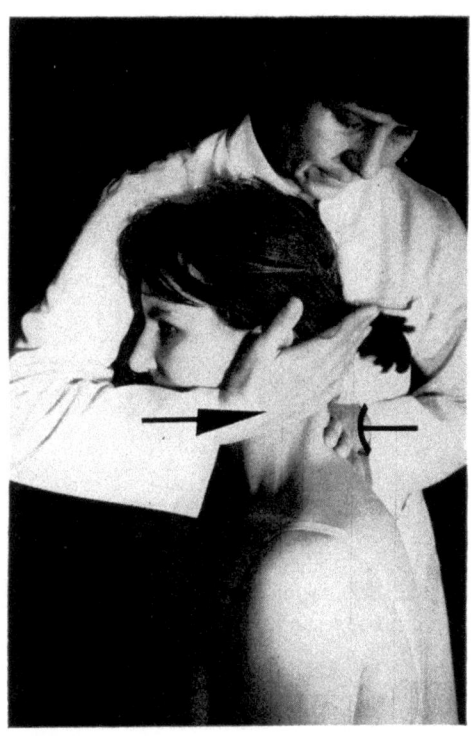

Bild 8-30 Dorsalverschiebung in der unteren HWS im Sitzen. Der obere Partnerwirbel wird über Weichteilkontakt von vorn-lateral gegen den gehaltenen unteren Partnerwirbel nach dorsal verschoben. Zur Behandlung ist die Untersuchungsbewegung mehrfach rhythmisch zu wiederholen (s. Kap. 8.11.1.)

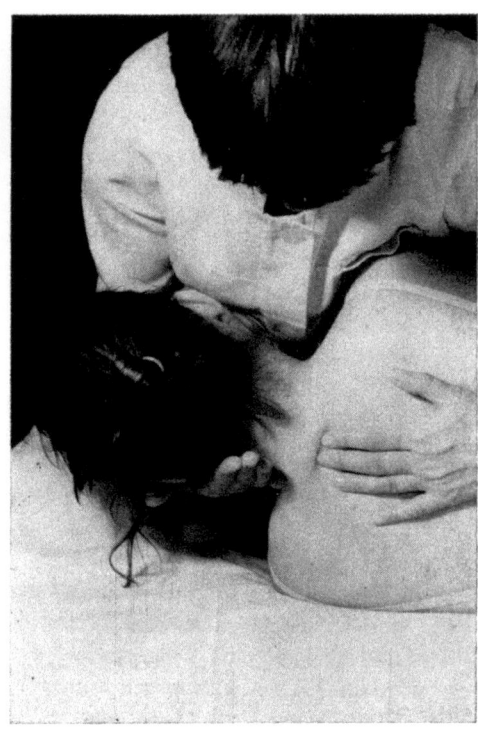

Bild 8-31 Dorsalverschiebung C5–Th2 in Seitlage. Für die Behandlung wird die Untersuchungsbewegung wiederholt (s. Kap. 8.11.2.)

kenlage, der Behandler steht seitlich rechts am Kopfende und legt die weitgespreizte linke Hand an die linke Gesichtsseite vom Unterkiefer bis zur Schläfe, das Okziput liegt auf dem linken Unterarm. Die Hand rotiert den Kopf so weit nach links, daß gerade noch keine Spannung im rechten M. sternocleidomastoideus auftritt. Die Rotation soll mindestens 30°, höchstens 60° betragen und die Halsmuskulatur entspannt bleiben. Durch Führung am Kinn mit einem Finger der untenliegenden linken Hand wird der Kopf in die Retroflexion geschoben. Die rechte Hand tastet in der Grube unter dem Okziput das Bewegungsende. Weicher Endfederungszug am Kinn teilt sich der tastenden Hand als weiches Nachgeben mit. Harter Anschlag ohne Federung spricht für Funktionsstörung.

Fehler:
1. Die Rotation ruft Muskelspannung hervor, die den Befund verfälscht.
2. Statt der Retroflexion wird die Rotation verstärkt.

8.5.3. Untersuchung der Dorsalverschiebung C5–Th2 im Sitzen (Bild 8-30).

Der Patient sitzt aufrecht. Der Behandler steht seitlich etwas vor dem Patienten und stützt ihn mit seinem Körper, die Kopfseite mit der Schulter ab. Mit der Ulnarkante der vorn liegenden Hand nimmt er von weit lateral in Höhe des Querfortsatzes des oberen Partnerwirbels Kontakt an den Halsweichteilen. Die gestreckten

Bild 8-32 Prüfung der Seitneige C0/1 nach rechts in spannungsfreier Linksrotationsstellung

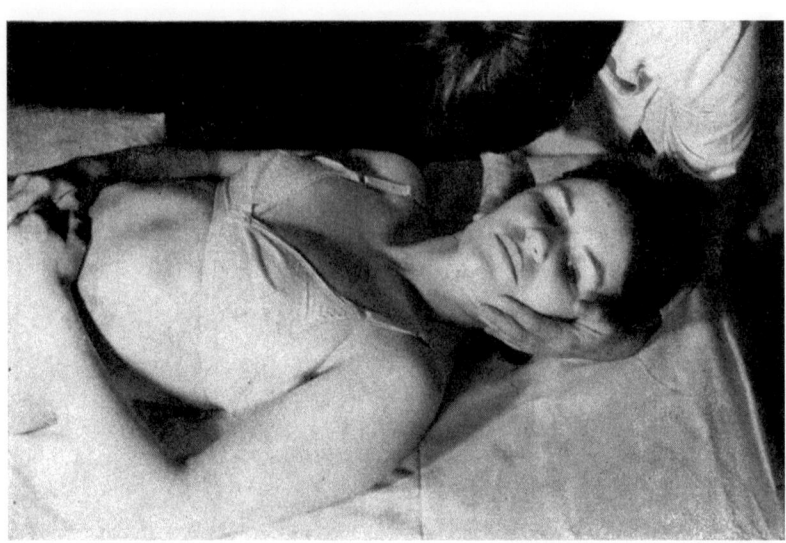

Finger der gleichen Hand stützen den Kopf am Okziput ab. Der untere Partnerwirbel wird mit der Fingergabel der anderen Hand von hinten haltend umfaßt. Die Testbewegung leitet man durch einen weichen Traktionszug am Okziput ein, der die Verschiebebewegung erleichtert bzw. erst möglich macht. Die HWS wird aufgerichtet und der obere Partnerwirbel dann mit der ulnaren Handkante über die Weichteile nach dorsal mitgenommen. Die Finger am unteren Partnerwirbel tasten die kleine Bewegung, die bis zur Endspannung geführt wird.

Die folgenden Segmente werden untersucht, indem sich beide Hände jeweils um einen Wirbel kaudalwärts verschieben. Da am Thorakalwirbel die Fingergabel spitzer zugreifen müßte, ist es vorteilhaft, den unteren Dorn mit dem quer darübergelegten Zeigefinger zu halten und die Verschiebebewegung interspinal zu tasten. Harter Anschlag oder fehlende Verschiebebewegung spricht für Funktionsstörung.

Fehler:
1. Die Dorsalbewegung wird nicht am oberen Partnerwirbel, sondern vom Kopf geführt.
2. Beugung der Finger im Nacken lordosiert die HWS.
3. Bei fehlender Traktion ist die Dorsalverschiebung erschwert.

8.5.4. Untersuchung der Dorsalverschiebung C5–Th2 in Seitlage (Bild 8-31). Patient in entspannter Seitlage am vorderen Bankrand, der Behandler steht vor ihm. Die von vorn kommende Hand tastet sich von unten mit dem Kleinfinger und der Ulnarkante am vorderen Trapeziusrand ein und verschiebt die Weichteile in Höhe des oberen Partnerwirbels nach dorsal. Der gestreckte Daumen und Zeigefinger stützen den Kopf von unten ab und strecken die HWS. Die von hinten kommende Hand legt sich quer auf den unteren Dornfortsatz und tastet interspinal.

Die unter Hals und Kopf liegende Hand verschiebt mit den Weichteilen den oberen Partnerwirbel nach dorsal. Die HWS darf dabei nicht lordosiert werden. Der tragende Unterarm kann auf dem aufgesetzten Knie abgestützt werden. Das Kopfgewicht und die schlechtere Kontrolle der Kontaktfindung über die Halsweichteile erschweren diese Untersuchung. Für den Lernenden ist die Untersuchung im Sitzen einfacher. Vorteile im Liegen sind die bessere Entspannung und die Möglichkeit,

sofort in die Behandlung mit PIR überzugehen.
Fehler:
1. Die Finger der führenden Hand beugen sich um den Nacken und rufen eine Lordose hervor.
2. Der Kopf wird nicht abgestützt, der Patient muß ihn selbst halten.

8.6. Segmentale Untersuchung der Halswirbelsäule und der Kopfgelenke – Seitneige

8.6.1. Seitneige C0/1 in Rückenlage
(Bild 8-32). Patient in Rückenlage mit flachem Polster unter dem Kopf. Der Behandler steht am Kopfende. Seine linke Hand wird weit gespreizt und liegt an der ganzen linken Kopfseite vom Unterkiefer bis zur Schläfe. Die rechte Hand liegt über Schläfe und Ohr der anderen Seite. Sie dreht den Kopf weich nach links. Diese Bewegung wird beendet, wenn Spannung im M. sternocleidomastoideus auftritt. Ausgangsstellung für die Neigungsfederung ist die Rotationsstellung, bei der gerade noch keine Sternokleidospannung auftritt. Je nach Konstitutionstyp und in Abhängigkeit von bestehenden Funktionsstörungen liegt der erreichbare Rotationswinkel zwischen 30 und 60°.
Der Federungstest wird als Neigung zur obenliegenden Seite, im beschriebenen Fall als Rechtsseitneigungsfederung, durchgeführt. Dazu greift die rechte Hand jetzt näher an das Segment. Die Daumenspitze liegt auf dem Unterkiefer, der Zeigefinger auf dem Mastoid. Bei geringer tastender Drucksteigerung wird ein weiches Nachgeben in die Seitneige erwartet, das manchmal sichtbar ist (s. Bild 8-32). Wenn keine Federung und kein Nachgeben zu tasten sind, spricht das für Funktionsstörung. Sie wird dokumentiert als Blockierung zu der obenliegenden Neigungsseite.

Fehler und Hinweise:
1. Wird mit zu starkem Druck gearbeitet, läuft die Seitneige in die HWS weiter. Die resultierende Bewegung kann nicht mehr auf das Segment C0/1 bezogen werden.
2. Funktionsstörungen des Segmentes C0/1 sollten den Untersucher zur sorgfältigen Überprüfung auch des Segmentes C2/3 veranlassen, da zwischen beiden Segmenten enge Beziehungen zu bestehen scheinen.
3. Ein Ausweichen in die Retroflexion darf nicht zugelassen werden.

8.6.2. Seitneige C1/2 in Rückenlage
(Bild 8-33). Patient in Rückenlage, falls nötig mit flachem Polster unter dem Kopf. Der Behandler steht am Kopfende. Er legt die Hände weich und schalenförmig unter den Kopf, die Daumen am Unterkiefer. Sie halten den Kopf in Mittelstellung und geringer Anteflexion. Die Zeigefinger umschließen von beiden Seiten den Atlasbogen. Die Rechtsseitneige wird von der rechten Hand geleitet durch einen Druck gegen C1 nach links. Dieser Druck schient gleichzeitig die darunterliegenden HWS-Segmente in Streckung. Die linke Hand nimmt den Bewegungsimpuls auf und legt den Kopf über die gestreckte HWS nach rechts. Die Bewegung läuft um eine Achse, die durch die Nase und die Kopfgelenke geht. Die Stirn bewegt sich nach rechts, das Kinn nach links (s. Bild 8-33).
Zur Prüfung der Linksseitneigung wird gegensinnig gearbeitet. Die Neigungswinkel und die Endspannung werden verglichen. Asymmetrie spricht für Funktionsstörung C1/2, dokumentiert als Blockierung zur Seite der geringeren Neigung. Wahrscheinlich wird mit dieser Untersuchung die Fähigkeit des Segmentes C1/2 geprüft, bei der Neigung in die Rotationssynkinese auszuweichen. Dieser Tatbestand ist die einzige röntgenologisch dokumentierbare Segmentfunktionsstörung. Der

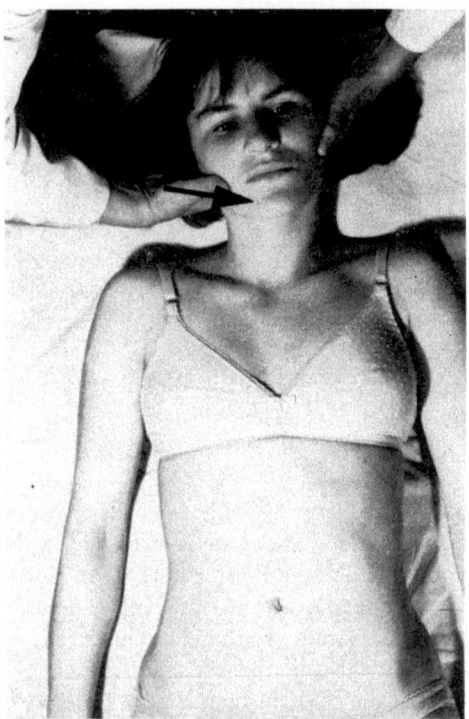 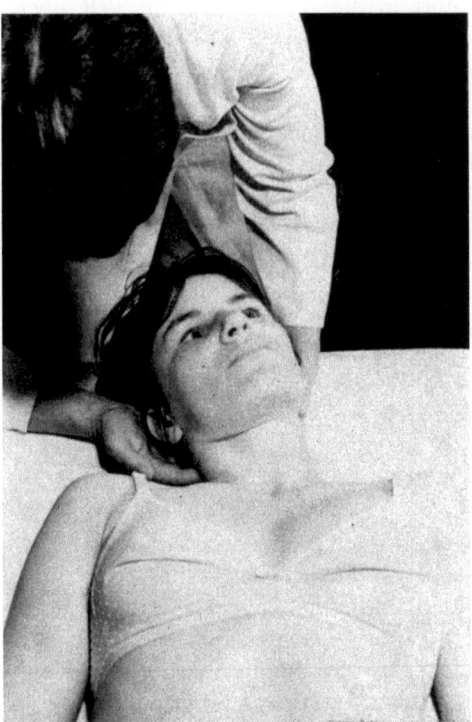

Bild 8-33 Seitneigeuntersuchung C1/2 (s. Kap. 8.6.2.). Durch geringen Verschiebedruck der rechten Hand nach links gegen C1 entsteht eine segmentale Rechtsneigungsbewegung, und die übrige HWS bleibt gestreckt

Bild 8-34 Spannungspalpation bei gestörter Seitneige während der Atmung in einem HWS-Segment. Der tastende Zeigefinger liegt weit medial am Bogen des oberen Partnerwirbels

Kopf darf nicht in die Neigung gezogen werden, dann läuft diese in die HWS. Einstellung der Kopfgelenke wird durch Gegendruck am Kinn von der Neigungsseite erreicht.

8.6.3. Spannungspalpation bei Seitneige der Halswirbelsäule in Rückenlage und im Sitzen (Bild 8-34).

Patient in *Rückenlage*, der Behandler steht am Kopfende. Er legt die linke Hand schalenförmig unter das Okziput links, der Daumenballen liegt im Mastoid-Kieferwinkel. Die rechte Hand ist mit der Zeigefingerkante an den rechten C2-Bogen heranzuschieben. Die Rechtsseitneige wird von hier durch einen geringen Druck gegen den gehaltenen Bogen eingeleitet, die linke Hand führt Kopf und HWS in die Seitneige bis an die haltende Hand heran. Der Kopf wird nicht rotiert (s. Bild 8-34). Die Neigungsprüfung erfolgt von Segment zu Segment. Besteht eine Seitneigestörung, ist der Patient aufzufordern, langsam und tief, aber nicht forciert zu atmen. Über dem rechten Zeigefinger spürt man in den Atemphasen einen Spannungswechsel (s. Kap. 4.5.2.5.). Der Verlauf des Spannungswechsels wird registriert und therapeutisch genutzt. Das beschriebene Segment C2/3 verhält sich meistens als ein Ein-Aus-Segment. Die Linksseitneige wird gegensinnig geprüft. Meist wechselt das atemabhängige Spannungsverhalten von Segment zu Segment. Es begegnen aber auch individuelle Spannungsmuster mit vorwiegendem E A- oder seltener

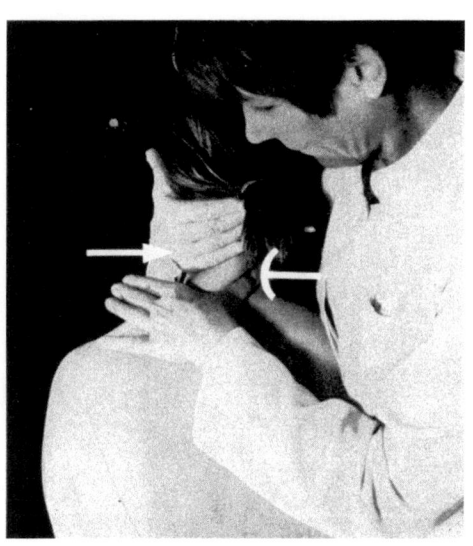

Bild 8-35 Lateralverschiebung an der HWS im Sitzen. Nach Kontaktaufnahme von rechts dorsolateral am oberen Partnerwirbel Verschiebung zur Gegenseite gegen den gehaltenen unteren Partnerwirbel. Zur Behandlung wird die Verschiebebewegung mehrfach mit leichter Hand wiederholt (s. Kap. 8.10.4.)

A/E-Verhalten. Zum Zweck der Palpationsübung kann man den Spannungsverlauf der Atmung ebenfalls an der ungestörten HWS von Segment zu Segment verfolgen. Meistens findet sich um C5/6 ein besonders ausgeprägtes Aus-Ein-Segment. Entscheidend ist, daß das Spannungsverhalten richtig erkannt wurde, bevor man die Behandlung über die Blick-Atmungs-Technik plant.
Das Spannungsverhalten ist in Rückenlage leichter erkennbar (s. Bild 8-34), weil es nicht durch posturale Spannung überlagert ist. Deshalb empfiehlt sich diese Stellung zur Schulung der Palpationsfähigkeit für Lernende. Wenn die Hände gelernt haben, die geringen Spannungsveränderungen der tiefen Muskeln zu ertasten, stört die posturale Spannung die Diagnostik weniger. Dann kann die Spannungspalpation auch am sitzenden Patienten erfolgen.
Aufrechter Sitz des Patienten, der Behandler stützt ihn – auch den Kopf – von hinten ab. Die rechte Zeigefingerkante schient den unteren Partnerwirbel am Bogen von dorsolateral rechts. Die linke weitgespreizte Hand umfaßt den Kopf links seitlich vom Okziput bis zur Stirn und legt Kopf und HWS über die tastend haltende Hand in die Seitneige. In dieser Stellung soll der Patient langsam und lange, aber nicht forciert atmen. Der Ablauf des Spannungswechsels wird vom rechten Zeigefinger wahrgenommen.
Zum Zweck der Übung folgt die Spannungspalpation der darunterliegenden Segmente. Die rechte Hand schiebt sich von Wirbel zu Wirbel weiter nach kaudal, die linke Hand legt Kopf und HWS darüber weich in die Seitneige. Die linke Hand wandert gleichzeitig abwärts und schient mit Handwurzel und Daumenballen die darüberliegenden Segmente an ihren Wirbelbögen von laterodorsal. Bei Linksseitneige vertauschen sich die Hände.

8.6.4. Lateralverschiebung C2/3–C6/7 im Sitzen (Bild 8-35). Der Patient sitzt aufrecht, der Behandler steht rechts seitlich und stützt den Patienten ab. Der untere Partnerwirbel wird von hinten mit der linken Fingergabel umgriffen und tastend gehalten. Dabei ist der Daumenkontakt an Gelenk- und Dornfortsatz rechts besonders wichtig. Mit der Ulnarkante der rechten Hand nimmt der Behandler von dorsolateral links über die Halsweichteile Kontakt am lateralen Bogenanteil bis zur Dornfortsatzseite des oberen Partnerwirbels. Die gestreckten Finger stützen gleichzeitig den Kopf am Okziput.
Die Testbewegung ist durch einen weichen Traktionszug am Okziput einzuleiten; dadurch wird die Verschiebebewegung der Segmente gegeneinander erleichtert. Mit der Ulnarkante wird der obere Partnerwirbel gegen den Daumen der unteren linken Hand zum Untersucher nach rechts verschoben. Die schiebende Hand bleibt gestreckt. Die Bewegung ist klein, aber

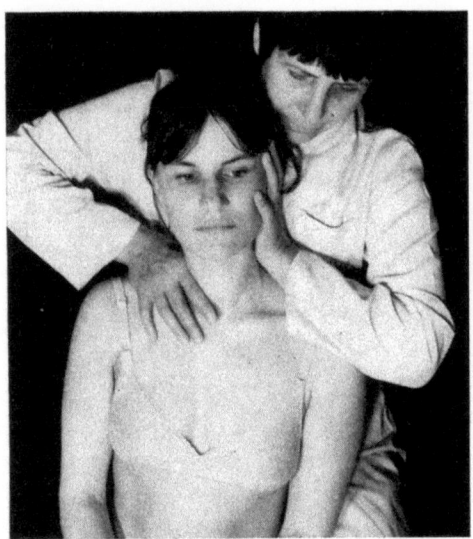 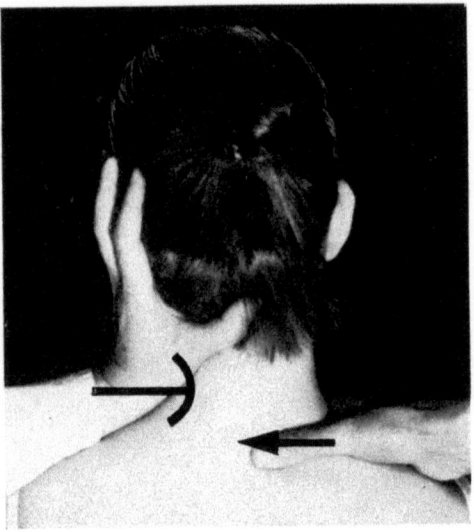

Bild 8-36 Lateralverschiebung zervikothorakal bei angelehnt sitzendem Patienten – Ausgangsstellung. Der obere Partnerwirbel wird mitsamt darüberliegender HWS und Kopf geschient

Bild 8-37 Detail der Lateralverschiebung zervikothorakal. Das Bild zeigt die Haltefunktion der Handwurzel am oberen Partnerwirbel. Der Daumen der rechten Hand bewegt den unteren Partnerwirbel durch seitlichen Druck am Dorn

weich und kraftlos möglich. Zur Lateralverschiebung nach links tritt der Behandler zur anderen Seite und führt sie gegensinnig zur obigen Beschreibung durch.
Früher harter Anschlag am Daumen oder fehlende Lateralverschiebung sprechen für Funktionsstörung.
Fehler:
1. Die Hand am unteren Wirbel drückt zu stark und lordosiert die HWS. Die Bewegung ist nicht mehr tastbar.
2. Beide Hände liegen am gleichen Wirbel; eine Bewegung ist nicht möglich.

8.6.5. Lateralverschiebung zervikothorakal im Sitzen (Bild 8-36 und 8-37). Der Patient sitzt aufrecht, der Behandler steht hinter ihm. Die linke Hand nimmt mit der Handwurzel von dorsal-seitlich Kontakt an Bogen und Dorn des oberen Partnerwirbels und stützt gleichzeitig die HWS mit den Fingern ab (s. Bild 8-36). Der Daumen der rechten Hand schiebt sich von rechts an den Dorn des unteren Partnerwirbels und drückt ihn federnd nach links lateral (s. Bild 8-37). Wenn dieser Verschiebeimpuls den unteren Partnerwirbel nach links verschiebt und nach rechts rotiert, entspricht das im Segment einer Lateralverschiebung des oberen Partners nach rechts mit Linksrotation.
Fehlende Federung und harter Anschlag sprechen für Funktionsstörung. Sie korreliert mit der Seitneigungsbewegung.
Fehler:
1. Die Handwurzel liegt nicht exakt am oberen Partnerwirbel, dann ist das Segment nicht eingestellt.
2. Die Daumenspitze drückt gegen einen Schmerzpunkt am Dorn des unteren Partnerwirbels und erzeugt Abwehrspannung.
3. Der Kopf wird zur Seite geneigt, und eine Funktionsstörung der Kopfgelenke erzeugt Abwehrspannung.

8.6.6. Lateralverschiebung C2/3–Th2 in Seitlage (Bild 8-38). Der Patient liegt in Linksseitlage am vorderen Bankrand, der

Segmentale Untersuchung der Halswirbelsäule und der Kopfgelenke – Seitneige 145

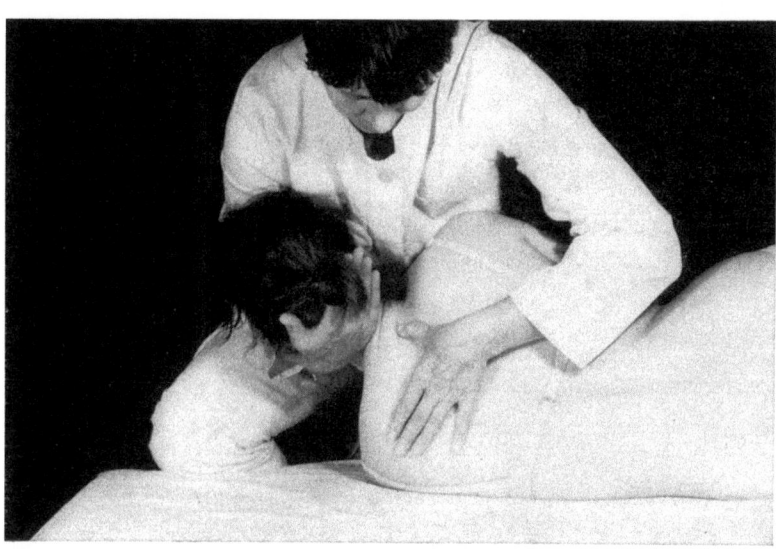

Bild 8-38 Lateralverschiebung in der HWS und zervikothorakal in Seitlage. Der linke Daumen ist weich haltend am Dorn des unteren Partnerwirbels eingehängt. Die Ulnarkante der anderen Hand bewegt den oberen Partnerwirbel dagegen.

Behandler steht vor ihm. Die linke Fingergabel umgreift von hinten den Bogen des unteren Partnerwirbels zum tastenden Halten. Bei C7–Th2 wird der Dorn mit Zeigefinger- und Daumenspitze weich umfaßt. Der Unterarm stützt den Thorax von hinten.
Die rechte Hand und der Unterarm tragen den Kopf. Die ulnare Handkante der rechten Hand stützt den Bogen des oberen Partnerwirbels von der unteren Seite laterodorsal.
Die Finger bleiben gestreckt.
Nach Aufrichten der Lordose führt die rechte Hand die Verschiebebewegung zur obenliegenden Seite aus. Der Kopf muß mitgetragen werden. Deshalb ist es günstig, den Ellbogen auf dem rechten Knie abzustützen, das der Behandler hierzu auf die Bank legt. Die Untersuchung der HWS ist in dieser Position schwieriger. Die Untersuchung des zervikothorakalen Überganges ist einfacher. Fehlende Lateralverschieblichkeit und vorzeitiger harter Anschlag sprechen für Funktionsstörung.
Zur Prüfung der Gegenseite müssen Patient und Behandler die Stellung wechseln. Die Prüfung läuft dann gegensinnig ab.
Fehler:
1. Die HSW wird nicht gestreckt gehalten, sondern lordosiert.

2. Statt der Lateralverschiebung wird durch Anheben des Kopfes eine Seitneige durchgeführt.

8.6.7. Orientierende Untersuchung der 1. Rippe im Sitzen (Bild 8-39). Wegen der engen funktionellen Beziehungen zwischen den zervikothorakalen Wirbelsegmenten und der 1. Rippe einschließlich der Mm. scaleni wird ihre Untersuchung und Behandlung hier eingeordnet.
Der Patient sitzt aufrecht, der Behandler steht hinter ihm und stützt ihn ab. Die rechte Hand wird auf die rechte Schulter gelegt, der Daumen tastet sich an den Dornen C7/Th1 ein. Die andere Hand umfaßt den Kopf von links, rotiert ihn etwa 45° nach links bis an den Bewegungsbeginn am Dorn heran und legt ihn dann weich nach schräg rechts vorn. Die andere Seite ist gegensinnig zu untersuchen.
Erwartet wird Symmetrie des Bewegungsausschlages und weiches Herüberlegen über die haltende Hand. Asymmetrie und harter Anschlag sprechen für Funktionsstörung der Seite, zu der geneigt wird.

8.6.8. Federungsprüfung der 1. Rippe im Sitzen (Bild 8-40). Der Patient sitzt auf-

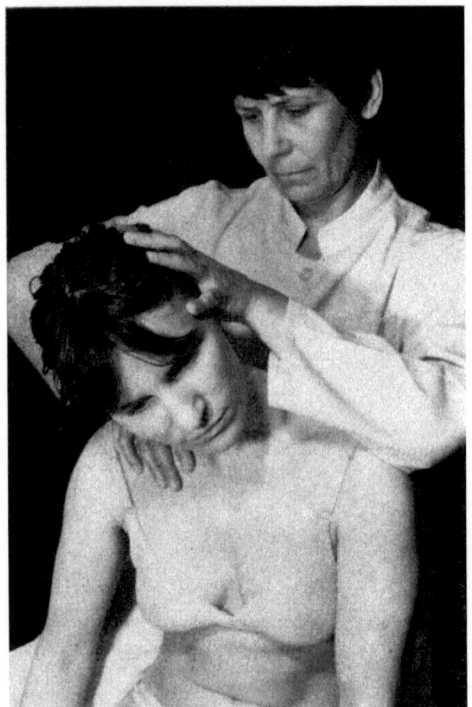

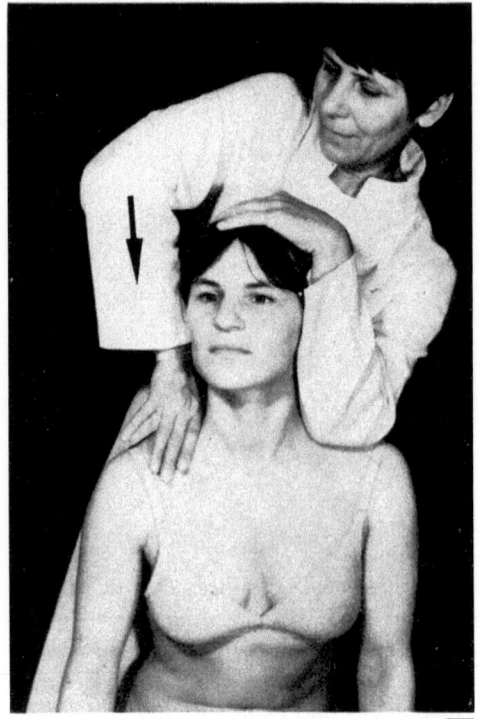

Bild 8-40 Federungsprüfung der 1. Rippe

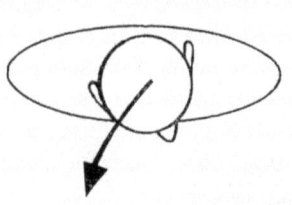

Bild 8-39 Rechtsneigung nach schräg vorn zur orientierenden Untersuchung der 1. Rippe rechts. Der Kopf ist etwa 45° nach links gedreht

recht, der Behandler steht hinter ihm und stützt ihn ab. Die Radialkante der rechten Hand legt sich von oben her auf den hinteren Anteil der 1. Rippe, der Unterarm stellt sich, von dorsal kommend, nahezu senkrecht. Linke Handwurzel und Arm stützen von dorsolateral HWS und Kopf. Sie neigen und drehen den Kopf gering nach rechts. Ein Federungsschub aus dem rechten Ellbogen nach kaudal wird von der Zeigefingerkante auf die Rippe übertragen. Harter Widerstand der Strukturen unter der Hand spricht für Funktionsstörung. Die andere Seite wird gegensinnig untersucht.

Fehler:
1. Der Federungsschub wird zu heftig ausgeführt, der Patient wird in die Seitneige geschoben.
2. Schmerzhafte Druckpunkte, vor allem der dazwischenliegenden Muskulatur, erzeugen Abwehrspannung. Dann muß der Kontaktpunkt etwas verschoben werden.

8.7. Traktionen und Weichteiltechniken an der Halswirbelsäule

Bei allen Syndromen mit ausgeprägter muskulärer Verspannung (beispielsweise Zwangshaltung, Radikulärsyndrome) sind Traktionen und Muskelentspannungstechniken angezeigt.

Traktionen und Weichteiltechniken an der Halswirbelsäule 147

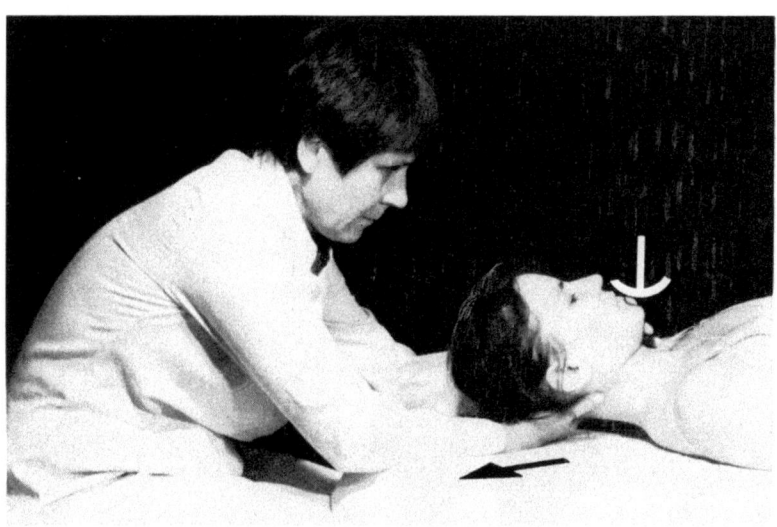

Bild 8-41 HWS-Traktion am Okziput in Rückenlage. Der Finger auf dem Kinn schützt vor der Lordosierung und zieht nicht mit!

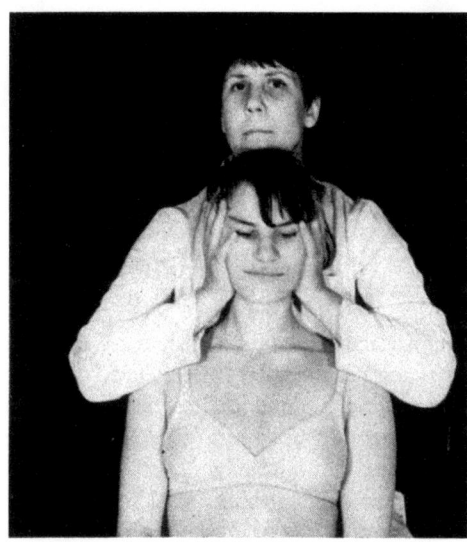

Bild 8-42 HWS-Traktion im Sitzen. Wenn eine Schonhaltung besteht, wird die Traktionsrichtung daran angepaßt

8.7.1. Traktion in Rückenlage (Bild 8-41). Patient in entspannter Rückenlage. Der Behandler steht oder sitzt am Kopfende. Er legt eine Hand unter den Kopf des Patienten. Daumen und Zeigefinger liegen in der Grube kaudal vom Okziput. Sie führen die Traktion aus. Die andere Hand liegt von vorn auf dem Kinn und drückt den Kopf in die ziehende Hand, zieht selbst aber nicht. Eine Lordose muß immer vermieden werden. Bestehende Zwangshaltungen werden respektiert. Die Zugkraft entsteht, indem der Behandler sein Gewicht nach hinten verlagert. Die Traktion wird auf der Höhe der Spannung einige Sekunden gehalten und langsam und gleichmäßig nachgelassen. Verstärkt sich der Schmerz unter der Traktion, muß nach einer ernsten pathomorphologischen Krankheit gefahndet werden. Wenn die Traktion gut vertragen wird, kann der Patient zur Vorbereitung eine geringe isometrische Anspannung durchführen. Er soll den Kopf einziehen wie eine »Teleskopantenne«. Nach 10–30 s Haltezeit entspannt er. Der Entspannungsgewinn zeigt sich im Nachgeben der HWS in Traktionsrichtung. Wieder wird einige Sekunden passiv gehalten, bevor der Patient erneut isometrisch spannt. Diese Übungsform ist vor allem für Störungen des Segmentes C2/3 vorteilhaft.

Fehler:
1. Die Hand am Kinn zieht den Kopf in die Lordose.
2. Zu starke Spannung in der isometrischen Phase provoziert Schmerz.
3. Eine Zwangshaltung wird passiv aufgerichtet, der erzeugte Schmerz verstärkt reflektorische Spannung und verhindert die Traktion.

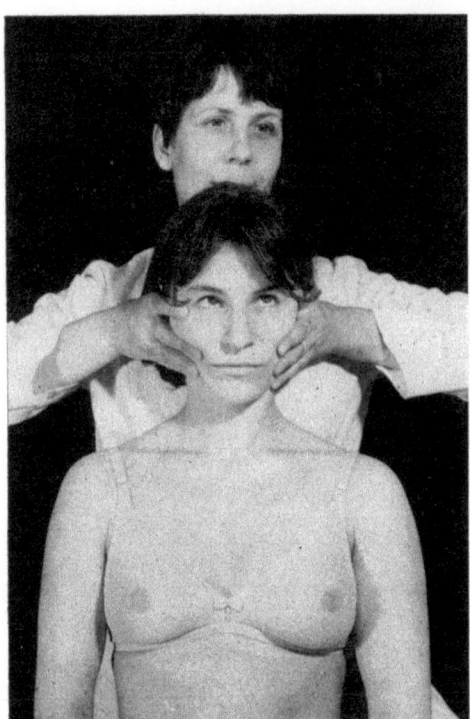 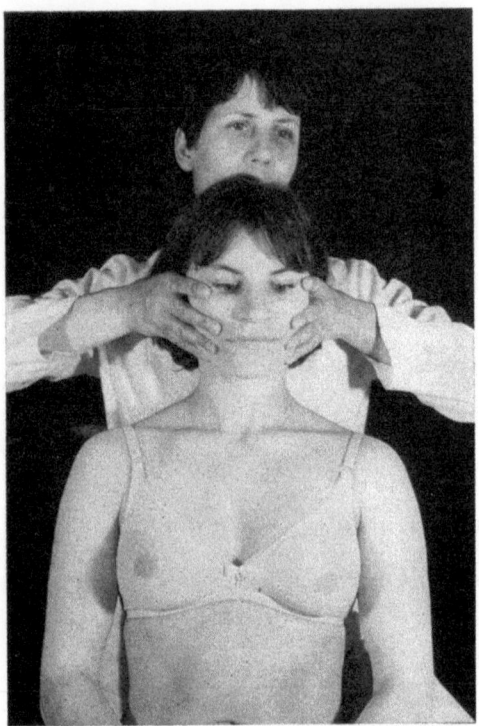

Bild 8-43 Relaxation der tiefen Nackenstrecker im Sitzen. Anspannungsphase mit aufwärts gerichtetem Blick

Bild 8-44 Relaxation der tiefen Nackenstrecker im Sitzen. Entspannungsphase mit weiterer Vornickung durch Blickwendung nach unten

8.7.2. Traktion im Sitzen (Bild 8-42). Der Patient sitzt angelehnt an den Behandler, der hinter ihm steht. Die Hände des Behandlers stützen mit den Handwurzeln den Patientenkopf seitlich unterhalb der Mastoide ab. Die Finger sind weich an die Kopfseiten angelegt. Die Ellbogen stützen sich etwas von vorn auf die Schultern. Druck der Ellbogen nach unten (hinten) hebelt die Hände aufwärts (nach vorn). Sie nehmen den Kopf mit und erzeugen damit den Zug an der HWS. Wie bei der Traktion in Rückenlage (s. Kap. 8.7.1.) wird die Traktionsrichtung ggf. einer Schonhaltung angepaßt. Bei guter Verträglichkeit und fehlenden Radikulärzeichen kann durch PIR vorbereitet werden.

8.7.3. Relaxation der tiefen Nackenstrecker im Sitzen (Bild 8-43 und 8-44).

Der Patient sitzt mit dem ganzen Rücken an den Behandler angelehnt. Dieser schiebt die Daumenballen beidseits von unten an das Okziput. Die Mittelfinger liegen auf den Jochbögen und führen den Kopf in die Vornickung. Der Patient wird veranlaßt, zur Decke zu blicken und langsam und lange einzuatmen (s. Bild 8-43). Dabei verhindert der Behandler die Kopffolgebewegung. Anschließend blickt der Patient zum Boden und atmet geräuschlos aus (s. Bild 8-44). Durch die Blickwendung wird der Entspannungsgewinn aktiv in die Vornickung eingestellt. Der Behandler führt die Bewegung bei abgestütztem Kopf, indem er seinen Oberkörper mit dem Patienten ein klein wenig zurücklehnt.
Fehler:
Der Behandler hält den Kopf nicht in Vornickung, sondern führt Kopf und

Behandlung des Segmentes Okziput/Atlas   149

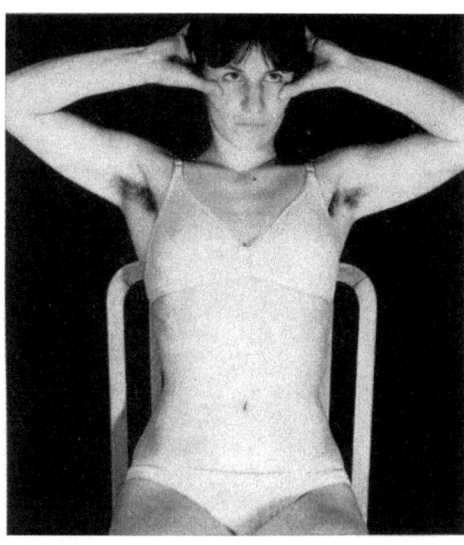

Bild 8-45 Selbstübung der Relaxation der tiefen Nackenstrecker im Sitzen. Anspannungsphase Blick aufwärts

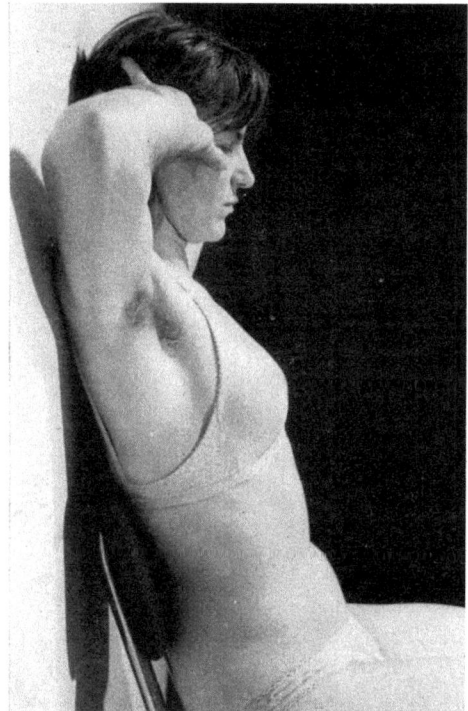

Bild 8-46 Selbstübung der Relaxation der tiefen Nackenstrecker. Entspannungsphase, Blick abwärts

HWS in weitere Anteflexion. Das passiert vor allem, wenn der Behandler sich während der Ausatmung über den Patienten beugt oder zu weit zurücklehnt. Die Wirkung erreicht nicht mehr die tiefen Nackenstrecker, sondern die Anteflexion findet in der unteren HWS statt.

8.7.4. Selbstübung zur Relaxation der tiefen Nackenstrecker (Bild 8-45 und 8-46). Der Patient sitzt aufrecht und lehnt Rücken und Kopf an eine Wand. Er führt den Kopf mit seinen Händen in die Vornikkung (Kinn »an die Binde«), nicht in die Vorbeugung. Dann blickt der Patient nach oben (s. Bild 8-45) und atmet langsam und lange ein, anschließend blickt er »zum Kinn« und atmet geräuschlos aus (s. Bild 8-46). Das Kinn zieht den Kopf mit zunehmender Entspannung in weitere Vornickung. Das Okziput darf den Kontakt zur Anlehnfläche nicht verlieren. Der Patient muß sogar das Gefühl haben, als wandere der Hinterkopf an der Wand aufwärts (Vorneigung verhindern). Zieht der Patient im Sitzen die Schultern hoch, kann die Übung nur im Liegen (s. Kap. 8.8.3.) durchgeführt werden.
Vorteil der Übung im Sitzen ist allerdings, daß sie in fast jedem Raum durchführbar ist (z. B. auch auf der Arbeit). Das hat Bedeutung für alle Berufe mit langanhaltender statischer Schultergürtelbelastung.

8.8. Behandlung des Segmentes Okziput/Atlas

8.8.1. Anteflexionsmobilisation in Rückenlage (Bild 8-47 und 8-48). Es ist aus mehreren Gründen vorteilhaft, die Behandlung der HWS mit der Mobilisation einer gestörten Anteflexion zu beginnen:

– Der Patient lernt in angenehmer Stellung die Blick-Atmungs-Techniken und automatisiert sie leichter.

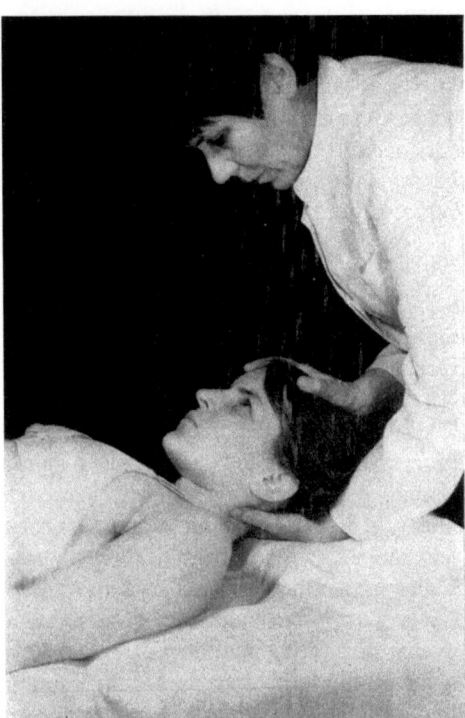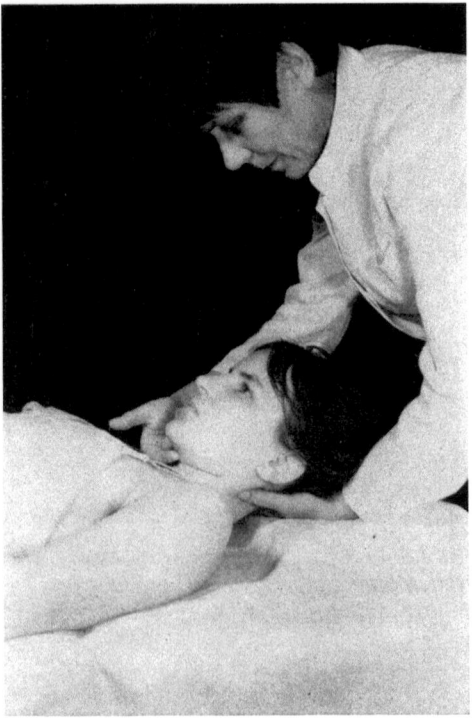

Bild 8-47 Anteflexionsmobilisation C0/1. Anspannungsphase mit aufwärts gerichtetem Blick

Bild 8-48 Anteflexionsmobilisation C0/1. Mobilisationsphase, Blick unters Kinn gerichtet

– Immer werden gleichzeitig die tiefen Nackenstrecker relaxiert.
– Unter den Funktionsstörungen C0/1 werden die Anteflexionsstörungen am häufigsten übersehen und sind dann Ursache therapeutischer Fehlschläge.

Patient in Rückenlage, der Behandler steht am Kopfende. Er legt den Kopf in eine Hand und stützt mit Zeigefinger und Daumen beidseits den Querfortsatz des Atlas von dorsal oder dorsokranial ab. Die Handwurzel der anderen Hand legt sich weich von oben an die Stirnhöcker und führt die Kopfnickung bis zur Spannung an die abstützenden Finger am Atlas heran. Die Stellung entspricht der Anteflexionsuntersuchung (s. Kap. 8.5.1.). Der Patient schaut zur Stirn und atmet langsam und lange ein (s. Bild 8-47). Dann schaut er abwärts unter sein Kinn »zum Kehlkopf« und atmet locker, ohne Nachdruck oder Geräusch aus (s. Bild 8-48). Bei richtiger Ausführung drückt der Patient das Segment aktiv in zunehmende Anteflexion, die der Behandler an der Stirn hält.

Fehler und Hinweise:
1. Wenn der Patient den Blick nicht zum Kehlkopf zu richten weiß, zeigt der Behandler ihm durch Fingerberührung die Richtung an.
2. Entsteht durch den Blick zur Stirn zu starke Retroflexionsspannung oder gar Retroflexionsbewegung, soll nach schräg aufwärts zur Decke geblickt werden.

8.8.2. Seitneigmobilisation C0/1 in Rückenlage (Bild 8-49 und 8-50). Die Seitneigmobilisation C0/1 schließt sich sofort an die Anteflexionsmobilisation an, wenn die Kopfrotation möglich ist.

Patient in Rückenlage, der Behandler steht rechts seitlich am Kopfende. Zur

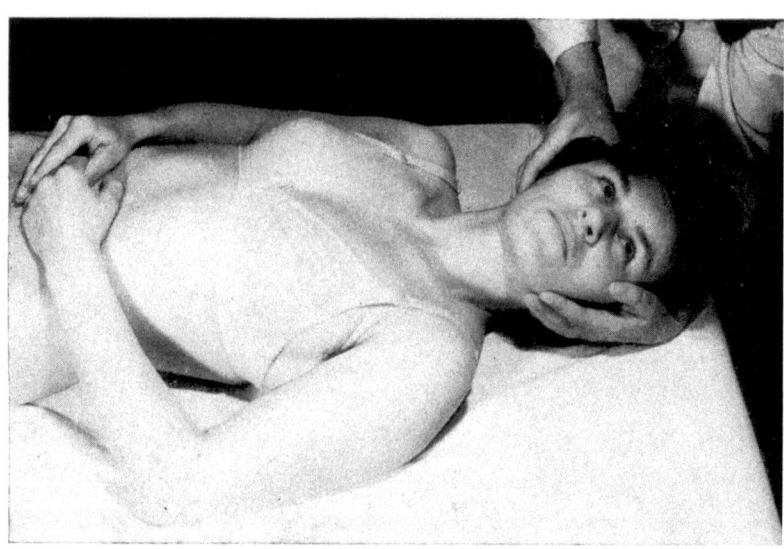

*Bild 8-49
Seitneige-
mobilisation
C0/1. Anspan-
nungsphase mit
aufwärts gerich-
tetem Blick*

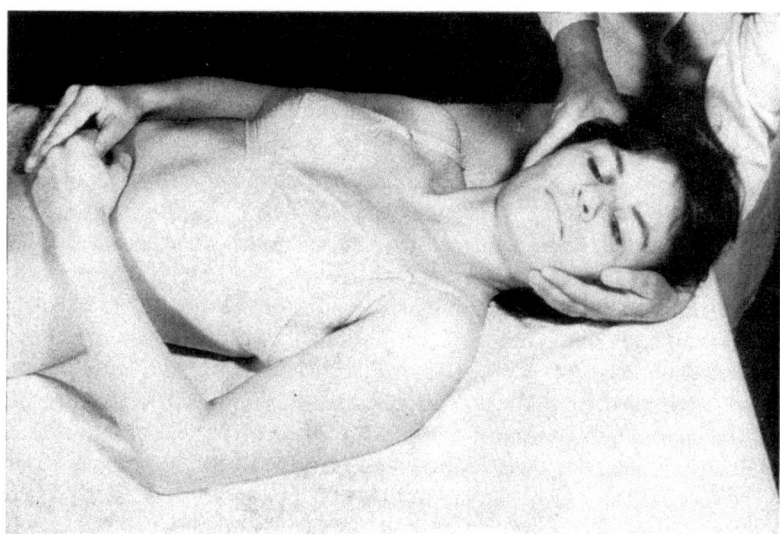

*Bild 8-50
Seitneige-
mobilisation
C0/1. Mobili-
sationsphase,
Blick in Fuß-
richtung*

Behandlung der Rechtsseitneige dreht er den Kopf nach links, aber nur soviel, daß der rechte M. sternocleidomastoideus gerade noch nicht gespannt ist. Der Kopf liegt auf der weit gespreizten linken Hand. Die HWS sinkt etwas zur Unterlage durch. Die Fingerspitzen der rechten Hand palpieren hinter dem Mastoid der obenliegenden rechten Seite. Die Stellung entspricht der Seitneigeuntersuchung (s. Kap. 8.6.1.). In einigen Fällen wird die Untersuchung direkt in die Behandlung weitergeführt.

Der Patient blickt nach oben zur Stirn und atmet langsam und lange ein (s. Bild 8-49). Dann blickt er fußwärts und atmet ohne Nachdruck geräuschlos aus (s. Bild 8-50). Der Entspannungsgewinn wird einfühlsam von haltender und tastender Behandlerhand in die Seitneige geführt. Die HWS sinkt weiter ab.

Fehler und Hinweise:
1. Der Kopf wird zu weit rotiert; die Sternokleidospannung und eine unsichere Segmenteinstellung hemmen die Mobilisationswirkung.

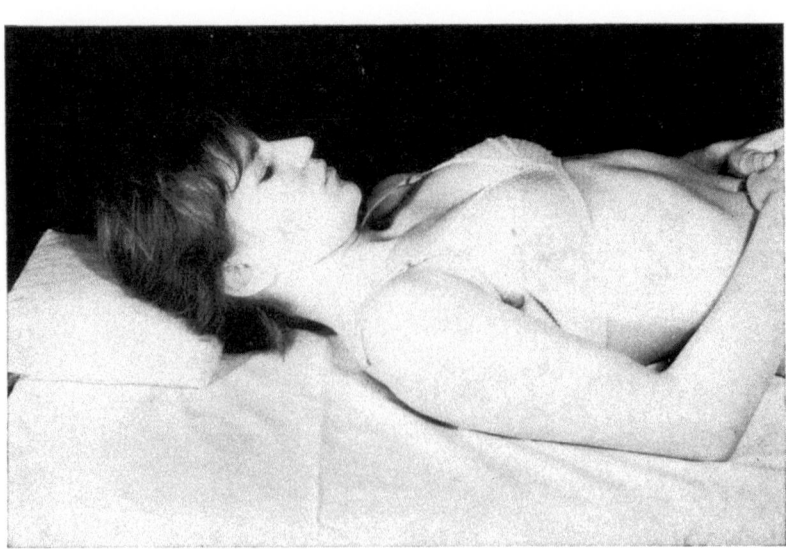

Bild 8-51
Selbstübung der Anteflexion C0/1. Mobilisationsphase mit abwärts gerichtetem Blick

2. Der Patient hebt den Kopf, um »zu den Füßen« zu sehen, die Entspannung bleibt aus.
3. Forcierte Ausatmung stört die Entspannung.

8.8.3. Selbstübung der Anteflexion in Rückenlage (Bild 8-51). Der Patient lernt, die Ausgangsstellung mit vorgenicktem Kopf einzunehmen. Dazu muß der Kopf weit oben am Hinterkopf unterlagert werden. Das Kinn wird angezogen, und die HWS sinkt zur Unterlage hin ab, ohne aufzuliegen. Eine Fixation des Atlas wie im Kapitel 8.8.1. erfolgt nicht. Das bedeutet, daß auch diese Selbstbehandlung keine reine Mobilisationswirkung hat und vorwiegend der muskulären Entspannung und der Rezidivprophylaxe dient.
Der Patient blickt zur Decke und atmet langsam und lange ein. Der Blick wird nur wenig über die Augenebene gehoben. Eine Rückbewegung des Kopfes, für den Patienten am ehesten an der Aufwärtsbewegung des Kinns merkbar, darf nicht erfolgen. Der Blick nach unten bei der Ausatmung muß »unter das Kinn« geführt werden (s. Bild 8-51).
Wenn der Patient den Kopf mit den Händen führt wie im Sitzen (s. Kap. 8.7.3.) und bei der Einatmung die Schultern hochzieht, müssen die Arme an den Ellbogen unterpolstert werden.

8.8.4. Selbstübung der Seitneige in Rückenlage (Bild 8-52). Zur Behandlung der rechten Seite dreht der Patient seinen Kopf nach links. Er unterlagert ihn links mit einem Polster. Es liegt weit oben am Kopf zwischen Stirnhöcker und Linea temporalis. Ideal ist eine Keilform des Polsters. Der stärkere Teil liegt unter der Stirn, die Keilspitze okzipital. Durch diese Lagerung wird die bequemste Kopfrotationsstellung unterstützt. Die HWS sinkt etwas zur Unterlage durch.
Der Patient schaut zur Stirn und atmet langsam und lange ein (s. Bild 8-52). Dann blickt er in Fußrichtung und atmet geräuschlos und entspannt ohne Nachdruck aus. Er wiederholt dies mehrmals. Die Entspannung läßt die HWS weiter durchsinken, die Seitneige nach rechts nimmt zu.
Wenn der Patient diese Übungsausführung beherrscht, ist es vorteilhaft, auch die Selbstbehandlung der *Anteflexion* (s. Kap. 8.8.3.) mit Rotationseinstellung auszuführen. In Rotationsstellung nach links wird die Blickwendungs-Atmungs-

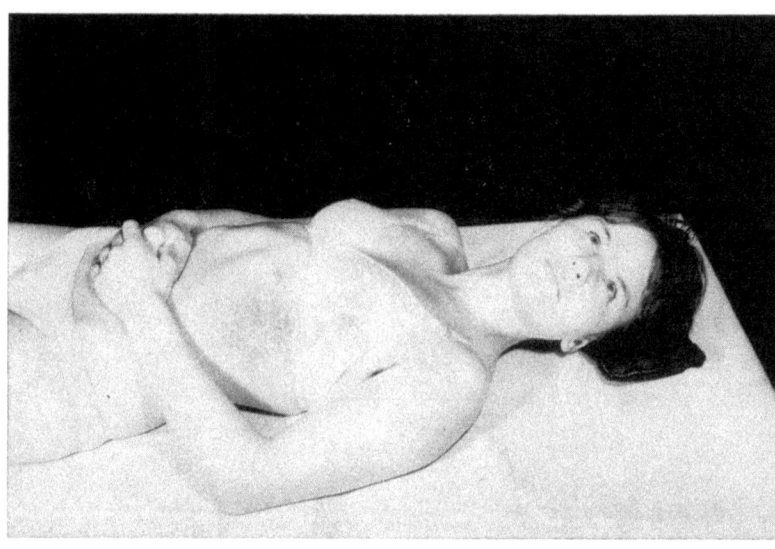

Bild 8-52 Selbstübung der Seitneige C0/1. Anspannungsphase mit stirnwärts gerichtetem Blick. Zur Selbstübung der Retroflexionsrichtung (s. Kap. 8.8.6.) bleibt der Blick auch in der Mobilisations-Ausatmungsphase nach oben gerichtet

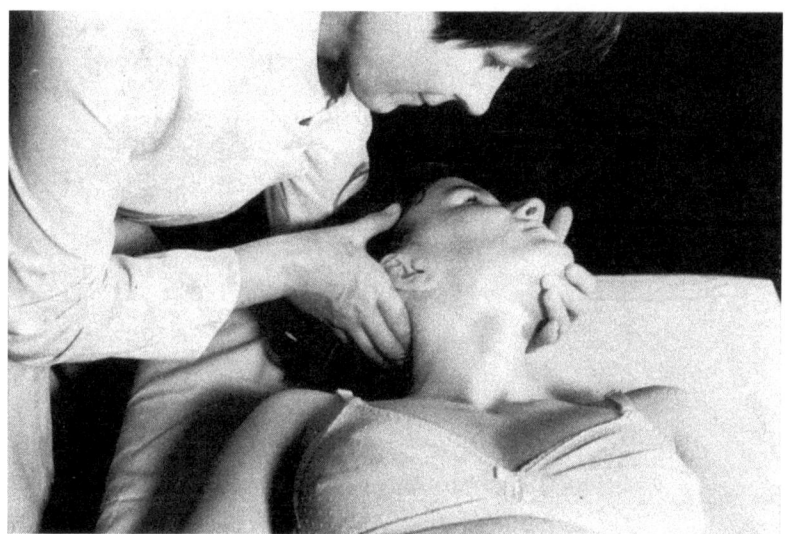

Bild 8-53 Behandlung einer Retroflexionsblockierung C0/1 (s. Kap. 8.8.5.). Der Patient hebt den Blick über die Augenebene und atmet mehrmals vertieft ein und aus

Technik mehrmals wiederholt, danach in Rotationsstellung nach rechts. Der Blick nach unten geht im Unterschied zur reinen Seitneigebehandlung wieder »unter das Kinn«.

Die Kombination von Anteflexions-Seitneigebehandlung, später auch Retroflexionsbehandlung, darf erst dem »fortgeschrittenen« Patienten zugemutet werden. Für die Lernphase ist das Vorgehen in Einzelschritten mit unterschiedlichen Ausgangsstellungen besser.

8.8.5. *Retroflexionsmobilisation in Rückenlage (Bild 8-53)*. Patient in Rückenlage, der Behandler steht seitlich rechts am Kopfende. Bei einer Retroflexionsstörung C0/1 rechts legt er den Kopf in noch spannungsfreie Linksrotation (M. sternocleidomastoideus gerade noch nicht gespannt). Die linke Hand stützt den Kopf von links und führt ihn vom Unterkiefer her in die Reklination. Die Fingerspitzen der rechten Hand palpieren unter dem Mastoid der obenliegenden Seite die Seg-

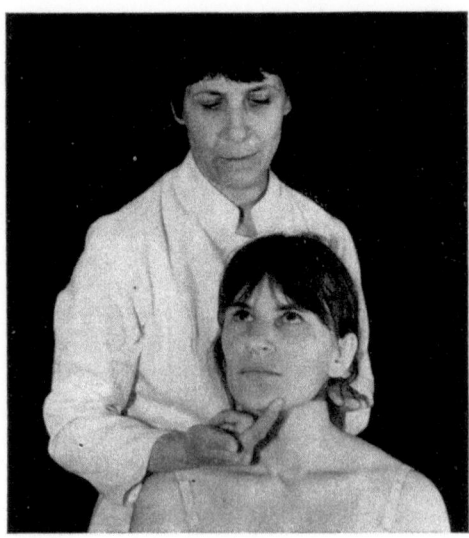 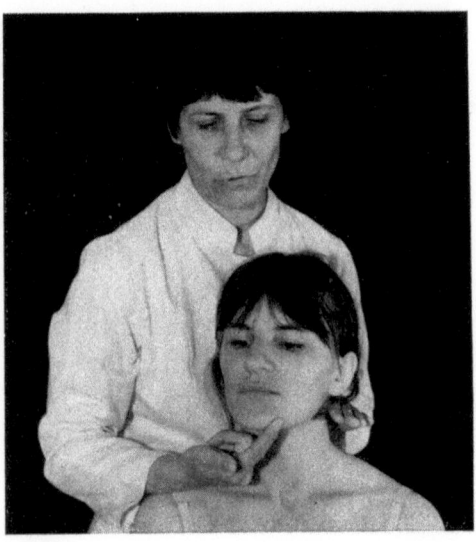

Bild 8-54 Rotationsmobilisation C1/2 und C2/3 mit vertikaler Blickwendung. Anspannungsphase mit aufwärts gerichtetem Blick

Bild 8-55 Rotationsmobilisation C1/2 und C2/3 mit vertikaler Blickwendung. Entspannungsphase mit abwärts gerichtetem Blick

mentspannung. Die Stellung entspricht der Untersuchung der Retroflexion (s. Kap. 8.5.2.), aus der direkt in die Behandlung übergegangen werden kann.

Zur Behandlung blickt der Patient nach oben in Stirnrichtung und atmet langsam und lange ein. Der *Blick nach oben* wird auch in der Ausatmungsphase *nicht gelöst*. Der Atem muß ohne Nachdruck geräuschlos abströmen. Durch Entspannungsgewinn kann der Behandler den Kopf in zunehmende Retroflexion führen, bis wieder Spannung unter der tastenden Hand entsteht.
Fehler und Hinweise:
1. Wird der Blick in der Ausatmungsphase nicht oben gehalten, entsteht durch die Blickwendung Anteflexionsspannung und verhindert den Retroflexionszuwachs.
2. Lernt der Patient die Blick-Atmungs-Wechsel schwer, ist es günstig, die PIR zur Erleichterung einzusetzen, mit Kontakt unter dem Kinn gegen die isometrische Anspannung.

8.8.6. *Selbstübung der Retroflexion in Rückenlage* (s. Bild 8-52). Der Patient liegt auf dem Rücken und lagert seinen Hinterkopf relativ weit oben auf einem Kissen wie zur Selbstbehandlung der Seitneige (s. Kap. 8.8.4. und Bild 8-52). Die HWS wird nicht unterstützt. Er hebt den Blick stirnwärts und hält ihn oberhalb der Augenebene, während er mehrmals tief, langsam und fließend ein- und ausatmet.

8.9. Rotationsmobilisation im Sitzen – Kopfgelenke, Halswirbelsäule und zervikothorakale Region

8.9.1. *Mobilisation der Rotation C1/2 und C2/3 (Bild 8-54 und 8-55).* Der Patient sitzt aufrecht. Der Behandler steht hinter ihm und stützt ihn mit dem Körper ab. Zur Behandlung einer Rechtsrotationsstörung C1/2 wird der Dorn von C2 mit dem linken Daumen von links seitlich tastend gehalten oder der Bogen des Wirbels mit Zeigefinger und Daumen weich umfaßt. Der Kopf ist mit der rechten

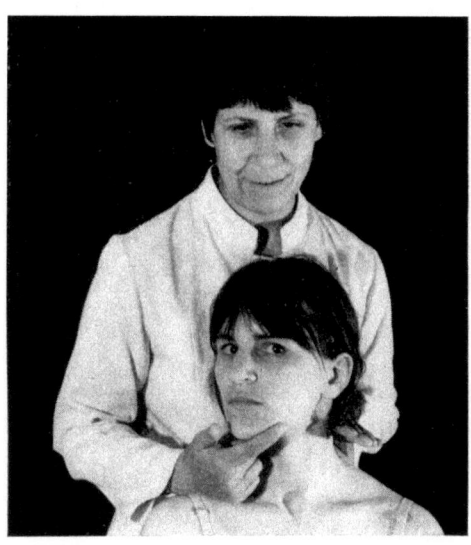

Bild 8-56 Rotationsmobilisation der HWS mit horizontaler Blickwendung. Anspannungsphase der Mobilisation einer Rechtsrotationsstörung mit Blick nach links

Hand langsam nach rechts zu führen, bis Spannung unter der haltenden Hand tastbar wird. Diese Stellung ist mit einem Finger am Kinn seitlich links zu halten. Sie entspricht der Stellung bei Rotationsuntersuchung C1/2 (s. Kap. 8.4.1.).
Der Patient erhält den Auftrag, nach oben zu schauen und langsam und lange einzuatmen (s. Bild 8-54). Danach schaut er auf seine Hände oder zum Fußboden und atmet entspannt ohne Nachdruck und Geräusch aus (s. Bild 8-55). Die palpierende Hand am Wirbel C2 nimmt den Spannungswechsel bei Ein- und Ausatmung wahr. Am Ende der 2. oder 3. Ausatmung läßt die eingestellte Rotationsspannung nach. Der Entspannungsgewinn ermöglicht eine weitere Rotation nach rechts. Der Zeigefinger führt diese Bewegung am Kinn, bis Spannung im Segment beginnt.
Die Linksrotationsstörung wird gegensinnig behandelt.
Zur Behandlung des Segmentes C2/3 liegt die tastend haltende Hand am Dorn oder Bogen von C3. Die Rotationsspannung wird an dieses Segment herangeführt.

Dann ist in gleicher Weise wie bei C1/2 zu behandeln.
Fehler:
1. Der Patient und sein Kopf werden nicht ausreichend abgestützt. Die erforderliche posturale Leistung verhindert die Entspannung.
2. Der Patient folgt den Augenbewegungen mit gröberen Retroflexions- und Anteflexionsbewegungen in tiefere Segmente. Dann muß der Blickwinkel verkleinert werden.
3. Der Patient atmet sehr hastig oder preßt bei der Ausatmung. Das läßt sich nur durch beruhigendes Erklären korrigieren.

8.9.2. *Mobilisation von Rotationsstörungen der Halswirbelsäule* (Bild 8-56 und 8-57). Der Patient sitzt aufrecht. Der Behandler steht hinter ihm und stützt ihn mit dem Körper ab. Zur Behandlung einer Rechtsrotationsstörung wird der Dorn des unteren Partnerwirbels von links mit dem linken Daumen tastend gehalten, oder der Wirbelbogen wird weich umfaßt. Die Finger der rechten Hand liegen links seitlich am Kinn und führen den Kopf in die Rechtsrotation bis zur tastbaren Segmentspannung. Diese Stellung entspricht der Stellung zur Rotationsuntersuchung der HWS (s. Kap. 8.4.2.).
Der Patient erhält den Auftrag, den Blick in Augenhöhe nach links zu wenden und langsam und lange einzuatmen, während der Behandler den Kopf am Kinn an der Linksdrehung hindert (s. Bild 8-56). Dann soll der Patient den Blick nach rechts in die Mobilisations-Rotations-Richtung wenden und ruhig und entspannt ausatmen. Der Behandler gibt für diese Augenbewegung mit einem Finger der rechten Hand Führungshilfe (s. Bild 8-57). Er beendet die Bewegung, wenn die Rotationsspannung im tastend gehaltenen Segment ankommt. Mit dieser Blickführung verhindert der Behandler ein »Durchlaufen« der Spannung in tiefere Segmente. Der Blick

Bild 8-57 Rotationsmobilisation der HWS mit horizontaler Blickwendung. Mobilisationsphase zu Bild 8-56 mit geführter Blickwendung nach rechts

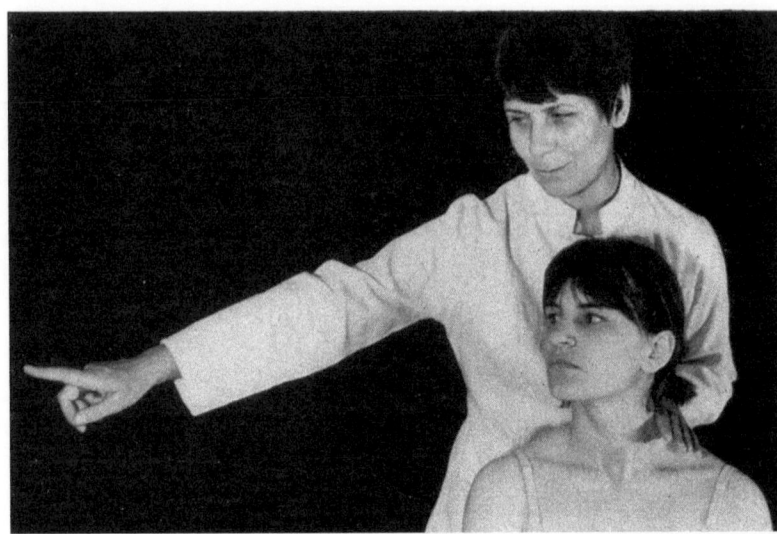

Bild 8-59 Detail der Rechtsrotationsmobilisation zervikothorakal. Der rechte Daumen hält den unteren Wirbelpartnerdorn, der rechts am oberen Dorn eingehängte linke Zeigefinger überträgt die Muskelspannung zur Rechtsrotation

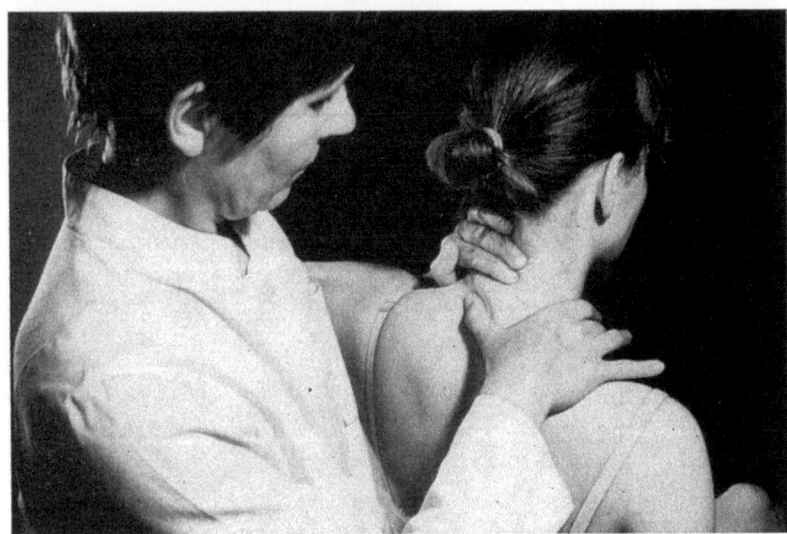

wird dann an einem Gegenstand fixiert. Der Behandler wartet einige ruhige Atemzüge ab, ob ein weiterer Entspannungsgewinn zustande kommt. Dann erst folgt die nächste Blickwendung nach links.

Von manchen Patienten werden Blickwendungen bzw. ihr häufiger Wechsel schlecht verstanden. Bei ihnen kann nach der ersten Spannungs-Entspannungs-Phase bei fest eingestelltem Blick durch mehrmaliges ruhiges Hin- und Heratmen weiterer Entspannungsgewinn erzielt werden. Der Patient merkt diesen Gewinn selbst.

Zur Behandlung der Linksrotation wird gegensinnig vorgegangen.

Fehler:

1. Der Patient wendet den Blick zu weit zur Seite und hemmt die Entspannung.
2. Der Blick bleibt nicht in der Transversalebene der Augen, Folgebewegungen mit Anteflexion (Blick zu tief) oder mit Retroflexion (Blick zu hoch) stören die Rotationsmobilisation.

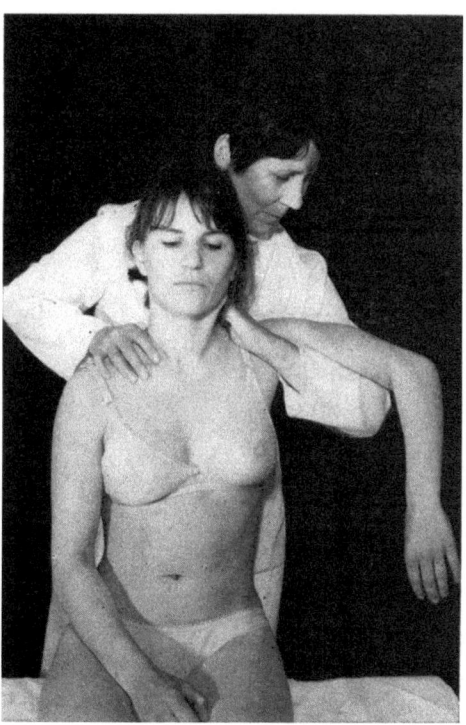

Bild 8-58 Rechtsrotationsmobilisation zervikothorakal durch rhythmischen Muskelspannungswechsel. Der Patient drückt den abduziert gehaltenen Arm mehrfach gegen den Behandlerarm

3. Der Patient bewegt isoliert die Augen und hält den Kopf gerade, d. h., er entspannt nicht.
4. Der Behandler fixiert hart und provoziert dadurch Schmerz.
5. Die Blick- und Atemaufträge erfolgen ungenau und in falscher Reihenfolge. Statt Mobilisationserleichterung tritt -hemmung ein.

8.9.3. Mobilisation zervikothorakaler Rotationsstörungen (Bild 8-58 und 8-59). Der Patient sitzt aufrecht. Zur Behandlung einer Rechtsrotationsstörung hebt er seinen linken Arm seitlich bis in die Horizontale. Der Ellbogen ist gebeugt. Der Behandler greift mit seinem linken Arm unter dem Oberarm durch und hängt sich mit Zeige- und Mittelfinger der linken Hand von rechts am oberen Partnerwirbeldorn ein. Der Patient kann nun den Arm auf dem Behandlerarm ablegen. Der Behandler legt die rechte Hand auf die rechte Patientenschulter (s. Bild 8-58). Der rechte Daumen wird gebeugt von links an den Dorn des unteren Partners angehakt und hält ihn mit geringem Zug nach rechts (s. Bild 8-59). Der Patient wird aufgefordert, seinen Oberarm mit geringer Kraft rhythmisch auf den Arm des Behandlers zu drücken. Dieser läßt keine Bewegung zu. Die Anspannung der Muskulatur wirkt an der Wirbelsäule bewegend. Der Behandlerdaumen hält der Bewegung entgegen. Die ziehenden Finger am oberen Partnerdorn unterstützen die Mobilisationswirkung.

Fehler:
1. Der Arm wird zu tief gehalten, die Muskelspannung erreicht die zervikothorakale Region nicht.
2. Der Patient bewegt den Arm vor jedem Abwärtsdruck nach oben, er »nimmt Anlauf«. Die segmentgerichtete Bewegung geht verloren.
3. Der Behandler hält den unteren Partnerwirbel unzureichend, die Rotation läuft weiter.

8.10. Behandlung der Seitneigestörungen der Halswirbelsäule und der zervikothorakalen Region

Die Behandlung von Seitneigestörungen der HWS im Sitzen ist die Methode der Wahl. Wenn der Behandler den Patienten gut abstützt, wirkt die posturale Spannung weniger störend, aber die Schwerkraft kann als mobilisierende Kraft vorteilhaft sein. Im Liegen muß der Behandler den Entspannungsgewinn passiv in die Seitneige umsetzen. Damit ist eine größere Fehlermöglichkeit gegeben. Wenn der

Patient aber zur Hochatmung neigt, ist die Behandlung im Liegen immer vorzuziehen.

8.10.1. Seitneigemobilisation für Ein-Aus-Segmente (Bild 8-60). Behandlung im Sitzen
Der Patient sitzt aufrecht, mit Kopf und Körper an den Behandler angelehnt, der hinter ihm steht. Bei Störung der Rechtsseitneige hält die rechte Zeigefingerkante den unteren Partnerwirbel am Bogen von dorsolateral rechts oder der Daumen von rechts lateral am Dorn. Die linke Hand legt die HWS durch Führung am Kopf über die tastend haltende Hand in die Seitneige nach rechts. In dieser Stellung erfolgte schon die Spannungspalpation, bei der das Segment als Ein-Aus-Segment erkannt wurde (s. Kap. 8.6.3.). Die Behandlung kann daran unmittelbar angeschlossen werden.

Der Patient erhält den Auftrag, nach oben zur Decke zu schauen und langsam und lange einzuatmen (s. Bild 8-60). Danach schaut er zum Fußboden und atmet ruhig strömend ohne Geräusch aus. Der Entspannungsgewinn zeigt sich in einem Absinken der HWS über der tastend haltenden Hand. Die Schwerkraft stellt die Seitneige jeweils neu ein und mobilisiert dadurch.

Die zervikothorakalen Segmente sind in der Regel Ein-Aus-Segmente. Weil in dieser Region die Retroflexionsblockierungen überwiegen, unterbleibt der Blick nach unten bei der Ausatmung. Hier wird der untere Wirbelpartner durch den rechten Daumen geschient, der laterodorsal gegen den Dorn geschoben wird.

Zur Behandlung der Linksseitneigestörungen werden die Hände vertauscht.

Behandlung im Liegen
Der Patient liegt entspannt auf dem Rücken. Der Behandler steht am Kopfende der Bank. Zur Behandlung der Rechts-

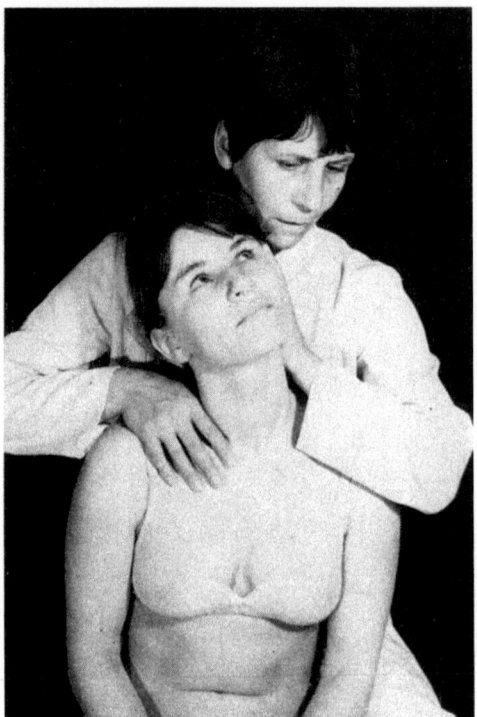

Bild 8-60 *Seitneigemobilisation eines Ein-Aus-Segmentes. Anspannungsphase mit aufwärts gerichtetem Blick*

seitneige legt er den Kopf auf seine linke Hand und schient mit der rechten Zeigefingerkante den Bogen des unteren Partnerwirbels von laterodorsal. Er führt den Kopf in die Seitneige, bis Spannung am haltenden Zeigefinger tastbar wird. Während einiger Atemzüge wird das Spannungsverhalten des Segmentes kontrolliert (entspricht Kap. 8.6.3.) und in die Behandlung einbezogen. Blick und Atemablauf sind dem im Sitzen gleich. Bei nachlassender Spannung während der Ausatmung führt die linke Behandlerhand den Kopf in weitere Rechtsseitneige (3- bis 5mal), bis kein Entspannungsgewinn mehr auftritt.

Fehler:
1. Der Patient wird im Sitzen am Körper nicht ausreichend abgestützt. Die posturale Spannung hemmt die segmentale Entspannungswirkung.

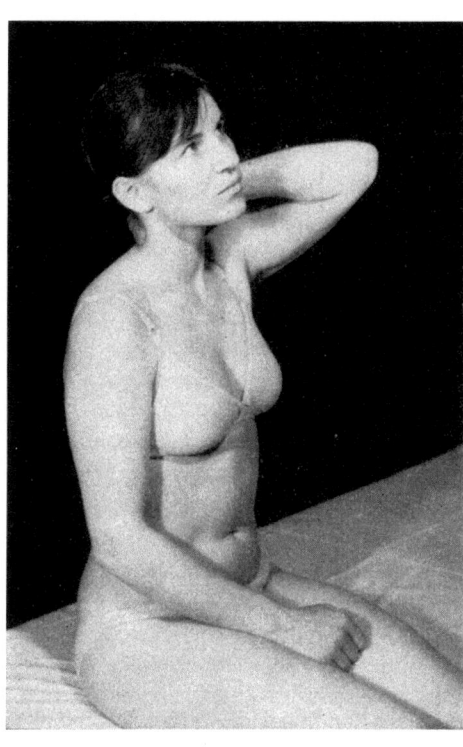

Bild 8-61 Selbstübung der Seitneige der HWS. Patient umgreift mit Zeige- und Mittelfinger der linken Hand den Dorn des unteren Partnerwirbels. Geübt wird hier die Rechtsseitneige eines Ein-Aus-Segmentes, die Anspannungsphase ist dargestellt

2. Der Kopf wird nicht weich über die tastend haltende Hand *gelegt*, sondern in die Seitneige *gedrückt*. Es entsteht Gegenspannung.
3. Ein schmerzhaftes Nachbarsegment wird nicht von der Handwurzel der Führungshand geschient. Die Entspannung bleibt aus.
4. Das Spannungsverhalten des Segmentes wird nicht erkannt. Die Behandlung wird frustran, weil während der Behandlung der Spannungsverlauf nicht mehr beachtet wird.

8.10.2. *Seitneigemobilisation für Aus-Ein-Segmente. Behandlung im Sitzen*
Die Ausgangstellung ist für Aus-Ein-Segmente gleich der für Ein-Aus-Segmente (s. dazu deshalb Kap. 8.10.1.). Wichtig ist, daß der Patient durch den angelehnten Sitz gut entspannen kann und der Spannungsverlauf des Segmentes richtig erkannt wurde. Für eine Rechtsseitneigestörung wird das Segment in Seitneige nach rechts eingestellt. Der Patient erhält *keinen Blickauftrag*. Er soll langsam und lange ausatmen, »als wolle er eine Kerze zum Flackern bringen«. Anschließend atmet er »ganz normal« ein. Durch die verlängerte Ausatmung ist die folgende Einatmung automatisch vertieft. Die Entspannung in der Einatmungsphase läßt den Kopf zur eingestellten Seite, nach rechts, absinken und fördert die Mobilisation der Seitneige.

Behandlung im Liegen
Die Segmenteinstellung erfolgt in der gleichen Weise wie für das Ein-Aus-Segment beschrieben (s. Kap. 8.10.1.). Die Atmungsführung ist im Liegen die gleiche wie im Sitzen und folgt der Regel für das Aus-Ein-Segment. Bei nachlassender Spannung in der Einatmung führt der Behandler den Kopf weiter in die Seitneige, bis Segmentspannung tastbar wird. Die Übung wird 3- bis 5mal wiederholt.
Fehler:
Es können die gleichen Fehler die Behandlung stören wie beim Ein-Aus-Segment. Beim Aus-Ein-Segment besteht noch größere Gefahr, daß der Behandler vorzeitig in die Neigung drückt und das entspannte Absinken stört oder durch zu heftigen Lagerungsschub die Entspannung verhindert.

8.10.3. *Selbstübung der Seitneige im Sitzen (Bild 8-61).* Der Patient sitzt aufrecht. Bei Rechtsseitneigestörung stützt er mit der Ulnarkante seiner rechten Hand den rechten Bogen des unteren Partnerwirbels ab. Die Fingerspitzen liegen über den zervikothorakalen Dornen und halten den nach vorn herunterhängenden Arm. Der

Patient lehnt Kopf und Halswirbelsäule entspannt über die Stütze seiner Handkante und atmet ruhig fließend ein und aus. Es ist auch möglich, den Dorn des unteren Partnerwirbels mit Zeige- und Mittelfingerspitze der linken Hand zu umgreifen und Kopf und Halswirbelsäule darüber nach rechts zu neigen (s. Bild 8-61).

Der Behandler hat zuvor im gestörten Segment den Spannungsverlauf während der Atmung ermittelt und leitet den Patienten zur Selbstübung an. Das Absinken während der Ausatemphase beim Ein-Aus-Segment wird auch vom Patienten meist erkannt und bringt ihm größere Zielsicherheit bei der Segmenteinstellung.

Während der Übung für das Ein-Aus-Segment blickt er zur Decke und atmet langsam und lange ein. Dann wendet er den Blick zum Fußboden und atmet strömend ohne Geräusch aus. Bei guter Entspannung sinkt der Kopf bei 3- bis 5maligem Wechsel jeweils während der Ausatemphase weiter nach rechts. Bei Linksseitneigestörung des gleichen Segmentes wird die Übung gegensinnig ausgeführt. Ist ein Aus-Ein-Segment gestört, beginnt der Patient mit der Übung nach den Regeln dieses Segmentes. Er atmet langsam und *lange aus* durch leicht gespitzte Lippen, aber ohne Geräusch, und läßt die Einatmung durch die Nase »einfach kommen« (s. Kap. 8.10.2.). Der Kopf sinkt in der Einatemphase ab, solange Entspannung erreicht wird, meistens bis zu 5maligem Wechsel.

Fehler und Hinweise:
1. Selbst wenn der Patient den Kontakt nicht exakt am gestörten Segment hält, führt der Atemwechsel in gehaltener Seitneigestellung die allgemeine Entspannung zum Segment.
2. Der Patient blickt zu heftig nach oben und unten und bewegt dadurch in Retro- und Anteflexion. Die Seitneigeentspannung wird verhindert.
3. Wird die Einatmung durch Hochziehen der Schultern verlängert oder die Ausatmung forciert, muß vor der Mobilisationsbehandlung die Atmung korrigiert werden.

8.10.4. Lateralverschiebung an der Halswirbelsäule im Sitzen, repetitiv (s. Bild 8-35). Der Behandler steht rechts neben dem sitzenden Patienten und stützt ihn mit seinem Körper seitlich ab. Mit der linken Hand hält er tastend den Bogen des unteren Partnerwirbels. Die Ulnarkante der rechten Hand wird von dorsolateral an Gelenkfortsatz und Dorn des oberen Partnerwirbels geschoben. Daumen und gestreckter Zeigefinger dieser Hand stützen den Kopf. Die Bewegung beginnt mit einer weichen Traktion am Okziput. Dadurch wird die HWS gestreckt gehalten und die Verschiebebewegung nach lateral erleichtert. Der obere Partnerwirbel wird mit der Ulnarkante nach rechts verschoben. Dieser Ablauf entspricht dem der Untersuchung der Lateralverschiebung (s. Kap. 8.6.4.). Bei bestehender Störung wird die Verschiebebewegung mehrfach mit leichter Hand wiederholt.

Fehler:
1. Die Bewegung wird nicht durch eine Traktion eingeleitet, oder die Traktion wird wieder aufgegeben.
2. Die tragenden Finger werden bei der Traktion gebeugt, dadurch wird die HWS retroflektiert.
– In beiden Fällen wird die Verschiebebewegung gehemmt.
3. Die Finger werden zu stark von dorsal gegen die HWS gestützt und diese dadurch lordosiert.

8.10.5. Lateralverschiebung zervikothorakal im Sitzen (s. Bild 8-36 und 8-37). Wird bei der Untersuchung der Lateralverschiebung im zervikothorakalen Bereich eine Störung festgestellt, kann auch hier die Behandlung durch weiche Repetition der

Untersuchungstechnik (s. Kap. 8.6.5.) sofort angeschlossen werden.
In der zervikothorakalen Region wird der obere Partnerwirbel gehalten und der untere am Dorn verschoben. Dabei entsteht gleichzeitig eine Rotationsbewegung. Der Behandler steht hinter dem Patienten und stützt ihn ab, der Kopf wird angelehnt. Die linke Hand stützt mit der Handwurzel dorsal seitlich links am Bogen den oberen Partnerwirbel. Der rechte Daumen wird von rechts an den Dorn des unteren Partnerwirbels geschoben und verschiebt ihn mehrmals weich nach links. Das entspricht im Segment einer Rechtsverschiebung.

8.10.6. Lateralverschiebung zervikothorakal im Liegen (s. Bild 8-38). Zur Behandlung einer Störung der Rechtsverschiebung liegt der Patient in Linksseitlage am vorderen Bankrand. Der Behandler steht vor ihm. Er hält den Dorn des unteren Partnerwirbels mit weicher Daumen- und Zeigefingerspitze der linken Hand. Der linke Unterarm stützt den Thorax von hinten. Die ulnare Handkante der rechten Hand schiebt sich von unten an den laterodorsalen Bogenanteil des oberen Partnerwirbels. Der Unterarm trägt den Kopf und kann zur Erleichterung auf dem rechten Behandlerknie abgestützt werden, das auf der Bank liegt. Nach Aufrichten der Lordose wird der obere Partnerwirbel nach rechts verschoben. Dieser Ablauf entspricht der Untersuchung der Lateralverschiebung zervikothorakal im Liegen (s. Kap. 8.6.6.).
Zur Behandlung wird die Untersuchungsbewegung mehrfach wiederholt und das Segment dadurch mobilisiert. Zur Behandlung der Gegenseite müssen Patient und Behandler die Stellung wechseln. Die Bewegung läuft dann gegensinnig ab.
Fehler:
1. Die HWS wird nicht gestreckt gehalten, sondern lordosiert.
2. Daumen und Zeigefinger der haltenden Hand drücken spitzfingrig am Dorn und rufen Schmerz hervor. In beiden Fällen wird die Verschiebebewegung behindert.

8.11. Behandlung der Sagittalbewegungsstörungen zervikothorakal

8.11.1. Dorsalverschiebung im Sitzen (s. Bild 8-30). Der Patient sitzt aufrecht. Der Behandler steht seitlich, stützt mit seinem Körper den Patienten und lehnt den Kopf an seine Schulter. Er umfaßt in den zervikalen Segmenten den Bogen des unteren Partnerwirbels mit der Fingergabel der hinteren Hand. In den thorakalen Segmenten liegt ein palpierender Finger auf dem unteren Dorn und interspinal. Die vordere Hand verschiebt mit der ulnaren Handkante von weit lateral die Halsweichteile zum Kontakt mit dem oberen Partnerwirbel nach dorsal. Daumen und gestreckter Zeigefinger dieser Hand stützen den Kopf am Okziput. Die Bewegung beginnt mit einer Traktion, gefolgt von der Verschiebung des oberen Partners nach dorsal. Dieser Ablauf entspricht dem der Untersuchung der Dorsalverschiebung (s. Kap. 8.5.3.). Besteht eine Funktionsstörung, wird die Verschiebebewegung mehrmals weich und rhythmisch wiederholt.
Fehler:
1. Die Traktion wird unzureichend ausgeführt.
2. Die HWS wird lordosiert. In beiden Fällen wird die Verschiebebewegung behindert.

8.11.2. Dorsalverschiebung in Seitlage (s. Bild 8-31). Patient in entspannter Seitlage am Bankrand, der Behandler steht vor ihm. Die dorsale Hand stützt den Bogen bzw. Dorn des unteren Partnerwirbels. Der von vorn kommende Unter-

Bild 8-62 Dorsalverschiebung mit Seitneige nach postisometrischer Relaxation. Die Fingerspitzen der rechten Handschaufel zeigen in Mobilisationsrichtung (Endstellung)

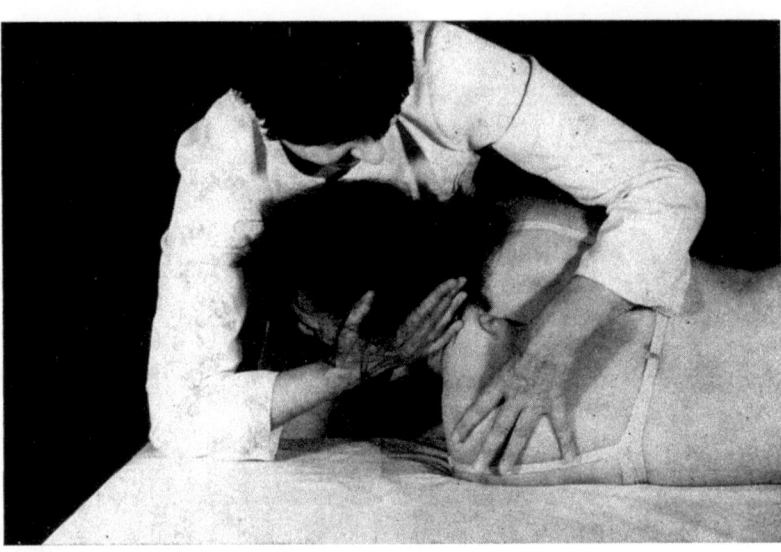

arm trägt den Kopf bei gestreckter HWS. Die Ulnarkante der Hand – Finger gestreckt – tastet sich am vorderen Trapeziusrand der untenliegenden Seite ein und verschiebt die Weichteile nach dorsal gegen den Querfortsatz des oberen Partnerwirbels. Bei weiterer Dorsalverschiebung wird dieser Wirbel mitgenommen und gegen den unteren Partner verschoben. Dieser Ablauf entspricht der Untersuchung der Dorsalverschiebung in Seitlage (s. Kap. 8.5.4.). Besteht eine Funktionsstörung, kann aus der Untersuchung direkt in die Behandlung übergegangen werden durch rhythmische Wiederholung der Verschiebebewegung.

Fehler und Hinweise:
1. Die Dorsalverschiebung wird nicht von der ulnaren Handkante auf den Wirbel, sondern vom Unterarm auf den Kopf übertragen. Dadurch entsteht eine HWS-Lordose.
2. Schon die Beugung der Finger an der bewegenden Hand kann die Lordose verstärken. Die Lordose behindert die Verschiebebewegung. Der Behandler arbeitet entspannter, wenn er den tragenden Unterarm auf seinem Knie abstützt.

8.11.3. Dorsalverschiebung mit Seitneige in Seitlage (Bild 8-62). Patient in entspannter Seitlage am Bankrand. Der Behandler steht vor ihm. Die dorsale Hand stützt den Dorn des unteren Partnerwirbels. Der von vorn kommende Unterarm trägt den Kopf und ist mit dem Ellbogen auf Knie oder Unterlage abgestützt. Die ulnare Handkante nimmt von vorn über den Trapezius Kontakt zum oberen Partnerwirbel und führt ihn nach dorsal, bis Segmentspannung am unteren Partnerwirbel tastbar wird. Soweit entspricht auch dieser Ablauf der Untersuchung der Dorsalverschiebung in Seitlage (s. Kap. 8.5.4.).

Der Patient erhält den Auftrag, den Kopf abwärts zur Unterlage zu drücken. Wird Spannung im eingestellten Segment tastbar, ist die Minimalkraft erreicht. Nach 10–30 s Haltezeit wird entspannt. Der Behandler führt den oberen Partnerwirbel weiter nach dorsal, bis wieder Spannung im Segment tastbar wird. Er löst den Ellbogen dabei nicht von der Unterstützungsfläche, sondern verschiebt ihn nach dorsal. Die Bewegung der führenden Hand wird dadurch schaufelförmig. Es entsteht eine Drehbewegung des Kopfes zur Unterlage. Im eingestellten Segment werden Retroflexion und Seitneige verstärkt. Durch die Unterarmhaltung wird der darüberliegende HWS-Abschnitt rotiert.

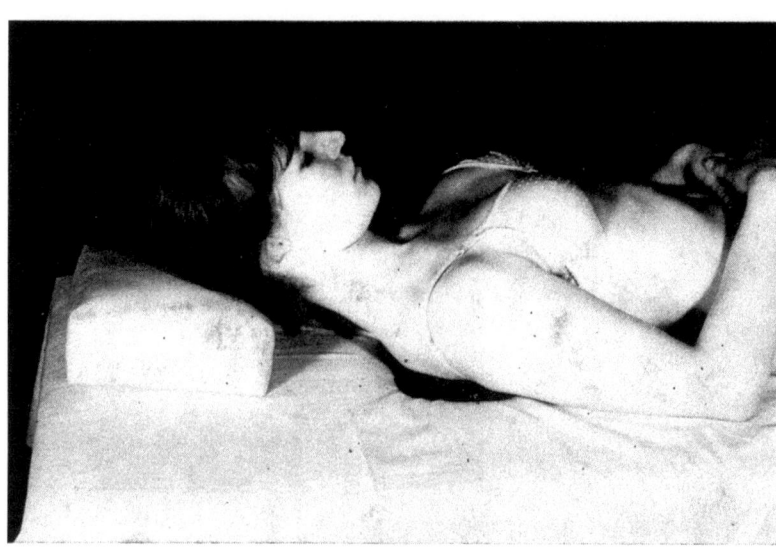

Bild 8-63 Selbstübung der Dorsalverschiebung zervikothorakal im Liegen. Das flache untere Polster stützt den unteren Partnerwirbel ab

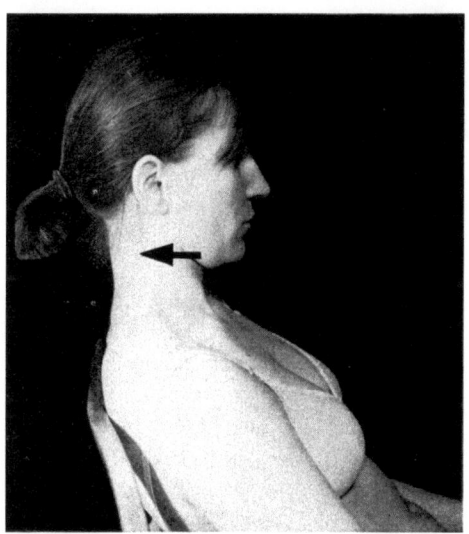

Bild 8-64 Selbstübung der Dorsalverschiebung zervikothorakal im Sitzen. Abstützung des unteren Partnerwirbels durch ein Polster an der Stuhllehne

Fehler:
1. Der Behandler verkrampft seinen tragenden Arm und drückt dem Patienten gegen den Hals.
2. Er führt die Bewegung nicht von der Hand her, wie auf einer Tortenschaufel, sondern vom Oberarm gegen die Stirn und lordosiert dadurch die HWS.

8.11.4. Selbstübung der Dorsalverschiebung in Rückenlage (Bild 8-63). Zur Unterlagerung müssen 2 prallelastische Polster unterschiedlicher Höhe vorhanden sein. Der Patient liegt auf einer festen Unterlage (Bank, Fußboden, Tisch) auf dem Rücken. Das flache Polster liegt unter der BWS, die kraniale Kante stützt den unteren Partnerwirbel ab. Ein höheres Polster liegt unter dem Hinterkopf. Der Patient nickt das Kinn »an die Binde«, die HWS sinkt zur Unterlage hin durch. Dadurch richtet sich die untere HWS auf. Der Patient lernt, das Kinn rhythmisch zur Unterlage zu ziehen. Dabei ermittelt der Behandler die Polsterhöhe unter dem Kopf, bei der der Bewegungseffekt das Segment erreicht. Erst dann kann der Patient die Übung zu Hause selbständig durchführen.
Die Technik ist für Patienten mit starker BWS-Kyphose ungeeignet.
Es gibt kaum Fehlermöglichkeiten.

8.11.5. Selbstübung der Dorsalverschiebung im Sitzen Bild 8-64). Der Patient sitzt aufrecht. Eine hohe Stuhllehne oder ein Polster an der Wand werden genutzt, um den unteren Partnerwirbel von hinten abzustützen. Der Patient zieht sein Kinn

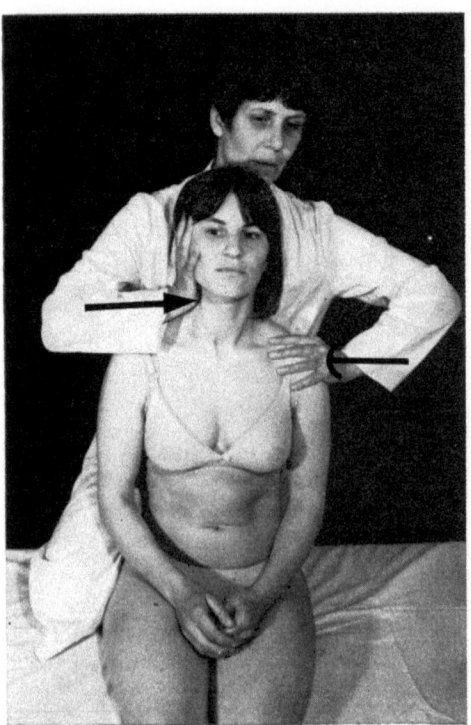 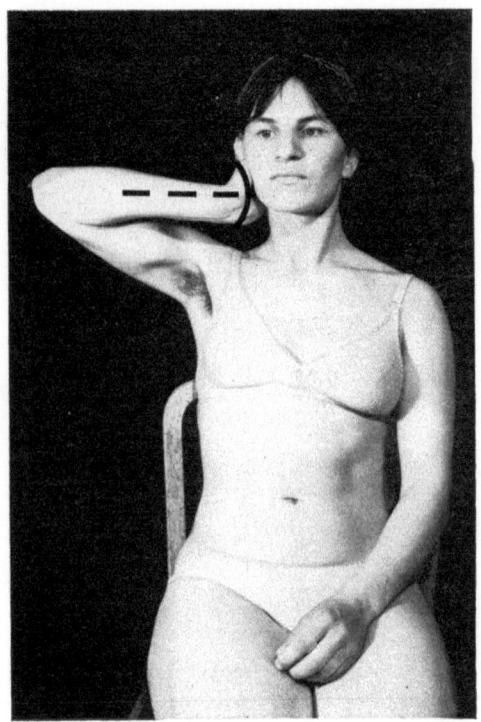

Bild 8-65 Rhythmische Mobilisation der 1. Rippe rechts

Bild 8-66 Selbstmobilisation der 1. Rippe rechts

»an die Binde« und richtet die HWS auf. Dann verschiebt er den Kopf parallel nach hinten, bis Spannung an dem Polster ankommt. Er merkt dies als Zunahme des Druckes auf dem Dorn des gestützten Wirbels. Wechsel zwischen Erhöhung dieses Druckes und Nachlassen – der Kopf bewegt sich »wie auf einer Schiene«, »wie beim Huhn« – werden mehrmals wiederholt und wirken mobilisierend.

8.12. Behandlung der 1. Rippe

8.12.1. Rhythmische Mobilisation der 1. Rippe (Bild 8-65).

Der Patient sitzt aufrecht. Der Behandler steht hinter ihm. Zur Mobilisation der 1. Rippe rechts stützt der Behandler mit der weit gespreizten rechten Hand obere HWS und Kopf von rechts seitlich ab. Die linke Hand stabilisiert den Thorax an der linken Schulter von der Seite. Der Patient wird aufgefordert, mit seinem Kopf einen dosierten Druck der stützenden Behandlerhand aufzunehmen. Damit ist auch die HWS stabilisiert, und die Mobilisation der Rippe kann beginnen. Der Patient wird angehalten, keine Kopfbewegung zuzulassen. Danach erhöht der Behandler mehrmals rhythmisch den seitlichen Druck gegen den Kopf (im Sinne der Seitneige nach links). Durch die Stabilisierung der HWS heben die Skaleni die 1. Rippe. Die Repetition mobilisiert sie.

Die Wirkung dieser Technik verstärkt sich, wenn eine Entspannungsbehandlung der Skaleni vorangeht.

Die linke Seite wird seitenvertauscht behandelt.

Fehler:

1. Der Behandler fordert den Patienten nicht exakt zur Stabilisierung auf. Der

erste Seitneigedruck ruft eine plötzliche, möglicherweise schmerzhafte HWS-Bewegung hervor, die den weiteren Übungsablauf stört.
2. Der Patient kann sich dem Druckrhythmus des Behandlers nicht anpassen. Dann sollte er durch Seitneigedruck seines Kopfes den Rhythmus bestimmen.

8.12.2. Selbstübung zur Mobilisation der 1. Rippe (Bild 8-66). Der Patient sitzt aufrecht. Zur Behandlung der 1. Rippe rechts hebt er seinen rechten Ellbogen zur Seite und stützt mit der weitgespreizten Hand den Kopf von rechts seitlich ab. Die Handfläche liegt weich über dem Ohr, der Daumenballen am Mastoid. Durch langsame, gleichmäßige, entgegengesetzte Druckerhöhung des Armes (nach links) und des Kopfes (nach rechts) werden Kopf und HWS stabilisiert. Kopf und Arm müssen dann rhythmisch gegeneinander drücken. Der Impuls kann dabei entweder mehr vom Arm oder mehr vom Kopf ausgelöst werden. Der rhythmische Spannungswechsel in der Skalenusmuskulatur mobilisiert die Rippe.
Die linke Seite wird gegensinnig behandelt.

9. Untersuchung und Behandlung des Kiefergelenkes und seiner Muskeln

9.1. Vorbemerkungen zur funktionellen Anatomie

Störungen der Kiefergelenkmotorik können sich auf die Nacken- und Halsmuskulatur auswirken. Deshalb sollten bei Kopfschmerz im Nackenbereich, vor allem aber bei Schmerz im Schläfen- und Gesichtsbereich, die Kiefergelenkfunktion und die Kaumuskulatur untersucht werden.

Essen und Sprechen sind die Grundfunktionen, an denen die Kiefergelenke beteiligt sind. Bei jeder Unterkieferbewegung werden beide Kiefergelenke bewegt. Die anatomische Knochenform und ein Diskus ermöglichen eine Verschiebebewegung des Kieferköpfchens nach vorn. Bei symmetrischem Vorschieben des Unterkiefers und bei weiter Mundöffnung gleiten beide Kondylen nach vorn. Bei einseitig stärkerer Verschiebung des Köpfchens weicht das Kinn zur Gegenseite ab.

Die Funktionsfähigkeit der Gelenke hängt einerseits von der Okklusionsfähigkeit der Zähne (Aufeinanderliegen beim Biß) und andererseits von der Koordination der kräftigen Kaumuskulatur ab. In der Literatur wird die enge Verflechtung von Muskel- und Gelenkfunktion betont [1]. Die Muskulatur wird als Schmerzursache in den Vordergrund gestellt [2]. Isolierte Funktionsstörungen der Kiefergelenke sind bei ihrem Gelenkbau mit Diskus articularis (ähnlich dem Gelenk zwischen Ulna und Handwurzel) kaum zu erwarten. Mobilisierende Behandlungen wirken vor allem bei gleichzeitiger Muskelrelaxation. Das Aufsuchen von Muskelschmerzpunkten und ihre Behandlung ist besonders zuverlässig schmerzstillend. Deshalb sind die wichtigsten Funktionsprüfungen der Unterkieferbewegungen Beurteilungen von aktiven Testbewegungen. Die Muskulatur soll ein weites Mundöffnen erlauben, so daß der Untersuchte die Knöchel dreier Finger übereinander zwischen die Zähne legen kann [2]. Bei Schmerz und Verspannung ist das nicht möglich. Die Kaumuskulatur ist offenbar in der Ausatmung fazilitiert, so daß die Relaxation besser in der Einatmungsphase erfolgt (mdl. Mitt. K. Lewit).

Literatur

[1] Eschler J (1972) Elektromyographische und mechanische Untersuchungen der Unterkieferbewegungen bei funktionellen Kiefergelenkerkrankungen und ihre Bewertung. In: Groß D, Witzleb E (Hrsg) Therapie über das Nervensystem, Bd X. Hippokrates, Stuttgart, S 325–347

[2] Travell JG, Simons DG (1983) Myofascial Pain and Dysfunction. The Trigger Point Manual. Williams & Wilkins, Baltimore London, p 165–281

9.2. Aktive Bewegungen

9.2.1. Aktive Mundöffnung. Der Patient wird aufgefordert, betont langsam den Mund zu öffnen. Der Behandler steht vor ihm und beobachtet den Ablauf der Bewegung. Die Kinnspitze soll die Medianebene nicht verlassen. Abweichen nach rechts weist auf eine Öffnungshemmung der rechten Seite hin. Die Ursachen können eine Gelenkfunktionsstörung oder asymmetrische Muskelspannung sein.

9.2.2. Aktives Vorschieben des Unterkiefers. Der Patient erhält den Auftrag, sein Kinn langsam genau nach vorn zu schieben. Der Behandler steht vor ihm und beobachtet den Ablauf der Bewegung. Das Kinn soll ohne Seitenabweichung nach vorn geführt werden. Abweichen nach rechts weist auf eine Gelenkstörung der rechten Seite hin oder auf eine asymmetrische Muskelspannung.

9.3. Passive Untersuchung (Bild 9–1)

Der Patient sitzt, der Behandler steht hinter ihm und stützt ihn mit dem Körper. Zur Untersuchung des rechten Kiefergelenkes wird der Kopf leicht nach rechts gedreht und angelehnt. Der Behandler faßt mit der linken Hand um die Stirn des Patienten. Die Fingerspitzen liegen auf der rechten Schläfe. Die rechte Hand legt sich schienend an den linken Unterkieferrand, die Handwurzel an der rechten Kinnseite. Der Patient wird aufgefordert, den Unterkiefer locker fallen zu lassen. Wenn das Kinn entspannt in der Hand des Behandlers liegt, wird es langsam tastend nach rechts hinten gezogen. Die linke Hand verhindert an der Stirn jede Kopfmitbewegung. Schmerzhaftigkeit muß vermieden werden. Normal ist eine kleine Bewegung mit weichem Anstoß. Der Endwiderstand ist symmetrisch.

Zur Prüfung der Gegenseite wird der Kopf leicht nach links rotiert, und die Behandlerhände wechseln die Stellung.

9.4. Selbstbeobachtung der Ruhehaltung

Der Patient wird angehalten, seinen Mundbereich möglichst oft am Tage zu beobachten. Dabei muß er auf die Stellung der Zunge im Mund, die Stellung der Zähne zueinander und die Spannung der Kaumuskeln achten. Die Zähne sollen nicht aufeinandergepreßt sein, die Zunge soll locker auf dem Mundboden liegen. Sind die Zähne fest verbissen, mahlen sie sogar gegeneinander oder wird die Zungenspitze gegen die Zähne gepreßt, besteht erhebliche Verspannung. Sie tritt vor allem in psychisch angespannten Situationen auf, weshalb der Patient sich in solchen Situationen besonders beobachten soll.

9.5. Behandlung des Kiefergelenkes

9.5.1. Passive Mobilisation in Untersuchungsstellung (s. Bild 9-1). Der Patient sitzt bei rechtsseitiger Störung mit wenig rechtsgedrehtem Kopf an den Behandler angelehnt. Dieser stützt mit seiner linken Hand an der Stirn den Kopf und trägt den Unterkiefer in seiner rechten Hand. Mit dieser Hand führt er eine tastend-weiche Verschiebebewegung nach rechts hinten aus. Der Ablauf entspricht der Untersuchung (s. Kap. 9.3.). Repetition der Untersuchungsbewegung mobilisiert das Kiefergelenk.

9.5.2. Mobilisation nach postisometrischer Relaxation (s. Bild 9-1). Der Patient sitzt mit gering rechtsgedrehtem Kopf an den Behandler angelehnt. Der Behandler umfaßt die Stirn des Patienten mit der linken Hand und nimmt den entspannten Unterkiefer in seine rechte Hand. Er verschiebt ihn weich tastend nach rechts hinten wie bei der Untersuchung (s. Kap. 9.3.). Dann hält er den Unterkiefer in der erreichten Endstellung und fordert den Patienten auf, das Kinn mit geringem Druck nach links zu spannen. Der Behandler läßt keine Bewegung zu. Nach 10–30 s Haltezeit entspannt der Patient. Der Behandler spürt den Entspannungsgewinn und führt die Bewegung bis zu erneut auftretender Spannung weiter nach rechts. Wiederholung der Übung 3-5mal.

9.6. Muskelverspannung, Maximalpunkte – Untersuchung und Therapie

Bei den Schmerzen, die mit Kiefergelenksdysfunktion zusammenhängen, steht die Verspannung der Muskulatur als Verursacher im Vordergrund.

9.6.1. Allgemeine Verspannung.
Bei allgemeiner Verspannung ist das Öffnen des Mundes behindert und oft schmerzhaft.

Zur Therapie empfiehlt sich feuchte Wärme oder postisometrische Muskelrelaxation mit anschließender entspannter gerader Mundöffnung unter Spiegelkontrolle. Als einfaches Hausmittel kann vorher beidseits je ein Schwamm, mit heißem Wasser getränkt, auf Schläfe und Gesichtsseite gedrückt werden. Nach mehrmaliger Wiederholung mit guter Durchwärmung wird der Mund geöffnet, der Unterkiefer einige Atemzüge lang entspannt hängengelassen.

Zur Selbstbehandlung mit postisometrischer Relaxation der Kaumuskulatur stützt der Patient den Kopf an der Stirn in eine Hand. Der Zeigefinger der anderen Hand liegt auf dem Kinn. Der Mund wird durch entspanntes Sinkenlassen des

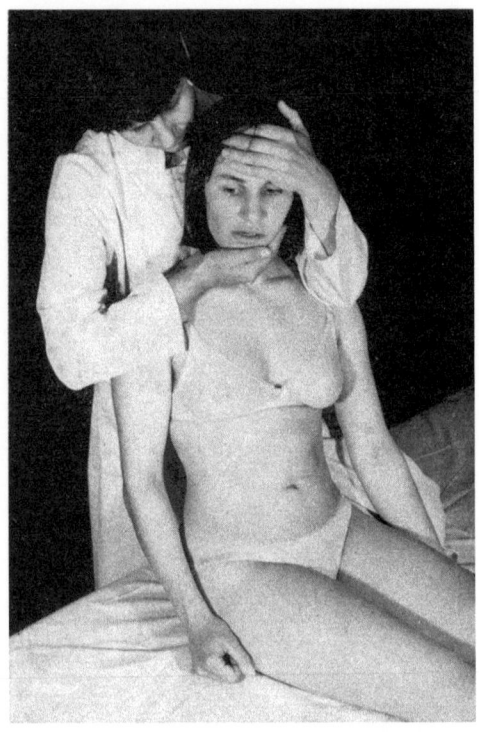

Bild 9-1 Passive Untersuchung des rechten Kiefergelenkes. Der entspannte Unterkiefer wird nach rechts hinten verschoben. Die gleiche Ausgangsstellung ermöglicht die Behandlung (s. Kap. 9.5.)

Unterkiefers geöffnet, nicht durch aktive Bewegung. Während der Ausatmung wird der Fingerdruck am Kinn ganz wenig erhöht, bei folgender Einatmung sinkt das Kinn weiter ab. Der Finger hält die durch den Entspannungsgewinn erreichte Mundöffnungsstellung als Ausgangspunkt für die nächste Ausatmung. – Manchen Patienten gelingt das Absinken des Unterkiefers selbst während der Einatmung nicht gut. Dann kann ein leichtes aktives Mundöffnen in dieser Atemphase das Absinken unterstützen und zur Ausgangsstellung für die nächste Spannungsphase führen.

9.6.2. Maximalpunkte (Bild 9-2).
Muskeltriggerpunkte (s. Kap. 10.5.) unterhalten

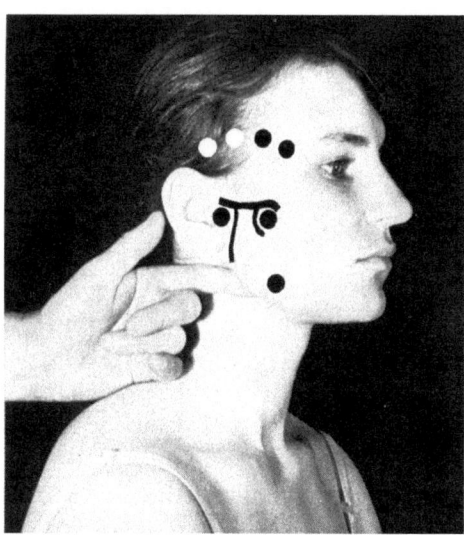

Bild 9-2 *Häufige Schmerzmaximalpunkte in Zusammenhang mit gestörter Unterkiefermotorik*
Schmerzpunkte als ● eingezeichnet: in der Schläfe M. temporalis, am Unterkiefer M. masseter, vor dem Kieferköpfchen tiefer M. pterygoideus
Der Zeigefinger palpiert einen Schmerzpunkt des M. pterygoideus an der Innenseite des Unterkieferwinkels. Der Schmerzpunkt hinter dem Kieferköpfchen (äußerer Gehörgang, Tragus) gehört zur Kiefergelenkkapsel

Schmerz in unterschiedlichen Gesichtsregionen. Sie werden durch Palpation aufgedeckt.

– Schläfen- oder Oberkieferschmerz kommt häufig aus Maximalpunkten des M. temporalis.
– Maximalpunkte des M. masseter, vor allem an seinem Vorderrand am Unterkiefer, verursachen Ausstrahlungsschmerz in den Unterkieferbereich.
– Schmerzempfindungen in der Ohrgegend haben oft ihre Ursache in Druckschmerzpunkten vor und hinter dem Kieferköpfchen (M. pterygoideus lateralis und Gelenkkapsel).
– Schmerzpunkte auf der Innenseite des Kieferwinkels sind dem M. pterygoideus medialis zuzuordnen.

Die Therapie nützt auch zur Maximalpunktbehandlung die entspannende Wirkung der feuchten Wärme zur Vorbehandlung. Die Wirkung kann durch postisometrische Relaxation oder örtliche Massage verstärkt werden.
Nach jeder Entspannungsbehandlung sollte sich der Patient vor dem Spiegel im langsamen symmetrischen Öffnen des Mundes üben.

10. Reflektorische Krankheitszeichen in Beziehung zu Wirbelsäulenfunktionsstörungen

Reflektorische Veränderungen an der Körperdecke und im Bewegungssystem sind der Untersuchung am besten zugänglich. Sie wurden an diesen Geweben beschrieben. Die ausführlichsten Beobachtungen reflektorisch-algetischer Krankheitszeichen wurden bei inneren Krankheiten gemacht [8, 9, 20]. Reflektorische Gewebsveränderungen im Bewegungssystem finden sich auch bei Erkrankungen des Bewegungssystems selbst. Dann kann die Differenzierung von Primärerkrankungen und reflektorischen Folgeerscheinungen schwierig werden. Das gilt vor allem, wenn Funktionsstörungen eines Wirbelsäulenabschnittes reflektorische Veränderungen in der Muskulatur dieses Abschnittes hervorrufen, die ihrerseits wieder auf die Funktion der Wirbelsäule zurückwirken. Reflektorische Wirkungen auf die Muskulatur wurden bei Wirbelsäulenfunktionsstörungen elektromyografisch nachgewiesen [13, 28]. Die weitere Wissenssammlung und Erweiterung wird zunehmend physiologischer und neurophysiologischer Methoden bedürfen. Sie ist von großem, unmittelbar klinischem Interesse, denn reflektorisch-algetische Krankheitszeichen geben dem Untersucher und Behandler *Hinweise* auf:

– die Lokalisation der bisher noch unbekannten Störung,
– die Reagibilität des Nervensystems,
– die Richtigkeit des eingeschlagenen therapeutischen Vorgehens oder mangelhafte Beeinflussung,
– progrediente Krankheitsprozesse und mögliche diagnostische Irrtümer.

10.1. Reflektorische Krankheitszeichen in der medizinischen Praxis

Für den Gebrauch in der Praxis sind 2 Gruppen reflektorisch-algetischer Krankheitszeichen nutzbar, die nicht an instrumentelle Voraussetzungen, nur an die Schulung des Untersuchers gebunden sind.

10.1.1. Tastbare reflektorische Krankheitszeichen. Unter dem Oberbegriff der *Gewebsspannung* werden in den verschiedenen Schichten [6] die Widerstände gegen Druck, Zug, Verschiebung sowie die Abhebbarkeit und die Gewebsdicke palpiert. Durch Vergleich mit der Gegenseite und mit benachbarten Regionen des gleichen Gewebes erhalten die Tastbefunde mit höherer Spannung Bedeutung. Die Dokumentation sollte nach dem *betroffenen anatomischen Gewebe* und der *Körperregion* und nicht nach klinischen Krankheits- oder Organ-»Zonen« erfolgen, auch wenn das heute noch weit verbreitet ist. Differenzierende Bezeichnungen für die Spannung wie Turgor, Tonus, Quellung sind entbehrlich. Der Tastbefund in den Geweben der Körperdecke ist die Grundlage der befundgerechten Massageverfahren [3, 5, 14, 24, 26].

10.1.2. Durch andere diagnostische Verfahren in der Arztsprechstunde erfaßbare Krankheitszeichen. Die Muskeleigenreflexe sind im (schmerzhaft) funktionsgestörten Bereich im Vergleich zur Gegenseite meistens lebhafter, die Fremdreflexe eher geringer auslösbar [8]. Piloarektorenreflexe können auf Kaltreiz (Ausziehen) oder Nadelprüfung örtlich, segmental oder halbseitig auftreten. Sie sind für den Patienten oft mit kurzem subjektiven Kaltgefühl verbunden.

Segmental verstärkter roter Dermographismus auf Bestreichen läßt sich vor allem am Rücken im Vergleich mit den darunter- und darüberliegenden Anteilen des Dermographismusstreifens erkennen. Der Strich wird breiter und unscharf gegen die Nachbarschaft abgegrenzt.

Petechiale Blutungen treten im schwerer gestörten Bereich sogar auf mechanischen Reiz auf, z. B. ungewollt bei Massage. Geringere Unterdruckwerte als im ungestörten Gewebe erzeugen Petechien [8]. Beim Schröpfen wird das therapeutisch genutzt. Bei den Methoden der Sensibilitätsprüfung ist die Empfindung des Patienten quantitativ verstärkt (nicht vermindert, wie bei Nervenläsionen) oder qualitativ verändert: Der örtliche Kaltreiz wirkt »unangenehm«. Bestreichen mit der Fingerkuppe oder dem dicken Kopf der Neurologennadel wird als »Kratzen« oder »Schneiden« empfunden. Der Massierende wird beschuldigt, mit den Fingernägeln zu streichen. Zartes Stechen (Schneiderrädchen) wird verstärkt, als unangenehm prickelnd empfunden und mit einer Ausweichbewegung beantwortet. Diese örtliche Hautempfindlichkeit kann das Tragen enger Kleidungsstücke unmöglich machen.

Wieder ist der Vergleich mit der Nachbarschaft und der Gegenseite für die diagnostische Wertung wesentlich.

10.2. Wertung der reflektorisch-algetischen Krankheitszeichen

Die Phänomene erfassen lokalisierte Funktionsänderungen des peripheren Nervensystems im afferenten, motorisch efferenten und vegetativ efferenten Schenkel. Viele von ihnen lassen sich ohne Mitarbeit des Patienten und unterhalb der Schwelle der Schmerzprovokation prüfen. Sie haben so die Bedeutung eines *objektiven Kriteriums* für das Bestehen eines nozizeptiven Reizes in dem Gebiet, das dem reflektorischen Krankheitszeichen über die Verbindungen des Nervensystems zugeordnet ist.

Dem peripheren Befund reflektorischer Krankheitszeichen muß nicht unbedingt ein Spontanschmerz des Patienten entsprechen. Die Nozizeption hat mehrere »Schwellen« zu überwinden, und erst nach Durchlaufen dieser Filter dringt ein kleiner Teil der Nozizeption aus dem Körper bis zum Bewußtsein vor und wird dort als Unbehagen oder auch Schmerz interpretiert. Allerdings besteht eine *Parallelität* zwischen der Ausprägung der algetisch-reflektorischen Zeichen und der Schmerzhaftigkeit einer Wirbelsäulenfunktionsstörung [1]. Diese Beziehung ist enger als zwischen der subjektiven Schmerzempfindung und der Ausprägung der Funktionsstörung. Aus diesem Grunde ist es so wirksam, wenn man sich therapeutisch *allein* diesen reflektorisch-algetischen Krankheitszeichen zuwendet. Viele lokal angreifende Therapiemethoden beruhen darauf: antalgische Reizströme, Massagen, Schröpfen, feuchte Wärme, Infiltrationen.

Die reflektorischen Phänomene werden durch diese Behandlung zusammen mit dem Schmerz in die klinische Latenz zurückgedrängt. Wenn keine aktuelle, floride Erkrankung hinter ihnen steht, bleibt die Besserung erhalten. Ist die Erkrankung noch für die Rezeptoren aktiv, wird das am Wiederauftreten der Krankheitszeichen und meistens auch des Schmerzes erkennbar. Bei Funktionsstörungen der Wirbelsäule können äußere Faktoren und die Haltungs- und Bewegungsgewohnheiten des Betroffenen die Rezidive nach Behandlung der Reflexphänomene unterstützen. Dann ist die längerfristige Besserung nur durch Analyse der Ursache und deren gezielte Behandlung zu erwarten.

10.3. Reflektorisch-algetische Krankheitszeichen als Bindeglied zwischen Wirbelsäule und inneren Organen

Die Beziehungen zwischen inneren Organerkrankungen und Störungen des Bewegungssystems werden seit langem beschrieben, an Einzelorganen untersucht und in Übersichten dargestellt [4, 7, 12, 15–17, 21–23, 25]. Das *Bindeglied* zwischen beiden ist das durch die Spinalwurzeln geordnete Nervensystem, das bei nozizeptiven Zuflüssen die reflektorischen Phänomene im gleichen Segment entstehen läßt, aus dem der Reiz kam. An deren Lokalisation ist damit *nicht* zu unterscheiden, ob das Bewegungssystem oder das innere Organ erkrankt ist. Das gilt ebenso für die Lokalisation der Schmerzempfindung, die den Patienten zum Arzt bringt. *Die Frage, ob ein Schmerz einem inneren Organ oder (und) der Wirbelsäule zugeordnet werden muß, kann nur durch gezielte und adäquate Untersuchung beider Organsysteme geklärt werden.* Hinweise in Richtung der inneren Erkrankung geben allerdings die reflektorisch-algetischen Krankheitszeichen, wenn sie mehrsegmental auftreten und wenn sie sehr lebhaft sind (s. Tab. 1).

Die gegenseitige Beeinflussung beider Systeme geht aus dem Gesagten für die Richtung *vom inneren Organ zum Bewegungssystem* von selbst hervor, weil die reflektorischen Veränderungen überwiegend im Bewegungssystem liegen. Auffälligkeiten der Motorik und Haltung wurden von den Klinikern als Hinweise auf innere Erkrankungen diagnostisch beachtet: z. B. Asymmetrien der Thoraxexkursionen, gekrümmte Lage im Bett, Neigung des Oberkörpers zu einer Seite, Bauchmuskelverspannung und Schmerzpunkte am Bewegungssystem [8]. Wenn bei einer chronischen inneren Krankheit eine Muskelverspannung lange genug bestanden hat, kann eine Bewegungsblockierung entstehen, die die segmentale Untersuchung des vertebralen Bewegungssegmentes als *Regelbefund* aufdeckt. Sie bleibt bestehen, wenn die innere Erkrankung abgeklungen ist. Der Patient klagt oft weiter über Beschwerden in ähnlicher Form, vor allem aber in gleicher Lokalisation. Die Beschwerden haben jetzt ihre Ursache in der Wirbelsäulenstörung und verschwinden erst dann, wenn diese beseitigt wurde. So konnte unter Laienbehandlern die Vorstellung entstehen, die Wirbelsäulenbehandlung heile den Patienten von einer inneren Krankheit.

Der Beeinflussungsweg *vom Bewegungssystem zum inneren Organ* in negativer wie positiver Hinsicht ist keineswegs gesichert. Es gibt lediglich Hinweise, daß die günstige Beeinflussung des nozizeptiven Zuflusses zum Segment durch alle dazu geeigneten Maßnahmen, einschließlich durch Behandlung funktionsgestörter Wirbelsäulensegmente, die nerval gesteuerten Funktionsstörungen der inneren Organe (Herzfrequenz, glatte Motorik, Durchblutung) beeinflussen können [17, 18]. Ob und wieweit Krankheiten dadurch provoziert oder gebessert werden können, bedarf noch umfangreicher und kritischer Untersuchungen.

10.4. Stellung der reflektorischen Krankheitszeichen in der Therapieplanung und Prognose

Wenn man bei einem bestimmten Patienten die reflektorisch-algetischen Krankheitszeichen den Blockierungsbefunden in Lokalisation und Ausprägung gegenüber-

Tabelle 1
Funktionsstörungen der Wirbelsäule im Verhältnis zu reflektorisch-algetischen Krankheitszeichen mit diagnostisch-therapeutischen Konsequenzen

Befunde		Hinweis auf		
Blockierung	Reflektorische Zeichen	Primäre Störung	Reagibilität des Nervensystems	Prognose für die mobilisierende Lokalbehandlung
monosegmental, schwer (hart)	lokalisiert, gering bis mäßig	eher Bewegungssystem	stabil bis gering	gut
monosegmental, leicht	lokalisiert, mäßig bis heftig	eher Bewegungssystem	lebhaft	öfter erfolglos, Indikation für (physio-therapeutische) Allgemeinbehandlung
monosegmental	mehrsegmental ausgedehnt bis halbseitig, heftig bis überschießend	Bewegungssystem oder inneres Organ	überdurchschnittlich lebhaft	schlecht, zuerst diagnostische Klärung
mehrfach monosegmental, leicht	halbseitig generalisiert, heftig	unsicher	überdurchschnittlich lebhaft, vegetative Systemstörungen	nicht indiziert, Diagnostik vegetativer Regulationsstörungen
(fehlend bis) mehrsegmental, leicht bis schwer	mehrsegmental ausgedehnt, heftig	eher inneres Organ	keine Schlußfolgerung möglich	nicht indiziert, zuerst diagnostische Klärung
mehrsegmental	mehrsegmental, gering	eher Bewegungssystem *nach* einer chronischen inneren Krankheit	stabil bis gering	gut

stellt, dann ergeben sich daraus *Hinweise* für

- mögliche weitere diagnostische Notwendigkeiten, vor allem zur Differentialdiagnose Wirbelsäule zum inneren Organ,
- das therapeutische Vorgehen,
- die Erwartungen, die wir an unsere Behandlungsmaßnahmen knüpfen können.

In der schematischen Übersicht der Tabelle 1 wurden häufige klinische Befundkombinationen zusammengestellt mit Hinweis auf ihre medizinischen Konsequenzen. Muskuläre Fixationen einer Wirbelsäulenregion mit oder ohne Zwangshaltungen bedürfen immer genauer Klärung und wurden in dieses Schema nicht einbezogen.

10.5. Schmerz und Schmerzausbreitung

Die Wirbelsäulenfunktionsstörung kann streng lokalisierten Rückenschmerz hervorrufen. Der Patient zeigt ihn dann auf Aufforderung mit einem Finger. Der Schmerz breitet sich oft kontinuierlich in die Nachbarschaft aus. Er kann auch in alle Richtungen »ausstrahlen«. Kraniokaudale Ausbreitung, z. B. vom oberen Nacken in die Schulter, sowie kaudokraniale Ausbreitungsrichtung (von der oberen BWS in den Nacken, vom Sakrum in die untere BWS) werden beobachtet. Die »horizontale« Schmerzausbreitung, z. B. von der BWS im Rippenverlauf nach vorn in den Thorax oder in den Leib, von der unteren HWS in den Arm, aus der Sakralregion in das Bein, hält sich oft an bestimmte Segmentgrenzen. Das gilt zumindest für den Bereich des intensivsten Schmerzes, den der Patient dann wieder mit einem Finger zeigen kann. Wenn sich für dieses Segment typische neurologische Ausfälle nachweisen lassen, wie Sensibilitätsminderung, Reflexabschwächung, Abschwächung segmentaler Kennmuskeln, dann ist die Diagnose einer *Spinalwurzelschädigung* genügend sicher. Das Syndrom wird *als Wurzelsyndrom (Radikulärsyndrom)* bezeichnet. Meistens sind die Radikulärsyndrome schwere Krankheitsbilder mit mehrmonatigem Verlauf. Dabei bestehen immer ausgeprägte reflektorische Krankheitszeichen. Es handelt sich zervikal wie lumbal um eine Krankheit mit *pathomorphologischer Ursache.* Funktionswiederherstellende Behandlung des Bewegungssystems ist im Rahmen der konservativen Therapie oder der Rehabilitation von großem Wert, oft entscheidend für den Verlauf und die spätere Leistungsfähigkeit.

Der radikuläre Schmerz entsteht aus einem nozizeptiven Reiz an den Rezeptoren der Wurzel und wird in den segmentalen Hautbezirk (Dermatom) übertragen. Die gleiche Schmerzübertragung finden wir bei inneren Krankheiten. Deren segmentale reflektorische Phänomene wurden bereits beschrieben. Diese Schmerzübertragung kann auch aus Strukturen des Bewegungssystems, vor allem aus Gelenk- oder Bandstrukturen [10], in das zugeordnete Segment erfolgen. Dann sind *neurologische Ausfälle* natürlich *nicht* möglich. Damit fehlt das Zeichen, das auf die Wurzel hinweist.

Für die Zustände von segmentalem Schmerz und segmentalen reflektorischen Krankheitszeichen ohne neurologische Ausfälle empfahl Brügger den Begriff *Pseudoradikulärsyndrom* [2]. Das ist zwar sprachlich unschön, aber sachlich korrekt. Zumindest vermittelt der Begriff keine diagnostische Scheinsicherheit.

Die Schmerzausbreitung über *segmentale Verbindungswege* ist nur eine Möglichkeit. Sie wurde bereits durch wiederholte Untersuchungen bestätigt [9, 10]. Muskelverspannungen mit umschriebenen Schmerzpunkten (trigger points, Maximalpunkte, s. Kap. 9.6.2.) übertragen ihren Schmerz nicht nur in die unmittelbar darüberliegende Haut – die ja meistens einem anderen Segment zugehört –, sondern muskelspezifisch in oft weit entfernte Regionen mit *anderem Segmentbezug* [27]. Von manchen Autoren werden die nicht an die Segmentordnung gebundenen Schmerzübertragungen besonders betont [1].

Bei der Behandlung des Bewegungssystems wird die schmerzhafte Muskulatur mit ihren Triggerpunkten interessant, wenn diese nach Wiederherstellung der Gelenkfunktion weiterbestehen oder wenn von vornherein keine Gelenkbewegungseinschränkung besteht [17, 19, 27]. Ein Vorteil der Muskelrelaxationstechniken in der Vorbereitung zur Mobilisation ist ihre Wirksamkeit auf Gelenk und schmerzhafte Muskelverspannungen, die meistens in engem Funktionszusammenhang auftreten.

Die zentralen Störungen der Muskelkoordination haben *ursächliche* Bedeutung für die Funktionsstörungen der Wirbelsäule und Extremitätengelenke [11]. Darauf soll hier nur hingewiesen werden. Diese Beziehungen sind nicht reflektorischer Art, sie vermitteln die Störungen über dynamische und statische Fehlbelastungen.

Literatur

[1] Bourdillon JF (1982) Spinal Manipulation, 3rd edn. William Heinemann, London. Appleton-Century-Crofts, New York
[2] Brügger A (1962) Über vertebrale, radikuläre und pseudoradikuläre Syndrome. II. Documenta Geigy (Basel) Acta Rheumatol 19
[3] Cordes C, Arnold W, Zeibig B (Hrsg) (1986) Physiotherapie, Massage, 5. Aufl. Volk und Gesundheit, Berlin
[4] Fischer H (1971) Beckenschiefstand und Oberbauchbeschwerden. Z Physiother 23: 151-157
[5] Gläser O, Dalicho AW (1962) Segmentmassage reflektorischer Zonen, 3. Aufl. Thieme, Leipzig
[6] Greenman PhE (1984) Schichtweise Palpation. Manuel Med 22:46-48
[7] Gutzeit K (1957) Die Wirbelsäule aus der Sicht des Internisten. Z ärztl Fortb 51: 1064-1069
[8] Hansen K, Schliack H (1962) Segmentale Innervation, ihre Bedeutung für Klinik und Praxis, 2. Aufl. Georg Thieme, Stuttgart
[9] Head H (1898) Die Sensibilitätsstörungen der Haut bei Visceralerkrankungen. Hirschwald, Berlin
[10] Hockaday JM, Whitty CWM (1960) Patterns of referred pain in the normal subject. Brain 90:481-496
[11] Janda V (1982) Zaklady kliniky funkčnich (nepareticých) hybných poruch (Klinische Grundlagen der funktionellen – nicht paretischen – Bewegungsstörungen) Ustav pro dalši vzdělávání středních zdravotnických pracovniku, Brno
[12] Kibler M (1958) Das Störungsfeld bei Gelenkerkrankungen und inneren Krankheiten, 3. Aufl. Hippokrates, Stuttgart
[13] Klawunde G, Zeller HJ (1975) Elektromyographische Untersuchungen bei funktionellen Blockierungen des Iliosakralgelenkes in sagittaler Ebene. In: Lewit K, Gutmann G (Hrsg) Funktionelle Pathologie des Bewegungssystems. Rehabilitacia 8 (Suppl 10/11), 177–181
[14] Krauß H (1986) Periostbehandlung, Kolonbehandlung. Zwei reflextherapeutische Methoden (nach Vogler), 6. Aufl. Thieme, Leipzig
[15] Kunert W (1975) Wirbelsäule und innere Medizin, 2. Aufl. Enke, Stuttgart
[16] Lewit K (1972) Wirbelsäule und innere Organe. Manuel Med 10:37-41
[17] Lewit K (1986) Manuelle Medizin im Rahmen der medizinischen Rehabilitation, 5. Aufl. Barth, Leipzig
[18] Lewit K, Abrahamovič M (1976) Kopfgelenkblockierungen und chronische Tonsillitis. Manuel Med 14:106-109
[19] Lewit K, Simons DG (1984) Myo-

fascial pain:: Relief by isometric Relaxation. Arch Phys Med Rehabil 65:452-456
[20] Mackenzie J (1917) Krankheitszeichen und ihre Auslegung, 3. Aufl. Kabitsch, Würzburg
[21] Metz E-G (1976) Manuelle Therapie in der inneren Medizin. Z Physioter 28:83 bis 94
[22] Metz E-G (1986) Rücken- und Kreuzschmerzen – Bewegungssystem oder Nieren? Springer, Berlin Heidelberg New York London Paris Tokyo
[23] Novotny A, Dvořák V (1972) Funktionsstörungen der Wirbelsäule in der gynäkologischen Praxis. Manuel Med 10:84 bis 88
[24] Sachse J (Hrsg) (1987) Massage in Bild und Wort (begr. A. Hamann), 5. Aufl. Volk und Gesundheit, Berlin
[25] Schwarz E (1970) Internistische Indikationen der Manipulativen Therapie. Manuel Med 8:25-30
[26] Teirich-Leube H (1957) Grundriß der Bindegewebsmassage. Gustav Fischer, Stuttgart
[27] Travell JG, Simons DG (1983) Myofascial Pain and Dysfunction. The Trigger Point Manual. Williams & Wilkins, Baltimore London
[28] Zeller HJ, Klawunde G (1979) Beitrag zum Einfluß der Manuellen Therapie auf die neuromuskuläre Balance. (Eine neuroelektrophysiologische Studie) Z Physiother 31:263-267

11. Indikationen für die mobilisierende Wirbelsäulenbehandlung

Die mobilisierende Behandlung des Bewegungssystems ist keine Schmerzbehandlung und wird deshalb nicht indiziert aufgrund eines subjektiv lokalisierten Schmerzes. Sie ergibt sich auch nicht aus einer Schmerzhaftigkeit, die bei der Untersuchung festgestellt wird. Die Indikation läßt sich auch nicht aus einem Diagnoseregister ableiten.

Die mobilisierende Gelenkbehandlung ist eine streng *befundentsprechende* Behandlung. Sie zielt auf die reversible Bewegungseinschränkung (Blockierung).

Der *Schmerz als Leitsymptom* dieser Funktionsstörungen bringt den Patienten zum Arzt. Der Charakter und die Ausbreitung des Schmerzes führen zur Einordnung in eine lokalisatorische Bezeichnung, wie Zervikobrachialsyndrom (IKK 723.2) oder Lumbago (IKK 724.2) [1]. Erst die sorgfältige Untersuchung des Bewegungssystems kann vielleicht die zugrunde liegende Funktionsstörung am Muskel, am Band oder auch am Bewegungssegment der Wirbelsäule erfassen. Aus dieser Untersuchung kann die zuverlässig *diagnostizierte Blockierung als Indikation für die Mobilisation* hervorgehen. Der Blockierungsbefund muß für das klinische Krankheitsbild als entscheidend oder zumindest als wesentlich angesehen werden. Der Blockierungsbefund ist noch keine Behandlungsindikation, wenn er nur Teil der reflektorisch-algetischen Krankheitszeichen bei einer aktuellen inneren oder anderen Erkrankung ist.

Jeder Blockierungsbefund an der Wirbelsäule hat 2 Seiten. Einerseits besteht der *Gelenkfaktor* in einer Störung der Gleitvorgänge zwischen den Gelenkfacetten. Diese Störung ist das eigentliche Substrat der mobilisierenden Behandlung. Das gilt sowohl für die passiv repetitiven Mobilisationen als auch für die Stoßmanipulationen und für die aktiven Methoden mit Bewegungsfazilitation und Muskelrelaxation. Andererseits findet sich bei jeder Blockierung eine zusätzliche Bewegungsbehinderung durch *Muskelverspannung*, die bei symptomlosen latenten Blockierungen kaum wahrnehmbar gering sein kann, bei schmerzhaften Blockierungen aber sogar im Vordergrund der Bewegungseinschränkung stehen kann. Dieser Muskelfaktor muß vom *passiven* Behandlungsverfahren überwunden oder überrumpelt werden. Er kann durch Muskelrelaxation *vor* der Mobilisation reduziert werden und hindert dann die eigentliche Gelenkbehandlung weniger. Aus diesem Grunde wirken die Mobilisationsverfahren mit Muskelinhibition so schonend auf die Wirbelsäulenfunktionsstörungen ein, daß sie als die Methoden der 1. Wahl gelten, wo sie möglich sind [4].

Manche Blockierungen neigen nach kürzerer oder längerer Zeit zu *Rezidiven*. Wenn das aus unbeeinflußbaren motorischen oder statischen Bedingungen geschieht, die allein keinen Krankheitswert haben (z. B. Schiefebenen), dann kann sich der Patient seine Beweglichkeit durch *Selbstübungen* oder Selbstmobilisationen erhalten. Da der Patient diese Übungen jedoch nie so gezielt durchführen kann wie ein geschulter Behandler, sind auch hier die schonendsten Techniken die am besten geeigneten. Die Indikation zu ihrer Vermittlung ergibt sich aus der Rezidiverwartung nach Behandlung der Blockierung und liegt in der *Erhaltung der freien Beweglichkeit.*

Zur *Dokumentation* der bei der Beweglichkeitsprüfung erhobenen Befunde empfahl Stoddard [6] folgende Einteilung:

»Grad 0 – Versteifung« (knöcherne Unbeweglichkeit): keine Therapie

»Grad 1 – Spur von Bewegung« (schwere Blockierung): Indikation zur mobilisierenden Behandlung nach Muskelrelaxation

»Grad 2 – eingeschränkte Bewegung« (leichte Blockierung): Indikation für mobilisierende Behandlung

»Grad 3 – normaler Bewegungsausschlag«: keine Therapieindikation

»Grad 4 – gesteigerter Bewegungsausschlag, d. h. Hypermobilität«: Kontraindikation gegen jede Maßnahme, die die Beweglichkeit vergrößert.

Diese Einteilung hat Vorteile für die Dokumentation und Informationsweitergabe. Als Indikationen für mobilisierende Übungen der Wirbelsäule ergeben sich nach Stoddard die Grade 1 und 2 der Funktionsstörung, die wir als Blockierung 1° und Blockierung 2° dokumentieren können. Zwischen beiden bestehen erhebliche Indikationsunterschiede in bezug auf die rein passiven mobilisierenden Behandlungen. Deren Indikationsstellung hat sich wesentlich eingeengt seit der Verbreitung der aktiven mobilisierenden Verfahren unter Einbeziehung von Muskelrelaxation und Bewegungsfazilitation [4]. Diese Techniken umgehen die Probleme der muskulären Verspannung und Bewegungsbehinderung durch unmittelbar vorausgehende Muskelhemmung und -entspannung. Dadurch wird der Kraftaufwand zur Gelenkmobilisation adäquat gering.

Die Mobilisationsbehandlungen nach Muskelrelaxation sind im Zeitaufwand und in ihrer Befundbezogenheit anderen *krankengymnastischen Übungsbehandlungen* vergleichbar. Sie haben auch in der Art der aktiven und passiven Kraftwirkungen sehr viel gemeinsames. Die gezielte *Verordnung* gibt der manualtherapeutisch geschulte Arzt, der damit die Verantwortung für die Indikationsstellung übernimmt. Die spezialisierte Physiotherapeutin führt die verordneten Mobilisationsübungen und die Patientenunterweisungen zur häuslichen Selbstübung aus und beobachtet dabei die Wirkung und den Verlauf am gestörten Segment.

Die *Aufgabe des Arztes* ist also die Untersuchung, Indikationsstellung und nach Möglichkeit die erste Probebehandlung zur Reaktionsermittlung. Er verordnet die Behandlung mit Hinweisen auf die gestörte Funktion und mögliche Besonderheiten. Die *Physiotherapeutin (Krankengymnastin)* sucht vor und nach jeder Behandlung das gestörte Segment auf und vergleicht die Ausprägung des Befundes. Danach richtet sie ihr Vorgehen ein [5]. Sie betreut den Patienten so lange, bis die Störung rezidivfrei beseitigt ist und schickt ihn dann zum Arzt zurück. Die Physiotherapeutin muß das mit entsprechender Information sofort tun, wenn unerwarteter Verlauf, Progredienz und wiederholte Rezidive auftreten.

Wie bei den Indikationen gibt es auch keine Krankheits- oder Diagnosenliste, die man zu *Kontraindikationen* zusammenstellen könnte. Versuche in dieser Richtung führen eher zu einer Liste von Fehldiagnosen, die der Diagnostiker natürlich beachten soll. Kein Arzt wird eine zum Behandlungszeitpunkt bekannte destruktive Spondylitis, frische Fraktur oder andersartige Stabilitätsminderung der Wirbelsäule als Mobilisationsindikation ansehen. Das Problem hat 2 Seiten:

1. Die *Frühstadien* nahezu aller destruktiven Krankheitsprozesse und Tumoren des kraniospinalen Raumes haben eine

mehr oder weniger lange Phase, in der sie sich noch der instrumentellen Diagnostik entziehen. Da sie in der Zeit aber bereits lokale reflektorisch-algetische Krankheitszeichen hervorrufen, wird der Patient Hilfe suchen und mit den verschiedenen Mitteln der Medizin auch erhalten. Weil dabei häufig Wirbelsegmente funktionsgestört sind, können auch Mobilisationsbehandlungen indiziert werden. Die Behandlung wird sogar zunächst mehr oder weniger Schmerzlinderung bringen.

Je deutlicher und anhaltender die Besserung durch solche Behandlungsmaßnahmen gelingt, um so größer ist die Gefahr der *Täuschung* des behandelnden Arztes. In diesen Fällen kann nur der Verlauf mit Beachtung von Rezidivneigung, Progredienz und Auftreten von neuen Klagen und Symptomen warnen. Langsame Verläufe (Spinaltumoren) haben den Nachteil, die Aufmerksamkeit einzuschläfern. Bei schnellen Verläufen kann auch das schnelle Reagieren der betreuenden Physiotherapeutin wichtig werden. Wenn die Behandlungsmaßnahmen, z. B. Traktionen, plötzlich schmerzhaft werden und damit eine Kontraindikation anzeigen, soll sie eine umgehende Arztkonsultation veranlassen.

2. Das andere Problem betrifft den Übergang einer ernsten pathomorphologischen Erkrankung der Wirbelsäule in ihr Rehabilitationsstadium und damit die Entscheidung über den Beginn funktionswiederherstellender Behandlungsverfahren. Der abklingende Schub einer Bechterew-Spondylitis erlaubt zunehmende Bewegungsübungen, ebenso die belastungsstabil gewordene Wirbelsäulenfraktur. Zu frühe Belastung bringt Provokation der Grundkrankheit mit sich und ist kontraindiziert, zu später Beginn bringt Nachteile für die Rehabilitation der Funktion. Die Beurteilung des richtigen Zeitpunktes ist ein spezifisch ärztliches Problem. Es gibt keine allgemeingültigen Richtlinien.

Schmerzlosigkeit ist oberstes Gebot, wenn die Wirbelsäulenbeweglichkeit passiv untersucht und behandelt wird.

Schmerz ist der wichtigste Indikator für eine Kontraindikation. Er ist ein Helfer des Arztes und darf daher nicht ausgeschaltet werden.

Eine schmerzauslösende Richtung oder Einstellung der Wirbelsäule darf nicht für die Mobilisation und schon gar nicht für die Stoßmanipulation benutzt werden. Das hat nichts mit einer psychischen Schonung empfindlicher Patienten zu tun. Die pathophysiologischen Vorgänge, die schützende Défense, müssen beachtet werden. Die Abwehrspannung der Muskulatur bei potentiell schädigenden Bewegungsrichtungen beschränkt sich nicht auf das untersuchte Segment, wie die Spannung am Bewegungsende, sondern läßt sich im ganzen Abschnitt tasten. Sie wird schon wahrnehmbar, bevor der Patient Schmerz empfindet und ist deshalb der objektive Anzeiger für eine Kontraindikation. Die *Forderung*, die sich daraus ergibt, lautet:

Es darf nur diejenige Richtung mobilisierend behandelt werden, die sich abwehrspannungsfrei einstellen läßt. Jede Abwehr gegen die Segmenteinstellung ist eine absolute Kontraindikation gegen die Mobilisationsbehandlung – zumindest dieser Richtung – und eine Forderung zur Klärung der Ursache.

Die Sorgfaltspflicht in bezug auf diese Kontraindikation besteht für jeden, der die Behandlung vornimmt, für den Arzt wie für die Physiotherapeutin.

Ein häufiges diagnostisches Problem zwischen Indikation und Kontraindikation sind die schweren *muskulären Fixierungen* eines Wirbelsäulenabschnittes, die vor allem im zervikalen und lumbalen Abschnitt auftreten. Steifer Hals und Hexenschuß sind häufige Patientenklagen. Die Verspannung kann so ausgeprägt sein, daß die Neutralhaltung nicht mehr eingenommen werden kann. Dann spricht man von *Zwangshaltungen*. Hinter ihnen kann sich sowohl eine harmlose Wirbelsäulenfunktionsstörung verbergen als auch eine mehr oder weniger ernste pathomorphologische Krankheit. Zwangshaltungen fordern daher immer zu sorgfältiger Diagnostik auf, bevor die Bewegungsfunktion behandelt wird.

Ein *akuter Schiefhals* in Zusammenhang mit allgemeinen respiratorischen Infekten (auch schon in der Inkubationsphase) reagiert selbst bei erkennbarer Blockierung auf deren Behandlung mit vorübergehender Schmerzprovokation. Nach eitriger Tonsillitis, vor allem der Kinder, sind die Gefahren noch größer (Grisel-Syndrom). Hierbei muß schon die Untersuchung äußerst schonend erfolgen, um dem Kranken Belästigungen zu ersparen. Das gleiche gilt nach *Schleudertraumen*. Bei Abwehr gegen die Segmenteinstellung besteht die Kontraindikation auch gegen die Untersuchungsbewegungen. Besondere Beachtung verdient die Schmerzhaftigkeit im Traktionstest [3].

Die Indikationsstellung zur Mobilisation fordert eine *reine Funktionsstörung ohne pathomorphologischen Hintergrund*. Das muß in manchen Fällen *relativiert* werden: Die mechanischen Spinalwurzelbedrängungen bei zervikalen Forameneinengungen und lumbalen Bandscheibenprolapsen zeichnen sich neben der Schädigung von Nervenfasern durch eine Vielzahl von Funktionsstörungen des Bewegungssystems aus. Da diese Mitverantwortung für den Schmerz tragen, führt ihre Behandlung zur Schmerzlinderung und ist deshalb indiziert. Bewegungsrichtungen mit Abwehrspannung müssen in diesen Fällen besonders zuverlässig vermieden werden.

Während somit die Stadien mit etablierten neurologischen Ausfällen keine Kontraindikation gegen sachgerechte Behandlung darstellen, muß uns das frühe, noch progrediente Stadium einer Wurzelbedrängung *vor* dem Auftreten des Radikulärsyndroms zu äußerster Zurückhaltung mahnen: Die Lumbago mit hochgradig pathologischem Lasègue und Zwangshaltung droht jederzeit in ein Radikulärsyndrom zu münden. Wehe, wenn das in zeitlichem Zusammenhang mit manualtherapeutischen Maßnahmen geschieht! Die gleiche Gefahr besteht bei zervikalen Zwangshaltungen mit dem für die Wurzelbedrängung typischen Schmerzpunkt in der Gegend des Angulus costae 2–4. In diesen Fällen schützt die Beachtung der abwehrfreien Bewegung nicht, weil sich die Kontraindikation aus einem Stadium der Erkrankung ergibt.

Eine weitere Kontraindikation besteht bei segmentaler Hypermobilität (lokale pathologische Hypermobilität). Im Schema Stoddards ist sie als Beweglichkeit 4° nicht von der konstitutionellen Hypermobilität unterschieden, die aber keine Kontraindikation für die Mobilisation von Blockierungsbefunden darstellt. Die Schwierigkeit der lokalen pathologischen Hypermobilität liegt in ihrer häufig unmittelbaren Nachbarschaft zu Blockierungen (kompensatorische Hypermobilität [2]) und damit in der möglichen ungewollten Mitbehandlung. Die Schmerzhaftigkeit dieser Segmente kann durch die Schmerzabwehr zur Bewegungseinschränkung führen, die dann als Blockierung mißdeutet wird. Die Gefahr besteht vor allem bei schnellen Untersuchungsbewegungen. Kurzes Abwarten nach Erreichen der Spannung während der Untersuchung und langsames Weiterführen deckt dann den großen Bewegungsausschlag auf. Die Behandlung benachbarter Blockierungen fordert hierbei besondere Sorgfalt.

Literatur

[1] *Internationale Statistische Klassifikation der Krankheiten, Verletzungen und Todesursachen (IKK) der Weltgesundheitsorganisation (WHO), 9. Revision 1975.* Ministerium für Gesundheitswesen der DDR, Berlin, 1978

[2] Jirout J (1966) Neuroradiologie. Volk und Gesundheit, Berlin, S 703

[3] Lewit K (1955) Trakčni test (Traktionstest). Čas Lék Česk 94:60-66

[4] Lewit K (1986) Manuelle Medizin im Rahmen der medizinischen Rehabilitation, 5. Aufl. Barth, Leipzig

[5] Sachse J (1976) Befunderhebung und Therapiewahl in der Krankengymnastik vertebragener Beschwerden. Z Physiother 28:197-200

[6] Stoddard A (1961) Lehrbuch der osteopathischen Technik an Wirbelsäule und Becken. Hippokrates, Stuttgart

12. Sachwortverzeichnis
(mit Begriffserklärungen)

A

Abwehrspannung 179 f.
Afferenz 15
   Zufluß nervöser Signale aus der Peripherie zum Zentralnervensystem)
–, interozeptive 172
   (nervöse Information aus Rezeptoren der Inneren Organe über Spinalganglienzellen)
–, nozizeptive 171
   (nervöse Information über einen Schädigungsreiz am Rezeptor)
–, propriozeptive
   (nervöse Information aus Rezeptoren des Bewegungssystems)
Anamnese 15
Anteflexion 41, 91, 121 ff.
   (Vorbeuge, Inklination)
Antigravitationsrelaxation 28
   (Entspannung nach isometrischer Anspannung gegen den Widerstand der Schwerkraft)
Arthron 11
Aus-Ein-Segment 29, 106, 143
   (Bewegungssegment der Wirbelsäule, an dem die tastbare Segmentspannung in Seitneigeeinstellung am Ende der Ausatmung ansteigt oder kein Spannungsunterschied zwischen Ein- und Ausatmung erkennbar wird)

B

Barriere 24
   (Bewegungsende)
Basislot 41 ff.
   (das auf die Mitte zwischen die Füße in Höhe der Ossa navicularia gefällte Lot)
Beckenschiefstand 48
Beckensynkinese 41
Beckenverwringung 39 f., 48
Behandlung s. Gelenkbehandlung
Bewegungssegment 11, 35, 120 ff.
Bewegungsuntersuchung 21 ff.
Blickführung 28
   (der Patient folgt nach Aufforderung dem Behandlerfinger mit den Augen, geführte Blickwendung)
Blickrichtung 29, 88
   (dem Patienten vorgegebene und von ihm eingestellte Richtung des Blickes)
Blickwendung 28 ff., 85, 87
   (Blickrichtungswechsel nach Auftrag, z. B. von rechts nach links)
Blockierung 8, 13 ff., 177
   (klinisch erhobener Befund einer reversiblen Bewegungseinschränkung eines Gelenkes oder Bewegungssegmentes in einer oder mehreren Richtungen; 2 Schweregrade)
–, Dokumentation 14, 178
   (muß gestörtes Bewegungssegment, Schweregrad und Richtung der Blockierung festhalten)

D

Darmbeinstachel, hinterer 40, 45, 47 f.
   (Spina iliaca posterior superior)
–, vorderer 40, 45
   (Spina iliaca anterior superior)
Dokumentation der Blockierung s. Blockierung

E

Ein-Aus-Segment 29, 106, 143
   (Bewegungssegment der Wirbelsäule, an dem die tastbare Segmentspannung in Seitneigeeinstellung während der Einatmung zunimmt und während der Ausatmung abnimmt)

Endespannung 13 f.
Endfederung s. Federung
Entspannungsgewinn 108 ff., 151 ff., 168
(Bewegungswinkel, um den sich eine Bewegung nach reiner Muskelrelaxation vergrößert; wird zur Mobilisation genutzt)

F

Fazilitation 29 f.
(Methode zur Erleichterung eines krankengymnastischen Zieles: an der Muskulatur für deren Aktivierung und Anspannung, an Gelenken zur Mobilisation)
Federung 14, 24
(elastisches, normalerweise mehr oder weniger weiches Nachgeben am Ende einer passiven Gelenkbewegung. Bei manchen Gelenken besteht der prüfbare Bewegungsraum nur aus einer Federung)
Fixation, Fixierung 22, 24 f., 179 f.
(2 Bedeutungen: 1. diagnostischer Begriff = Bewegungseinschränkung durch Muskelhartspann, oft schmerzhaft. 2. Methode, mit der bei der Untersuchung und Mobilisationsbehandlung ein Gelenkpartner gehalten wird, während der andere bewegt wird. Bei zarter Bewegung reicht palpierendes Halten)
Funktionsbewegung 8
Funktionsstörung 7, 180
(Veränderung in einer Funktion des Bewegungssystems, die mit pathologischen Phänomenen einhergeht)
– der Muskulatur 175, 177
(Verspannung, Hemmung, Verkürzung, Abschwächung, Inkoordination)
– eines Gelenkes oder Bewegungssegmentes 7 f.
(Blockierung, Hypermobilität)

G

Gelenkbehandlung, mobilisierende 25, 177
(Behandlungsformen, die die Funktion eines reversibel bewegungseingeschränkten – blockierten – Gelenkes wiederherstellen. 2 Formen: Mobilisation und Manipulation)

Gelenkfunktion 8
(Verhalten der Gelenkpartner bei aktiver und passiver Bewegung des Gelenkes)
Gelenkfunktionsstörung s. Funktionsstörung eines Gelenkes
Gelenkpartner 12
(die in einem Gelenk zusammentreffenden Knochen)
Gelenkspiel 8, 13
(Gleitbewegungen sich berührender Gelenkflächen während aktiver Bewegungen, passiv nachahmbar)
Gelenkspieluntersuchung 13, 177
(Funktionsuntersuchung eines Gelenkes durch Prüfung des Gelenkspiels)

H

Haltezeit s. Relaxation, postisometrische
(Dauer der Anspannungsphase bei Relaxationsmethoden)
Hypermobilität 16, 124, 180

I

Inneres Organ, Beziehungen zur Wirbelsäule 16
Interozeption s. Afferenz
Irradiation 173 f.
(»Ausstrahlung«, z. B. beim Schmerz: Ausbreitung vom Entstehungsort in entferntere Regionen, oft synonym für »Übertragung« benutzt)

K

Kopfgelenke 122
Kopflot 42 f.
(die vom Schwerpunkt des Kopfes ausgehende Schwerelinie, wird von Hinterkopfmitte und in Seitenansicht vom äußeren Gehörgang ausgehend gefällt)
Krankheitszeichen, reflektorisch-algetische 8, 170 ff.
(mit dem Schmerz in Zusammenhang stehende reflektorische Phänomene in der Körperdecke und im Bewegungssystem. Bei segmentaler Anordnung mit segmentalem Schmerz bilden sie das Pseudoradikulärsyndrom. Sie werden auch als Nozireaktion beschrieben)

L

Lateroflexion 41, 91, 121 ff.
(Seitbeuge, Seitneige)

M

Manipulation 26, 30
(mobilisierende Gelenkbehandlung, die den Widerstand der Muskulatur durch hohe Geschwindigkeit des Behandlungsimpulses überwindet, »überrumpelt«)
Manuelle Medizin 7
(Oberbegriff über alle Methoden der Diagnostik, Therapie, Rehabilitation, und Prophylaxe von Funktionsstörungen des Bewegungssystems, einschließlich der Forschung und Ausbildung von Ärzten und Krankengymnasten. Synonyma: Neuroorthopädie; in der DDR: Manuelle Therapie)
Manuelle Therapie 7 f.
(therapiebezogene Untersuchung und gezielte Behandlung von Funktionsstörungen des Bewegungssystems, in der DDR auch Synonym für das ganze Gebiet der Funktionspathologie des Bewegungssystems)
Maximalpunkt 16, 106, 168 f., 174 f.
(Triggerpunkt)
Minimalkraft 28
(geringste, dem Patienten mögliche Anspannung der Muskulatur bei postisometrischer Relaxation)
Mobilisation 26 ff.
(mobilisierende Gelenkbehandlung, die die Muskelspannung respektiert aber nach Möglichkeit durch vorausgehende relaxierende Maßnahmen vermindert)
Muskelrelaxation s. Relalxation
Muskelspannung, postural 13
(Muskelspannung in aufrechter Körperhaltung)
Muskelverspannung 8, 57 ff., 166, 175, 177

N

Neuroorthopädie s. Manuelle Medizin
Nozizeption s. Afferenz
Nutation 38

P

Partnerwirbel 8, 13, 81
(die beiden benachbarten Wirbel eines Bewegungssegmentes)
PIR s. Relaxation
(postisometrische Relaxation)
posturale Muskelspannung s. Muskelspannung
Pseudoradikulärsyndrom 17, 174

R

Radikulärsyndrom 17
Reflextherapie 31, 171
(alle Behandlungsmethoden die mit physiologischen Reizen an Rezeptoren angreifen und dadurch Reaktionen mit therapeutischer Wirkung auslösen)
reflektorisch-algetische Krankheitszeichen s. Krankheitszeichen
Relaxation 28 ff., 177
(Entspannung, krankengymnastische Methode zur Spannungsverminderung eines Muskels, einer Muskelgruppe oder (psychotherapeutisch) des ganzen Patienten)
–, postisometrische = PIR 28
(aktive Entspannung nach – minimaler – aktiver Anspannung gegen isometrischen Widerstand)
Retroflexion 41, 91, 121 ff.
(Rückbeuge, Reklination)
Rotation 24, 41, 91, 121 ff.
(Drehbewegung)
Rückbeuge s. Retroflexion

S

Schmerz 16, 171, 179
(Leitsymptom bei allen Funktionsstörungen von Gelenken und Muskeln)
Segmenteinstellung an BWS und LWS 80 f.
(Spannungseinstellung eines Bewegungssegmentes in einer bestimmten Bewegungsrichtung)
Seitneige s. Lateroflexion
Selbstbehandlung s. Selbstübung
(Übungen für den häuslichen Gebrauch, die dem Patienten die Korrektur einer selbst erkannten Funktionsstörung erlauben)

Selbstmobilisation s. Selbstübung
(Selbstbehandlung mit dem Ziel, eine Gelenkfunktionsstörung zu korrigieren)
Selbstübung 177
alle Formen häuslicher Übung des Patienten zu therapeutischen und prophylaktischen Zwecken)
Spannung 13 f., 25, 44, 170
Oberbegriff für den Widerstand, den ein Gewebe dem palpierenden Finger oder dem Versuch zur Dehnung entgegensetzt)
Spannungsänderung 25, 81
(Palpationsbefund während der Segmentbewegung)
Spannungsauftrag s. Relaxation, postisometrische
(Auftrag an den Patienten, in einer bestimmten Richtung anzuspannen)
Spannungsverlauf s. Ein-Aus- und Aus-Ein-Segment
(Palpation der Gewebsspannung im zeitlichen Ablauf, z. B. während einer Ein- und Ausatmung)
Synkinesen 23, 41, 91, 123 ff., 129, 141

U

Übergangsregion 12
(Wirbelsäulenregion, in der zwei verschiedene Funktionsmuster aneinandergrenzen; meistens auch anatomische Grenze zwischen Wirbelsäulenabschnitten und an ihren Enden)
Untersuchung der Wirbelsäule 12 f., 18 ff.

V

Verriegelung 23, 41, 80, 125
Vorlaufphänomen 40, 48
Vornickung 149
(isolierte Anteflexion der obersten HWS)
Vorspannung 30, 81

W

Wirbelsäulenabschnitt 12, 32
(anatomisch definierte Teile der Wirbelsäule: LWS, BWS, HWS, Kopfgelenke)
Wirbelsäulenregion 12, 17, 125
(kleinere oder größere, funktionell zusammengehörige Anteile der Wirbelsäule ohne Bezug zu anatomisch geprägten Abschnitten)

Inhaltsverzeichnis

Geleitwort 5

Vorwort 6

1. *Gelenkfunktionsstörungen und ihre Therapie* 7

    Literatur 9

2. *Grundlagen und Besonderheiten der Manuellen Therapie der Wirbelsäule* 11

2.1. Stellung der Wirbelsäule im Bewegungssystem 11
2.2. Wirbelsäulenbewegungsuntersuchung und Gelenkspiel 12
2.3. Funktionsgestörte Wirbelsäule, Blockierung 13
2.4. Ursachen der Blockierungen an der Wirbelsäule 15
2.5. Auswirkungen der Blockierung an der Wirbelsäule 16
2.5.1. Mechanische Wirkungen 16
2.5.2. Klinische Symptomatik 16
2.5.3. Fernwirkungen im Bewegungssystem 17
    Literatur 18

3. *Untersuchungsprinzipien für die funktionsgestörte Wirbelsäule* 20

3.1. Inspektion des stehenden Patienten 20
3.2. Palpation 20
3.3. Orientierende aktive Bewegungsuntersuchung der Wirbelsäulenabschnitte 21
3.4. Isometrische Anspannung gegen Widerstand 21
3.5. Orientierende passive Bewegungsuntersuchung der Wirbelsäulenabschnitte 22
3.6. Gezielte passive Bewegungsuntersuchung der Bewegungssegmente 22

4. *Technische Regeln bei der Untersuchung und Behandlung von Funktionsstörungen der Wirbelsäule* 23

4.1. Ausgangsstellung des Patienten und des Behandlers 23
4.2. Einstellung des Bewegungssegmentes 23
4.3. Kontakt am Bewegungssegment 23
4.4. Bewegungsführung bei der Untersuchung 24
4.4.1. Palpationsübung der segmentalen Spannungsänderung in der Brustwirbelsäule und Lendenwirbelsäule bei Rotationseinstellung von kranial her 25
4.4.2. Palpationsübung der segmentalen Spannungsänderung in der Lendenwirbelsäule und untersten Brustwirbelsäule von kaudal her 26
4.5. Mobilisierende Gelenkbehandlung 26

4.5.1.	Passiv repetitive Mobilisation 27	5.5.	Palpation der hinteren Darmbeinstachel bei Rumpfbewegungen 48
4.5.2.	Vorbereitung durch Muskelrelaxation 28	5.5.1.	Vergleich des aufrechten Standes mit der vollen Vorbeuge 48
4.5.2.1.	Aktive Maximalkraftanspannung 28	5.5.2.	Verhalten der hinteren Darmbeinstachel am Anfang der Vorbeuge 48
4.5.2.2.	Postisometrische Relaxation 28	5.5.3.	Spine-Test durch Standbeinwechsel 48
4.5.2.3.	Antigravitationsrelaxation 28	5.6.	Orientierende Inspektion der aktiven Rückbeuge im Stehen 49
4.5.2.4.	Blickfolgebewegungen 28	5.6.1.	Inspektion des Bewegungsablaufes 49
4.5.2.5.	Atemphasen 29	5.6.2.	Inspektion der Bewegungssymmetrie 50
4.5.3.	Erleichterung der Mobilisationsphase 29	5.6.3.	Inspektion der einzelnen Regionen 50
4.5.4.	Manipulation 30 Literatur 31	5.6.4.	Palpation der Rückenstrecker 50
		5.7.	Orientierende Inspektion der aktiven Seitbeuge des Rumpfes 50
5. bis 9. *Methodischer Teil* 33		5.7.1.	Orientierende Inspektion des Bewegungsablaufes 51
	Übersichtsliteratur 33	5.7.2.	Orientierende Inspektion der Endstellung 52
5.	***Übersichtsuntersuchung des Körperstammes*** 35	5.7.3.	Messung des Bewegungsausschlages im Seitenvergleich 52
		5.8.	Orientierende Inspektion der aktiven Vorbeuge 52
5.1.	Vorbemerkungen zur funktionellen Anatomie 35	5.8.1.	Orientierende Inspektion des Bewegungsablaufes 53
5.1.1.	Funktionelle Anatomie der Wirbelsäule 35	5.8.2.	Inspektion der Anteflexionsendstellung 53
5.1.2.	Funktionelle Anatomie des Beckens 37	5.8.3.	Messen der Vorbeuge 53 Literatur 54
5.1.3.	Funktionelle Anatomie der Lendenwirbelsäule 40		
5.2.	Inspektion im Stehen 41	**6.**	***Untersuchung und Behandlung des Beckens und der Lendenwirbelsäule*** 55
5.2.1.	Rückenansicht 41		
5.2.2.	Seitenansicht 42		
5.2.3.	Symmetrieverhältnis 43		
5.3.	Orientierende Untersuchung reflektorischer Zeichen 44	6.1.	Orientierende Untersuchung 55
5.4.	Palpation der Beckenpunktpaare 44	6.1.1.	Patrick-Zeichen 55
5.4.1.	Untersuchungsstellung 45	6.1.2.	Hüftbewegungsuntersuchung 55
5.4.2.	Palpation der Spina iliaca anterior superior 45		
5.4.3.	Palpation des Beckenkammes 46		
5.4.4.	Palpation der Spina iliaca posterior superior 47	6.1.3.	Gebeugte Adduktion 56

6.2. Schmerzuntersuchung der Beckenbänder 56
6.3. Prüfung reflektorischer Muskelzeichen 57
6.3.1. M. iliacus 57
6.3.2. M. psoas 58
6.3.3. M. tensor fasciae latae 58
6.3.4. M. piriformis 59
6.3.5. Rückenstrecker 59
6.3.6. Schmerzhaft verspannte Muskelansätze am Steißbein 59
6.4. Gezielte Untersuchung des Iliosakralgelenkes und der Lendenwirbelsäule 60
6.4.1. Federungsuntersuchung des Iliosakralgelenkes in Rückenlage 60
6.4.2. Federungsuntersuchung des Iliosakralgelenkes in Bauchlage – Kreuzgriff 62
6.4.3. Federungsuntersuchung des Iliosakralgelenkes in Seitlage 63
6.4.4. Federungsprüfung der Lendenwirbelsäule in Bauchlage 64
6.4.5. Anteflexionsuntersuchung der Lendenwirbelsäule (auch untere Brustwirbelsäule) in Seitlage 65
6.4.6. Retroflexionsuntersuchung der Lendenwirbelsäule in Seitlage 66
6.4.7. Dorsalverschiebung untere Lendenwirbelsäule 67
6.4.8. Seitneige der Lendenwirbelsäule in Seitlage 68
6.4.9. Seitneige der Lendenwirbelsäule in Rückenlage 69
6.5. Behandlung des Iliosakralgelenkes und der Beckenstörungen 69
6.5.1. Federungsmobilisation des Iliosakralgelenkes in Bauchlage – Kreuzgriff 69
6.5.2. Federungsmobilisation des Iliosakralgelenkes in Seitlage 70
6.5.3. Federungsmobilisation des oberen Iliosakralgelenkanteiles in Seitlage 71
6.5.4. Federungsmobilisation des unteren Iliosakralgelenkanteiles in Seitlage 71
6.5.5. Selbstübung für die Iliosakralgelenkfederung im Knie-Ellbogen-Stand 71
6.5.6. Selbstübung für die Iliosakralgelenkfederung in Seitlage 72
6.5.7. Relaxation schmerzhafter Spannungen bei gebeugter Adduktion und bei Irritation der Beckenbänder 73
6.5.8. Selbstrelaxation für die gebeugte Adduktion und gegen schmerzhafte Spannungen der Beckenbänder 73
6.5.9. Behandlung des Steißbeinschmerzes durch postisometrische Relaxation 74
6.5.10. Selbstübung bei Steißbeinschmerz 75
6.6. Traktionen und Weichteilbehandlung der Lendenwirbelsäule 75
6.6.1. Traktion bei gebeugten Knien in Rückenlage 76
6.6.2. Traktion bei rechtwinklig gebeugten Hüften und Knien 76
6.6.3. Traktion in Bauchlage durch Zug an den Beinen 76
6.6.4. Traktion in Bauchlage durch Druck am Beckenkamm 78
6.6.5. Selbstübung der Traktion in Bauchlage 78
6.6.6. Weichteiltechnik für den lumbalen M. erector trunci mit Seitneigemobilisation der Lendenwirbelsäule 79
6.6.7. Weichteiltechniken (Massage) 80
6.7. Gezielte Mobilisation der Lendenwirbelsäule – segmental 80
6.7.1. Mobilisation in Neutralstellung nach postisometrischer Relaxation 80
6.7.1.1. Segmenteinstellung 80
6.7.1.2. Neutralhaltungsmobilisation von oben her 81

6.7.1.3. Neutralhaltungsmobilisation von unten her 82
6.7.2. Selbstübung der Rotation in Seitlage nach postisometrischer Relaxation 82
6.7.3. Mobilisation der Lendenwirbelsäule in Anteflexion nach postisometrischer Relaxation 83
6.7.4. Selbstübung der Anteflexion in Seitlage nach postisometrischer Relaxation 85
6.7.5. Mobilisation der Dorsalverschiebung in der unteren Lendenwirbelsäule nach postisometrischer Relaxation 86
6.7.6. Selbstübung der Rotation im Fersensitz 87
6.7.7. Selbstübung der Retroflexion im Stand – Fixation von oben 88
6.7.8. Selbstübung der Retroflexion im Stand – Fixation von unten 88

7. *Untersuchung und Behandlung des Thorax und der Brustwirbelsäule* 90

7.1. Vorbemerkungen zur funktionellen Anatomie 90
7.1.1. Anatomische Besonderheiten der Brustwirbelsäule 90
7.1.2. Anatomische Funktionsmerkmale des Brustkorbes 90
7.1.3. Bewegungen der Brustwirbelsäule 90
7.1.4. Bewegungen des Thorax 91
Literatur 92
7.2. Orientierende Untersuchung 92
7.2.1. Retroflexion im Reitsitz oder im Stand 92
7.2.2. Anteflexion im Reitsitz oder im Stand 93
7.2.3. Atembewegung in Bauchlage 93
7.2.4. Seitenvergleich der Rotation im Reitsitz 94
7.2.5. Isometrische Anspannung in allen Bewegungsrichtungen 96
7.2.6. Federungsprüfung 96

7.3. Segmentale Untersuchung 96
7.3.1. Rotationsuntersuchung im Reitsitz – Anfangsrotation 96
7.3.2. Rotationsuntersuchung der mittleren und unteren Brustwirbelsäule im Reitsitz mit Endfederung 98
7.3.3. Rotationsuntersuchung der oberen Brustwirbelsäule im Reitsitz mit Endfederung 98
7.3.4. Retroflexionsuntersuchung im Reitsitz oder in Seitlage 99
7.3.5. Anteflexionsuntersuchung im Reitsitz oder in Seitlage 101
7.3.6. Prüfung der Interspinalbänder auf Schmerz 103
7.3.7. Federungsuntersuchung der 2. bis 5. Rippe im Reitsitz oder in Seitlage 103
7.3.8. Palpation der Schmerzmaximalpunkte am Angulus costae 106
7.3.9. Seitneigungsuntersuchung im Reitsitz und Spannungspalpation während der Atmung 106
7.4. Traktionen und Weichteiltechniken an der Brustwirbelsäule 106
7.4.1. Traktion im angelehnten Sitz 106
7.4.2. Traktion in Retroflexion nach postisometrischer Relaxation 107
7.5. Gezielte Mobilisation der Brustwirbelsäule – segmental 108
7.5.1. Retroflexionsmobilisation in Seitlage nach postisometrischer Relaxation 108
7.5.2. Selbstübung der Retroflexion in Rückenlage oder im Sitzen 109
7.5.3. Anteflexionsmobilisation der oberen Brustwirbelsäule in Seitlage nach postisometrischer Relaxation 110
7.5.4. Anteflexionsmobilisation der unteren Brustwirbelsäule in Seitlage 110
7.5.5. Anteflexionsmobilisation mit einem Polster (Traktion nach postisometrischer Relaxation) 111

7.5.6. Selbstübung in Anteflexion – »Päckchenstellung« 111
7.5.7. Rotationsmobilisation im Reitsitz nach postisometrischer Relaxation 111
7.5.8. Rotationsmobilisation im Reitsitz mit Blickwendung 112
7.5.9. Rotationsmobilisation der oberen Brustwirbelsäule nach postisometrischer Relaxation 112
7.5.10. Seitneigemobilisation im Sitz mit Blick-Atmungs-Technik für Ein-Aus-Segment 113
7.5.11. Seitneigemobilisation im Sitz mit Atmungstechnik für Aus-Ein-Segment 115
7.5.12. Selbstübung in Seitneige und Rotation im Sitz 115
7.6. Mobilisation des thorakolumbalen Überganges mit Psoashilfe 115
7.6.1. Rotationsmobilisation in Seitlage mit Psoasfixation 115
7.6.2. Selbstübung der Rotation thorakolumbal in Seitlage 116
7.7. Mobilisation der Rippen 117
7.7.1. Mobilisation der 2.–5. Rippe in Seitlage nach postisometrischer Relaxation 117
7.7.2. Selbstübung zur Rippenmobilisation (2.–5. Rippe) im Sitzen 117
7.7.3. Drucktechnik an den unteren Rippen in Bauchlage 118

8. *Untersuchung und Behandlung der Halswirbelsäule und der Kopfgelenke* 120

8.1. Vorbemerkungen zur funktionellen Anatomie 120
8.1.1. Anatomische Besonderheiten der Halswirbelsäule 120
8.1.2. Funktionelle Anatomie der zervikokranialen Bewegungssegmente 121
8.1.3. Beweglichkeitsprüfung 123
Literatur 125
8.2. Orientierende Untersuchung im Sitzen 125
8.2.1. Anteflexion aktiv und passiv 126
8.2.2. Retroflexion aktiv und in drei Etagen passiv 127
8.2.3. Rotation mit aufrechter Kopfhaltung 128
8.2.4. Rotation mit abgestützter Kopfanteflexion 128
8.2.5. Rotation bei angezogenem Kinn 129
8.2.6. Rotation in Retroflexion des Kopfes 130
8.2.7. Seitneige aktiv und in drei Etagen passiv 130
8.2.8. Gedrehte Seitneige C0/1 131
8.3. Schmerzprüfung durch isometrische und passive Spannung 132
8.3.1. Isometrische Rotationsspannung 133
8.3.2. Isometrische Anteflexionsspannung 133
8.3.3. Isometrische Retroflexionsspannung 133
8.3.4. Isometrische Seitneigespannung 133
8.3.5. Anteflexionstest in Rückenlage als Bandschmerztest 133
8.4. Segmentale Untersuchung der Halswirbelsäule und der Kopfgelenke – Rotation 135
8.4.1. Rotationsuntersuchung im Segment C1/2 135
8.4.2. Rotationsuntersuchung der Segmente C2-6 135
8.4.3. Rotationsuntersuchung der zervikothorakalen Region 136
8.4.4. Federungsuntersuchung C0/1 in Endrotation der Halswirbelsäule 137
8.5. Segmentale Untersuchung der Halswirbelsäule und der Kopfgelenke – Ante- und Retroflexion 138
8.5.1. Untersuchung der Anteflexion C0/1 in Rückenlage 138

8.5.2.	Untersuchung der Retroflexion C0/1 in Rückenlage *138*	8.8.6.	Selbstübung der Retroflexion in Rückenlage *154*
8.5.3.	Untersuchung der Dorsalverschiebung C5–Th2 im Sitzen *139*	8.9.	Rotationsmobilisation im Sitzen – Kopfgelenke, Halswirbelsäule und zervikothorakale Region *154*
8.5.4.	Untersuchung der Dorsalverschiebung C5–Th2 in Seitlage *140*	8.9.1.	Mobilisation der Rotation C1/2 und C2/3 *154*
8.6.	Segmentale Untersuchung der Halswirbelsäule und der Kopfgelenke – Seitneige *141*	8.9.2.	Mobilisation von Rotationsstörungen der Halswirbelsäule *155*
8.6.1.	Seitneige C0/1 in Rückenlage *141*	8.9.3.	Mobilisation zervikothorakaler Rotationsstörungen *157*
8.6.2.	Seitneige C1/2 in Rückenlage *141*	8.10.	Behandlung der Seitneigestörungen der Halswirbelsäule und der zervikothorakalen Region *157*
8.6.3.	Spannungspalpation bei Seitneige der Halswirbelsäule in Rückenlage und im Sitzen *142*	8.10.1.	Seitneigemobilisation für Ein-Aus-Segmente *158*
8.6.4.	Lateralverschiebung C2/3–C6/7 im Sitzen *143*	8.10.2.	Seitneigemobilisation für Aus-Ein-Segmente *159*
8.6.5.	Lateralverschiebung zervikothorakal im Sitzen *144*	8.10.3.	Selbstübung der Seitneige im Sitzen *159*
8.6.6.	Lateralverschiebung C2/3–Th2 in Seitlage *144*	8.10.4.	Lateralverschiebung an der Halswirbelsäule im Sitzen, repetitiv *160*
8.6.7.	Orientierende Untersuchung der 1. Rippe im Sitzen *145*	8.10.5.	Lateralverschiebung zervikothorakal im Sitzen *160*
8.6.8.	Federungsprüfung der 1. Rippe im Sitzen *145*	8.10.6.	Lateralverschiebung zervikothorakal im Liegen *161*
8.7.	Traktionen und Weichteiltechniken an der Halswirbelsäule *146*	8.11.	Behandlung der Sagittalbewegungsstörungen zervikothorakel *161*
8.7.1.	Traktion in Rückenlage *147*	8.11.1.	Dorsalverschiebung im Sitzen *161*
8.7.2.	Traktion im Sitzen *148*	8.11.2.	Dorsalverschiebung in Seitlage *161*
8.7.3.	Relaxation der tiefen Nackenstrecker im Sitzen *148*	8.11.3.	Dorsalverschiebung mit Seitneige in Seitlage *162*
8.7.4.	Selbstübung zur Relaxation der tiefen Nackenstrecker *149*	8.11.4.	Selbstübung der Dorsalverschiebung in Rückenlage *163*
8.8.	Behandlung des Segmentes Okziput/Atlas *149*	8.11.5.	Selbstübung der Dorsalverschiebung im Sitzen *163*
8.8.1.	Anteflexionsmobilisation in Rückenlage *149*	8.12.	Behandlung der 1. Rippe *164*
8.8.2.	Seitneigemobilisation C0/1 in Rückenlage *150*	8.12.1.	Rhythmische Mobilisation der 1. Rippe *164*
8.8.3.	Selbstübung der Anteflexion in Rückenlage *152*	8.12.2.	Selbstübung zur Mobilisation der 1. Rippe *165*
8.8.4.	Selbstübung der Seitneige in Rückenlage *152*		
8.8.5.	Retroflexionsmobilisation in Rückenlage *153*		

9. *Untersuchung und Behandlung des Kiefergelenkes und seiner Muskeln* 166

9.1. Vorbemerkungen zur funktionellen Anatomie 166
Literatur 166
9.2. Aktive Bewegungen 167
9.2.1. Aktive Mundöffnung 167
9.2.2. Aktives Vorschieben des Unterkiefers 167
9.3. Passive Untersuchung 167
9.4. Selbstbeobachtung der Ruhehaltung 167
9.5. Behandlung des Kiefergelenkes 167
9.5.1. Passive Mobilisation in Untersuchungsstellung 167
9.5.2. Mobilisation nach postisometrischer Relaxation 167
9.6. Muskelverspannung, Maximalpunkte – Untersuchung und Therapie 168
9.6.1. Allgemeine Verspannung 168
9.6.2. Maximalpunkte 168

10. *Reflektorische Krankheitszeichen in Beziehung zu Wirbelsäulenfunktionsstörungen* 170

10.1. Reflektorische Krankheitszeichen in der medizinischen Praxis 170
10.1.1. Tastbare reflektorische Krankheitszeichen 170
10.1.2. Durch andere diagnostische Verfahren in der Arztsprechstunde erfaßbare Krankheitszeichen 170
10.2. Wertung der reflektorisch-algetischen Krankheitszeichen 171
10.3. Reflektorisch-algetische Krankheitszeichen als Bindeglied zwischen Wirbelsäule und inneren Organen 172
10.4. Stellung der reflektorischen Krankheitszeichen in der Therapieplanung und Prognose 172
10.5. Schmerz und Schmerzausbreitung 174
Literatur 175

11. *Indikationen für die mobilisierende Wirbelsäulenbehandlung* 177

Literatur 181

12. *Sachwortverzeichnis (mit Begriffserklärungen)* 182

1   Gelenkfunktionsstörungen und ihre Therapie

2   Grundlagen und Besonderheiten der Manuellen Therapie der Wirbelsäule

3   Untersuchungsprinzipien für die funktionsgestörte Wirbelsäule

4   Technische Regeln bei der Untersuchung und Behandlung von Funktionsstörungen der Wirbelsäule

5   Übersichtsuntersuchung des Körperstammes

6   Untersuchung und Behandlung des Beckens und der Lendenwirbelsäule

7   Untersuchung und Behandlung des Thorax und der Brustwirbelsäule

8   Untersuchung und Behandlung der Halswirbelsäule und der Kopfgelenke

9   Untersuchung und Behandlung des Kiefergelenkes und seiner Muskeln

10   Reflektorische Krankheitszeichen in Beziehung zu Wirbelsäulenfunktionsstörungen

11   Indikationen für die mobilisierende Wirbelsäulenbehandlung

12   Sachwortverzeichnis

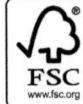

MIX
Papier aus verantwortungsvollen Quellen
Paper from responsible sources
FSC® C105338

If you have any concerns about our products,
you can contact us on
ProductSafety@springernature.com

In case Publisher is established outside the EU,
the EU authorized representative is:
**Springer Nature Customer Service Center GmbH
Europaplatz 3, 69115 Heidelberg, Germany**

Printed by Libri Plureos GmbH
in Hamburg, Germany